教育部人文社会科学研究青年基金项目
"民国时期的医师群体研究（1912-1937）——以上海为考察中心"
（10YJC770112）

医师群体

尹倩◎著

MINGUOSHIQIDEYISHIQUNTIYANJIU

民国时期的医师群体研究
（1912—1937）——以上海为讨论中心

中国社会科学出版社

图书在版编目（CIP）数据

民国时期的医师群体研究（1912—1937）：以上海为讨论中心／尹倩著.
—北京：中国社会科学出版社，2013.10
ISBN 978 - 7 - 5161 - 3459 - 7

Ⅰ.①民… Ⅱ.①尹… Ⅲ.①医师—研究—上海市—1912—1937
Ⅳ.①R192.3

中国版本图书馆 CIP 数据核字（2013）第 252178 号

出 版 人	赵剑英	
选题策划	王　曦	
责任编辑	刘晓红	
责任校对	孙洪波	
责任印制	戴　宽	

出　　版	中国社会科学出版社	
社　　址	北京鼓楼西大街甲 158 号（邮编 100720）	
网　　址	http://www.csspw.cn	
	中文域名:中国社科网　　010 - 64070619	
发 行 部	010 - 84083685	
门 市 部	010 - 84029450	
经　　销	新华书店及其他书店	

印刷装订	三河市君旺印装厂	
版　　次	2013 年 10 月第 1 版	
印　　次	2013 年 10 月第 1 次印刷	

开　　本	710 × 1000　1/16	
印　　张	18.5	
插　　页	2	
字　　数	313 千字	
定　　价	56.00 元	

序　言

尹倩博士历经多年专题研究而精心撰写的专著《民国时期的医师群体研究（1912—1937）——以上海为讨论中心》即将出版，可谓为近代中国社会群体的研究奉献了一部学术力作，值得向近代史学术界予以推荐。

就研究对象而言，这部著作探讨的医师群体属于民国时期比较特殊的自由职业者群体。在近代中国，群体演变与社会变迁有着非常紧密的联系。新兴社会群体的产生，是社会变迁的具体反映和必然结果。随着近代中国社会的转型与变迁，促成了包括律师、医师、会计师、工程师、审计师、教师、记者在内的许多新社会群体的诞生。这些新群体大多属于社会中间层，在推动近代中国社会从传统向近代的转型与变迁过程中，发挥了不容忽视的重要作用，对此予以认真探讨当可更加深入地了解近代中国社会变迁的特点。

学术界虽较早已开始透过社会群体考察近代中国的社会变迁，但在研究方法和视野等方面存在着一些比较明显的缺陷。传统的研究方法主要是侧重于政治史的单一研究范式，对工人、农民等下层民众政治反抗斗争的笼统性论述较多，对上层官僚群体的研究则多限于揭露其腐朽和反动的一面，论述的具体内容也大都是官僚群体如何对下层民众的反抗斗争进行残酷镇压，很少结合社会学、经济学、统计学等相关学科的研究方法，进行全面综合的考察与分析，也难以揭示上层官僚群体和下层民众群体在社会转型时期的全貌。另一个缺陷是忽视了对许多重要新兴社会群体的探讨，例如前面提及的律师、医师、会计师、工程师、审计师、教师、记者等许多新兴的社会群体，长期以来都很少有人论及。即使是以往重视下层劳动人民的研究，但也仍有不少下层社会群体尚未进入研究者的视野，存在着许多研究空白或薄弱环节。

　　近 20 余年来上述情况得到明显改变，学界出现"眼光向下"的研究趋向，使社会群体的研究更趋细化。在对原有的"统治阶级"进行细分的同时，也对普通的"被统治阶级"进行解构，上至官绅，下至小市民，都被作为整个社会不可缺少的一部分纳入研究者的视野。这一点，在上海史研究中体现得最为明显。海内外学者通过到上海搜集资料、实地考察，对于近代上海的社会群体进行广泛深入研究。不论是叱咤风云的商政人物，还是市井人物、普罗百姓，都已有丰富的论著为之立志。研究的主题从政党、商会、道台、市长、警察、帮会、同乡会、苏北人、资本家、商人、工人，到跑马、跑狗、妓女、乞丐，应有尽有。通过对各个社会群体的研究，近代中国的社会全貌、近代中国各阶层民众的生活实况得以重新建构，也充分体现了社会群体研究在整个史学研究中的重要位置与作用。与此同时，还出现了关注"中层社会"研究的新趋向，作为中间阶层的自由职业者群体也随之开始逐渐进入海内外研究者的视域，并取得了一些值得重视的新成果。

　　研究近代中国的自由职业者群体，既具有重要的学术价值，也不乏现实借鉴意义。其学术价值不仅体现在弥补近代中国自由职业者群体研究的不足，丰富和完善中国近代史研究的内容，推动中国近代史研究的深入发展，而且还将促进相关行业史和社会团体研究的发展，弥补以往研究中的严重薄弱环节。近代中国每一个自由职业者群体的形成与发展，实际上都伴随着一个新兴行业的出现。长期以来，近代史学界不仅对这些自由职业者群体的研究很不充分，而且对其赖以依成和发展的所属行业也缺乏探讨。而研究近代各个自由职业者群体，首先就需要对其所属行业的产生与发展进行考察，随之将可以带动如律师业、医师业、会计师业、工程师业等许多新兴行业史研究的发展，进而对促进整个近代社会经济史研究的拓展产生重要影响。此外，近代自由职业者群体形成之后，几乎无一例外地都成立了自己的同业团体，如律师公会、医师公会、会计师公会等，有的还建立了其他一些社会团体，并依靠这些团体规范和维系同业的职业活动和开展其他各种社会活动。对近代自由职业者群体的研究，离不开对其职业组织和社会团体的考察，也势必会促进学术界对这些团体进行研究，从而弥补中国近代史研究中的又一薄弱环节。

　　就现实意义而言，自 1949 年以后在社会主义改造大潮的冲击下，以专业知识自重、以市场需求自立的自由职业者多被纳入到国家事业或者公营单位之下，成为单位制度之内的国家职工，或者失去社会存在的基础，归于消逝。但这种单位体制并不一定符合一个开放社会的需求。自改革开放之后，自由职业者作为一个社会群体重新发展起来，其规模与影响也越来越大，成为所谓中产阶级、中层社会的重要组成部分。当代的自由职业者的观念、组织情况与近代虽有所差异，但其发展也存在内在一致性。因此，深入考察近代自由职业者群体的发展历程对于当代自由职业者群体的构建也会有所助益。

尹倩这部专著中探讨的医师群体，在现今中国社会中更是人们关注的热点之一，尤其是争议不断的医患关系似乎发展成为一个社会问题，因而其现实借鉴意义更强。本书考察了民国时期医师群体概况，包括中医的渊源和传承、西医的产生和发展、医师的执业方式、收入及生活等；分析了民国时期医师的专业化历程，内容涉及医师的登记与注册、医师专业团体的兴起、发展与自治追求；论述了贯穿民国时期中西医之间学术分歧、职业竞争、身份定位、矛盾冲突等似敌似友的复杂关系；也详细阐明了民国时期的医病关系，并深入探究医病纠纷的历史渊源、民国时期的医病纠纷概况、医论之解决途径等；最后还考察了医师群体与民国社会变迁的互动关系，展现了医师群体的社会责任以及作用与影响。

一般而言，本书对民国时期医师群体的考察内容称得上较为全面，分析也较为深入，并且提出了一些具有启迪意义的学术见解。另在史料的挖掘方面，本书也充分注重利用档案文献、资料汇编、文集、报刊等各方面史料，既为本书的论述奠定了较为坚实的基础，也为本课题研究的进一步拓展提供了资料线索。当然，作为一位青年学者出版的第一部学术著作，本书肯定也不可避免地在许多方面存在不足，相关研究者和广大读者的批评指正，不仅将使作者本人受益，而且也有助于促进该领域研究的进一步发展。

朱英

目　　录

绪　论

一　本书旨趣与意义

近代职业群体研究在 20 世纪 80 年代中后期社会史研究复兴的热潮中已初现端倪，近年来随着社会史研究的深入和研究领域的扩展，活跃在近代中国的如报人、律师、会计师等职业群体也开始进入研究者们的研究视野。而关于医师群体的研究却一直少见，正如罗志田所说，"包括中西医在内的整个医生群体多是近代史研究的薄弱环节，他们在我们的学术语言中基本可以算作失语的群体"①。

医学是介于技艺和科学之间的知识形态，兼跨学理与实用两个领域。它不仅关乎科学，更关乎文化、政治与社会；它既关系到整个国家机器的运作，也与社会中每个人的切身利益相连。因此，医师群体对于社会有着特殊的意义。在中国传统社会中，广大中国民众的医疗工作一直由散布在民间的各色中医、草医、巫医等承担。在不同朝代，这些医生的地位、作用等因社会环境、统治者喜好而变化，但大体处于松散无序的状态。近代以来，随着西学东渐的深入，西方现代医学等现代科学技术的传入，对中国医学的发展产生了深远的影响，而现代医事制度的传入则使得医师群体悄然开始了他们的专业化历程，并对中国社会发挥着独特的影响。

近代中国社会中的医师群体，有着时代和社会所给予的鲜明烙印。西医学的传入和西式医生的出现，给中国传统的医疗格局带来极大的冲击和深远的影响，但却没有如近代中国社会中的律师之与讼师，会计师之与账房那样完全取代中国的医疗传统，它的发展既蕴涵了转型中的传统因子，

---

① 罗志田：《新旧之间：近代中国的多个世界及"失语"群体》，《四川大学学报》1999年第 6 期。

也吸纳了移植中的现代元素。作为专业群体，当它面对政府时，它代表了社会的呼声；当它面对民众时，又力图树立其绝对的权威。同时，它不仅有其医学背景所赋予的专业性色彩，也有来源于特定时代与社会的公共性的一面。变与不变的融合，传统与现代的交织，东方与西方的碰撞、专业性与公共性的结合等中国社会过渡时期的特征在医师群体自身发展和活动中得到充分的体现。他们以其固有的中国文化底蕴，留学欧美的知识结构和教育背景，以及西方职业化的道德理念和行为模式服务于一个处于新旧交替，历"亘古未有之变局"的近代中国，其产生的时代条件、文化氛围、社会背景以及自身的经济基础、政治倾向、文化认同和社会活动等均值得剖析研究。考察近代医师群体的兴起与发展，以及其与国家、社会的互动关系，不仅可以填补近代医师群体研究及自由职业群体研究的空白，而且对推进近代社会群体研究和整个中国近代史研究的深入发展都具有重要的学术价值和理论意义。

此外，本书还有着相当的现实意义。在构建和谐社会的过程中，职业群体所应该拥有的权利和应负的责任还在探讨之中；如何构建和谐的医患关系、医政关系也是全社会关注的焦点之一；建立一个公平高效的医疗卫生保障体系仍是我国追求的目标。这些都能从对民国时期医师群体的研究和考察中得到历史经验和借鉴。

二 学术史的回顾与分析

从目前的研究成果来看，对医师群体的研究主要遵循了两条截然分开的研究路径，即医学史和社会史的研究路径。

从医学史的研究来看，中国医学史尤其是古代医学史的研究，历史悠久且成果丰硕。中国医学史研究最早始于司马迁，《史记》记述了战国名医秦越人及西汉名医淳于意，而对于医事制度的记载则可以追溯到更早的《周礼》。事实上，医学作为一种社会现象，历代修史书者都要对医事制度、医界名流、医学名著及疾病灾荒等加以记述。到了唐代，我国出现了最早的名医传记《历代名医列传》（甘伯宗著）；明代，李镰的《医史》（1513）首次提出了"医史"一词；清代，开始出现医史的史论作品，如徐灵胎的《医学源流论》（1759）。然而，上述著作多半只为后人提供一些真实的史料，很少涉及历史经验的总结和客观规律的论证，医学史并未作为一门独立的学科另立门户。

到了近代，尤其是 20 世纪 20 年代以来，出现了一些有造诣的医史学家和医学通史。最具代表性的有陈邦贤的《中国医学史》（1919），该书于 1932 年、1954 年、1957 年多次修订再版，并有日文译本。该书为中国第一部医学通史，我国系统研究医学史著作的开始，伍连德称其为"空前之杰作矣"。1932 年出版了王吉民、伍连德合著的 *History of Chines Medicine*（《中国医史》），是中国人用英文撰写的第一部中国医学通史。伍连德、王吉民是中华医史学会的创始人，此书在近代西洋医学传入中国的历史进程方面，记述甚详，内容丰富，书中引用了大量的原始资料（如教会、海关中有关资料），对西医在我国逐步成长的历史作了翔实记载。旨在向国内外人士介绍和宣传中国历代医学发明和发展，学术影响较大，遗憾的是这部皇皇巨著几乎没有涉及中国近代医学史，对医师本身的关注亦不多。

民国时期还相继出版了一些中国医学史的专著，如 1924 年出版的《中国医学史大纲》、1931 年出版的《中世纪中医的历史》、1935 年出版的《中国医学家传记》、谢观（利恒）的《中国医学源流论》（1935）、范行准的《明季西洋传入之医学》（1943）等。其中李涛的《医学史纲》（1940）则是我国第一部中西医史合编的医史专著，《医学史纲》和陈邦贤、王吉民、伍连德之著作被认为中国近代最具代表性的医学史研究成果。

医史研究机构和杂志的出现大大促进了医学史研究的发展。建立于 1935 年的中华医学会医史学会，是中华医学会成立最早的两个专科学会之一，虽然其间历经沧桑，多次因故中辍，但学会的成立促进了医史学的学术研究和经验交流，对中国医学史学科之建立、研究领域之扩大、科研教学水平之提高，都发挥了重要作用。创刊于 1947 年的《医史杂志》，问世后发展的历程堪称坎坷，曾三次易名二度停刊。直至 1980 年正式复刊，称为《中华医史杂志》，由陈海峰、程之范、李经纬等先后任总编，医史界著名学者大多参加了编委工作。从此走上正规发展的道路，以季刊的形式稳定发行至今，成为医学史成果发布的重要基地。

新中国成立以后，尤其是 20 世纪 80 年代以后，医学通史著作不断出版，如赵洪钧的《近代中西医论争史》（1982），范行准的《中国医学史略》（1986），李经纬、程之范主编的《中国医学百科全书·医学史》

（1987），李经纬等的《中国古代医学史略》（1989），甄志亚主编的《中国医学史》（1991），廖育群的《岐黄医道》（1991），马伯英等的《中外医学文化交流史》（1993）及《中国医学文化史》（1994），李经纬主编的《中外医学交流史》（1998），邓铁涛主编的《中医近代史》（1999）等 20 余种通史著作先后问世。在医学起源、医史分期、医学人物评价、疾病史、专科史等方面都出现了不少成果①。由于这些研究者大多是医学界内的专业人士，其研究成果侧重于医学或医疗制度的发展，视野大多局限在技术层面，不能将疾病模式的流变、医疗水平的进展置于历史的情境加以考察，在资料的利用上，除了早期像范行准等老一代学者外，基本均以医籍为主，对历史上其他相关史料（比如地方志、文集、笔记小说等）的利用相当欠缺。这些都使得医学史的研究局限于科技史的范畴。值得注意的是，80 年代以来，随着文化热的兴起，加之中国医学与中国传统文化具有浓烈的亲缘关系，中国医学文化史研究事实上在 80 年代后期蓬勃兴起，不仅出现了不少讨论医学与社会文化关系的研究，还明确提出了"从简单讲述医学成就和医学人物到重点转向考察医学的发展历程及其与社会、政治、经济、哲学、宗教等的相互关系，以揭示医学发展与社会文化的相互影响"的发展方向②，这无疑拓展了中国医学史的研究空间，从而有利于我们更好地理解中国医学的特质与演变。但"目前的研究基本都将中国医学本质化了，致使医学文化几乎成了一种完全抽象的认识和理论，因此，仍然无法做到在具体的历史情境中认识疾病、医学与社会文化的互动"③。同时，医学史领域内对医师的研究多集中在对著名医学家的医学、教育等领域成就的表述和评价上，就算是标明为传记的文章中看到的只是"某某学家"而不是医师这个"人"，其论述内容多是传主的医学成就及对我国医疗事业所做的贡献上，而对于其生存状态并没有过多探讨。而且，对医师制度在实践中的运行，医师在现实中的运作以及医师群体本身的构成、特征以及职业的发展程度等问题也很少涉及，不能不说是医学史研究的一大遗憾。

①　参见李经纬、张志斌《中国医学史研究 60 年》，《中华医史杂志》1996 年第 3 期。

②　张志斌：《中华医学会医史学分会 2005 年学术年会纪要》，《中华医史杂志》2006 年第 1 期。

③　余新忠：《从社会到生命——中国疾病、医疗史探索的过去、现实与可能》，载杨念群主编《空间记忆社会转型——"新社会史"研究论文精选集》，上海人民出版社 2001 版。

　　在社会史的研究方面，近年来随着研究的深入，与社会发展、人口流动、灾害等密切相关的医疗社会史也开始得到关注。疾病医疗史的探索取得了相当的进展。如曹树基的《鼠疫流行与华北社会的变迁（1580—1644）》（《历史研究》1997 年第 1 期）；梁庚尧《南宋城市的公共卫生问题》（《中央研究院历史语言所集刊》第 70 本第 1 部分）；余新忠的《清代江南疫病救疗事业探析——论清代国家与社会对瘟疫的反应》（《历史研究》2001 年第 6 期）；李玉尚、曹树基的《咸同年间的鼠疫流行和云南人口死亡》（《清史研究》2001 年第 2 期）；杨念群的《"兰安生模式"与民国初年北京生死控制空间的转化》（《社会学研究》1999 年第 4 期），等等。这些研究成果或引入以往被忽视的疾病医疗因素来更好地解释某些历史现象，通过对疾病医疗及其相关问题的考察和钩沉，揭示某些重要而以往忽视的历史面相；或探讨疾病和医学的变动对社会所造成的影响，或以疾病医疗本身或相关的某一内容为切入点，在一定问题意识的指引下，表明、分析或诠释社会历史发展变迁中的某些重要问题，不仅极大地推动了医疗社会史的发展，也给社会史研究提供了新的研究视角和思路。

　　同时，医疗行为的实施者——医生也开始走入研究者的视野。虽然数量不多，还属于初步探索阶段，但足够引起人们的注意。就目前的研究来看，成果主要集中在以下几个方面。

（一）医生的身份和地位

　　古代医生的角色和地位同时吸引了医学界和史学界学人的注意。福建中医学院刘理想的硕士论文以我国古代医生的社会地位为研究对象，通过横向和纵向的比较，论述了对我国古代各时期医生社会地位的情况变化以及其对医学发展所产生的影响[①]。金仕起则专门讨论春秋至两汉医者地位与身份，并分析其中的社会、文化原因[②]。与此形成反差的是，近代以来医师的角色和地位却还几近空白，除了在医病关系的探讨中有所涉及外，并没有专门的研究。近代以来的医师与古代相比，其地位和角色有何变化

---

　　① 刘理想：《我国古代医生社会地位变化及对医学发展的影响》，福建中医学院，硕士学位论文，2004 年。

　　② 金仕起：《古代医者的角色——兼论其身份与地位》，《新史学》1995 年第 1 期。

及其原因，对自身乃至社会有何影响，都有待考察和研究。

（二）医病之间的关系

台湾学者张哲嘉和雷祥麟对此关注较早，他们把目光聚集在近代以来的医病关系的变化上，从中探询近代中国社会和文化变迁的轨迹①。杨念群则透过对近代以来医病关系变化来考察中国政治空间和社会控制上的变化，对近代中国社会转型过程中，传统社会资源和普通民众具有重要的能动和形塑作用这一观点做了申论②。张斌从医学的角度对民国时期医事纠纷的研究后认为当时对作为弱势群体的关注不够，没有相应的保护团体是当时医疗纠纷较多的重要原因③。这些成果对近代以来医病关系的转变都作出了深入细致的考察，但在这种转变的深层原因及其影响，医病双方的态度都还有相当的研究空间。而医事纠纷更可为考察中国社会转型提供新的视角，值得深入研究。

（三）中西医的关系

与医学界主要关心的中西医学上的差别和联系不同，史学界和文化学界的学者主要关注近代以来中西医之间的纷争所隐含的文化意义。赵洪均的《中西医论争史》是最早全面论述中西医之间纷争的专著，之后不少学者也对这一系列事件进行回顾和评述。近年来，这一方面的研究走向深入。张鸣的《旧医，还是中医？》、邓文初的《失语的中医》等特别关注了中医在这系列纷争中尴尬的局面④。左玉河截取了1929年中医废存之争的过程加以论述，指出这场废存之争不是简单的学理之争，而是中医界为谋求自身生存而进行的殊死抗争，抗争结果是中医逐渐走上了自我革新

① 张哲嘉：*The Therapeutic Tug of War: The Imperial Physician – patient Relationship in the Era of Empress Dowager Cixi (1874 – 1908)*, Ph. D. Dissertation, University of Pennsylvania, 1998。雷祥麟：《负责任的医生与有信仰的病人——中西医论争与医病关系在民国时期的转变》，《新史学》第14卷第1期。

② 杨念群：《再造"病人"——中西医冲突下的空间政治（1832—1985）》，中国人民大学出版社2006年版。

③ 张斌：《民国时期医事纠纷的研究》，《中国医学伦理学》2003年第6期。

④ 张鸣：《旧医，还是中医？》，《读书》2002年第6期；邓文初的《失语的中医》，《读书》2004年第3期。

与科学化之路①。郝先中更是把中医存废之争作为自己的博士论文选题，深入探讨了民国时期中西医论争的背景和根源，并运用社会史和文化史理论，解读影响中西医论争结局的相关制约因素和文化思考②。路彩霞则从晚清时期的庸医现象为我们揭示中西医冲突的一种内在根源。③ 众学者都试图从各个角度探讨近代以来中西医之间纷争不断的原因，但大多还是关注于中西医学本身文化上的差异，而且基本上是从中医的角度出发的，论述传统中医遭遇西医冲击后的反应，还带有明显的"冲击—反应"模式的痕迹。同时，中西医之间的关系，也不仅仅只有论争的一面，其在执业、生活等方面作为医师个体之间又是怎样的关系，事实上我们一直一无所知。单凭他们的论争是否就可以说明中医与西医之间的水火不容，也是值得怀疑的问题。

（四）医师与政府的关系

雷祥麟的博士论文《当中医遭遇现代国家》以及魏嘉弘的硕士论文《国医馆与中医国医化运动》都是从不同角度探讨近代中医在国家政权影响下自身的演变过程及其对政府的反应④。近来胡勇的《民国时期医生之甄训与评核》则回顾了整个民国时期政府对医师的管理，认为虽然政府颁布的法规很多都没有真正实施，但对医师的管理还是走向制度化，医生的专业化程度也在不断提高⑤。这些成果都对研究国家与医师之间的关系作出了有益的尝试，但国家与整个医师群体之间的互动的考察还有相当大的研究空间。

（五）名人的医学思想或医疗态度

不少学者从人物史、思想史的角度出发，探讨了近代中国社会中一些知名人物对待医学、医疗和医师的态度，从中探寻人物的思想轨迹及中国近代社会文化的变迁。如《郑观应的医事活动与医学思想》⑥，《傅斯年与

①　左玉河：《学理讨论，还是生存抗争？》，《南京大学学报》2004 年第 5 期。
②　郝先中：《近代中医废存之争研究》，华东师范大学，博士论文，2005 年。
③　路彩霞：《晚清京津庸医问题初探》，南开大学医疗史学术研讨会论文。
④　雷祥麟：《当中医遭遇现代国家》，Ph. D. Dissertation, University of Chicago, 1999。魏嘉弘：《国医馆与中医国医化运动》，台湾"国立中央大学"历史研究所，硕士论文，1998 年。
⑤　胡勇：《民国时期医生之甄训与评核》，南开大学医疗史学术研讨会论文。
⑥　郑洪：《郑观应的医事活动与医学思想》，《中华医史杂志》2003 年第 4 期。

1934 年的国医、西医之争》①,《弃中择西：清人吴汝纶医学观的转变及原因分析》②,《胡适对中医究竟持什么态度?》③ 等。虽然这些成果没有直接论述医师本身,但可以从一个侧面反应那一时期医师、医学的社会影响。

从以上涉及医师群体的研究成果来看,从思想史、文化史角度关注近代医师问题的较多,从社会史、群体史关注医师问题的较少,大多论著就个别问题或现象探讨近代中国社会的文化、思想冲突,但对医师群体整体的研究则不足,近代以来医师的生存状态、发展趋势、特征及其对中国社会的影响都缺少深入的剖析。虽然对中西医之争的关注较多,但多集中从文化观念的冲突入手分析,关注医生个体本身的较少,这一研究领域的空白地带还相当多。

三　相关理论与概念

(一) 理论视角

1. "国家与社会"的研究框架。国家与社会的关系问题是当代政治学、法学、社会学、人类学乃至整个社会理论界的中心议题之一。其理论源于西方的政治思想,从宏观上可以分为两大流派,即洛克开掘的"社会先于、高于国家"的架构和由黑格尔传承的"国家先于、高于社会"的架构,这种将国家和社会分离的理论,反映了近代西方国家和社会权力的分疏以及二者达到某种制衡的过程。其基本主旨是建构在近代西方市民社会的形成及其与王权相对抗的历史事实基础上的,对市民社会 (civil society) 和自主空间如"公共领域"(public sphere) 的构成分析,使得这一框架的使用在西方社会学界具有相当特殊的历史时效和阶段性内涵。④中国史学界从 20 世纪 80 年代末尤其是 90 年代以来开始大量地以国家与社会关系作为分析模式,从单纯的基层社会研究转向以基层社会研究为切入点,关注国家与社会之间的复杂关系。以邓正来为代表的一批学者

---

① 唐小兵:《傅斯年与 1934 年的国医、西医之争》,《书屋》2005 年第 12 期。
② 汪维真:《弃中择西：清人吴汝纶医学观的转变及原因分析》,《安徽史学》2006 年第 2 期。
③ 祖述宪:《胡适对中医究竟持什么态度?》,《中国科技史料》2001 年第 1 期。
④ [德] J. 哈贝马斯:《关于公共领域问题的答问》,《社会学研究》1999 年第 3 期。

"在对原本中国社会发展研究之中那种自上而下单向性'国家'范式进行批判的基础上，把社会或市民社会的观念引入了中国发展研究之中，进而形成了'国家与社会'这一理论分析框架"。①

与西方的国家与社会逐渐分离甚至二元对立模式不同，传统中国的国家与社会几乎一直处于胶合的状态，表现为一种相当复杂的互动关系。因此，将这种普适性的"国家与社会"分析框架作为具体历史现象的整合和系统化的工具，将宏观历史过程中国家和社会关系的建构内化于微观的史实性分析中，还存在着进一步思考的问题。因此，一些学者对此也作出了尝试。

徐小群在出版其博士论文时将标题由"国家与社会"改成"专业人士与国家"，题目上的变动表明其回避了"公共领域如何形成"这一难以厘清的问题，直接讨论专业社团与国家的关系。其对新闻业的探讨，凸显了专业团体与国家之间基于政治问题而产生的嫌隙；对医业的观察指出专业团体与国家之间基于国族主义而产生的合作关系，而对律师业的讨论则兼具以上两个层面。在与国家政权的关系上，徐著认为近代中国的自由职业者与德国相近，二者均在近代国家建设中扮演了重要角色，与国家政权有着千丝万缕的联系，由此其提出了民国时期职业团体与国家政权之间的"共生原动力"（Symbiotic dynamics）关系假设，认为上海的职业团体不具备西方同类社会团体在政治上的独立性，其生存与发展在很大程度上取决于政府的态度，只能依附政府应运而生，在政府规范的条件下求得适度生存。在此条件下，国家与社会的关系不再演绎为双方权力的抗衡，而是互相依托，求同存异。

同样回避"公共领域"这一概念纠缠的还有季家珍。其在对晚清报人群体的考察中提出了"中间地带"这一分析框架，认为政治性报纸的出现，新式报人知识分子的聚集及其沟通民众与清王朝的话语即是晚清中国社会中间地带的有机组成部分，并提出报人知识分子是晚清宪政的协商者、政府与民间的沟通者、中西文化的整合者。她认为，中间地带不仅是知识分子自由论证的空间，更是报人开辟出来的磋商场所②。这一研究视

① 邓正来：《"国家与社会"研究框架的建构与限度》，载王铭铭、王斯福主编《乡土社会的秩序、公正与权威》，中国政法大学出版社1997年版，第610页。
② 参见季家珍《印刷与政治：〈时报〉与晚清文化变革》，斯坦福大学出版社1996年版。

野,可能会使我们对近代中国"国家"与"社会"的关系有更深入的认识,极具借鉴价值。

因此,在实际的研究中,国家与社会关系的探讨,并不一定拘泥于经典理论与概念,更重要的是从近代中国的实际出发。这一分析框架,正如杨念群指出的,"对于中国思想界与社会史研究的意义,并不在于应深究其是否符合某个社会理论原创者用之梳理西方历史时所持的原意,而在于其具体的移植是否能真正改变我们提问历史的方式"。①

2. "社会变迁"的分析框架。这一分析框架的提出在某种程度上是对 20 世纪 80 年代后中国学界兴起的"现代化"研究框架的修正。现代化理论主要是探讨一个国家如何从传统农业社会过渡到现代工业社会的理论,重点在于探讨落后国家如何实现现代化的问题。作为一种综合性的社会科学理论,现代化理论涉及的学科面非常广泛,包括政治学、经济学、社会学和人类文化学等,其中运用最多的又是社会学理论。这一源于欧洲的理论,在西方历经了从 18 世纪末至 20 世纪 70 年代的发展,综合各家各派的学说,在理论上已趋于成熟,对社会发展过程具有很强的阐释能力。一些研究者认为,从晚清开始到民国时期,中国实际经历了一个类似西方现代化或早期现代化的过程,涉及中国近代社会从农业社会过渡到工业社会的方方面面,但最基本的核心含义应是经济的工业化与政治的民主化。由于现代化理论中,尤其是从社会学衍生出的一派,格外强调社会转变过程中各社会系统、层面的相互影响和互相联系,强调现代化是一个"连贯的整体",对中国近代史的研究启发相当大。但如果在不加论证的情况下,将现代化过程完全等同于一种正面的认知前提而作为观察中国变迁的工具时,这一理论框架也显示出它的局限:一是过度扩大传统与现代性的二元对立,并不合乎历史实际。二是这一范式基本上是以欧美的经验,尤其是美国的经验发展起来的,而把非西方国家的现代化过程视为对西方道路的仿效、重复,存在着根深蒂固的"西方中心主义"色彩。

因此,学者们近年来更倾向用"社会变迁"这一更加中性的概念。在社会学意义上来看,社会变迁既泛指一切社会现象的变化,又特指社

---

① 杨念群:《导论:东西方思想交汇下的中国社会史研究——一个"问题史"的追溯》,载杨念群主编《空间记忆社会转型——"新社会史"研究论文精选集》,上海人民出版社 2001 版。

会结构的重大变化；既指社会变化的过程，又指社会变化的结果。在社会学中，"社会变迁"是一个表示一切社会现象，特别是社会结构发生变化的动态过程及其结果的范畴。这一研究框架的关照下，传统与现代并不是截然对立。因此，将中国近代社会置于社会变迁的视野中去考察。这就有助于避免用西方的"现代性"标准去衡量中国社会所特有的种种现象。中国社会中职业阶层的出现是现代化国家结构的一个重要组成部分，它的发生和发展直接影响到中国知识分子身份角色的变迁，他们与国家之间关系的调适，以及知识分子本身知识结构的嬗变和更替。将其放到剧烈变动的时代与整个中国大背景下去考察，放在近百年来（或许更远）中国社会变迁的历程中去考察，近代中国的新旧观念、现代与传统价值、东西方制度之间的关系都得以体现，中国近代社会变迁也能更深入地探讨。

（二）相关概念解释

1. 专业、专业化

专业（Profession）一词最早是从拉丁语演化而来的，原始意思是公开地表达自己的观点或信仰。作为一个科学术语，"专业"被看成是一个富有历史、文化含义而又不断变化的概念。凯尔·桑德斯（A. M. Carr - Saunders）首次为"专业"这一术语作出解释，他认为，专业是指一群人在从事一种需要专门技术的职业，这种职业需要特殊的智力来培养和完成，其目的在于提供专门性的社会服务。[①] 是以学识为根基，通过特殊的教育或训练，来习得其自身具有一定基础理论的特殊技能，在此基础上按照由非特定的多数市民所任意呈现出的每个委托者的具体要求，实施具体的服务，因此也可暂时定义为，为了全体社会的利益而贡献力量的职业。[②]

关于"专业"的含义，绝不仅仅局限于上述几种界定。不仅大量的研究者带来了专业定义的多元化，而且如果我们从不同学科视角出发，也可以发现"专业"概念界定的不同取向。目前"专业"一词有三种意义

---

① A. M. Carr - Saunders and P. A. Wilson, *The Professions*, Oxford: Clarendon Press, 1933, pp. 265 - 270.

② ［日］石村善助：《现代的职业》，东京：至诚堂1969年版，第25—26页。

上的理解：最基础的一种是汉语语义学中的专业含义，指"专门从事某种学业或职业"和"专门的学问"。① 第二种是教育学意义上的，主要指学科分类（Specialty），即高等教育根据社会分工需要而设置的学科门类。第三种则是社会学意义上的（Profession），指一群人经过专门的教育或训练，获得较高深和独特的专门知识与技术，从而解决生活和社会问题，并获得相应的待遇及社会地位的专门职业。因此，社会学家们通常认为专业是社会分工、职业分化的结果，是人类认识自然和社会达到一定程度的表现。从上述分析可以看出，专业与职业有着千丝万缕的联系。前两种定义凸显出专业的职业性特点，而社会学定义则凸显了职业的专业性特点，它们为我们提供了研究"专业"的一种基本范式：即从职业研究领域出发，寻求专业的实质。

专业，系指专门职业，与按照例规而无须高度学理及特殊训练的"职业"（Occupation）或"行业"（Trade）大异其趣。"职业"一词最基本的定义，按《现代汉语词典》的解释是："个人在社会中所从事的作为主要生活来源的工作。"（《现代汉语词典》，商务印书馆 1983 年第 2 版，第 1483 页）职业不仅是个体所习得的职业资格与所获得的工作经验的一种组合，更重要的是个体与社会融合的一种载体，是个人社会定位的一种媒介，也是个体与社会交往的最本质的一个空间。与"职业"相比，"专业"更趋向于职业发展的高级阶段：①专业需要更为深奥的知识理论基础和技能要求，因而将接受较长时间的专业学习和训练。②普通职业的从业人员，仅仅把工作当作谋生的手段，而专业人员则可以在自主的范围内对自己的行为与判断负责任，因此专业将使得个体与社会能更好地融合，并使个人因专业化获得更高的社会地位和职业声望。③职业成为当今社会人际关系和社会交往的主要媒介，而专业则是通过同业人员组成的社会群体"生产知识"，来更多地提供一种独特、明确的服务与贡献，以维持他们的社会地位。鉴于以上分析，可以认为职业的本质在于"重复某一行业的基本操作，并不需要过多的心智劳动"，专业的本质却在于不断改进、完善和创造。专业是职业发展更为成熟、更为高级的阶段，然而正如尼科斯·特尔所说的："对各种职业来说，都有寻求专业地位的一般趋

---

① 汉语大词典编辑委员会、汉语大词典编纂处：《汉语大词典》（标准本），汉语大词典出版社 1990 年版，第 1276 页。

势，但是现代社会中数以千计的职业里只有极少数职业得到了它。"① 最早的专业，是被历史学家称为"自由专业"（liberal - professions）和"博学专业"（learned - professions），被社会学家称为"身份专业"（status - professions），而被其他学者称为"伟大的传统专业"的医生、律师和牧师。它们作为一种职业出现于 13 世纪的前工业时代，然而至少到 18、19世纪，它们才开始承载特定的专业意蕴。

为了避免专业认定中的任意性，人们对各种专业的结构和性质作了深入研究，并总结出社会学家所公认的专业的基本属性：①是正式全日制职业；②具有科学的知识技能体系（Ascientifioknowledge base）；③服务于公众的需要；④具有比较全面和规范的专业组织（Professional organization）；⑤市场垄断出现（monopoly）；⑥具有高度自治的特点（autonomy）。②

上述六个要素基本被社会学家所公认为是专业的基本属性，同时它们也成为判断一个职业是否达到成熟专业地位的标准。专业和专业化的研究总是基于一定的专业性认识。专业性是指某一职业在专业发展程度上的特点。专业性通常也以成熟专业标准来界定，然而很少专业能达成所有这些标准，因此获得成熟专业地位必须要经历一个"漫长的纷争过程"，这就是专业化。③

"专业化"一般来讲有两层含义：一是指一个普通职业群体在一定时期内，逐渐符合专业标准、成为专门职业并获得相应地位的过程，用 professionalization 一词表示，侧重过程含义；二是指一个职业的专业性质和发展状态处于什么情况和水平，用 professionalism 来表示。不同的职业专业化进程是不同的，即使是同一职业，在不同的地域，专业化程度也各异。作为最初的专业群体之一并成为成熟专业代表的医生在不同国家的专业化进程有着很大的差异。在美国，最初的医生多是牧师、药剂师出身，虽然在传统上一直享有基本的服务定位，但却一直缺乏对专业化和抽象知识体系的长期培训。直到 19 世纪末 20 世纪初医学研究的突破性进展以及医学教育规范的确立以及专业团体的出现，美国的医师才逐渐成为一个具

---

① 尼科斯·特尔：《知识社会》，殷晓蓉译，上海译文出版社 1998 年版，第 259 页。

② 赵康：《专业、专业属性及判断成熟专业的六条标准——一个社会学角度的分析》，《社会学研究》2000 年第 5 期。

③ 赵康认为专业化的进程实际上从职业的形成过程中就已经开始了。参见赵康《专业化运动理论——人类社会中专业性职业发展历程的理论假设》，《社会学研究》2001 年第 5 期。

有专业特征的群体。到 20 世纪 20 年代中期时，医疗行业已经巩固了其职业地位，成为专业化的模范。

　　而在中国传统社会中，医生除了具有服务社会的特性外，不具备专业群体的其他任何条件：从成员构成上来看，医生或者是科场落第的知识分子，或者是祖传秘方的持有者，或者是走街串巷的江湖医生，他们当中不乏医技高手，但作为群体，社会地位很低。① 在传统社会，虽有医生合群的记载，但多采取师徒制等手工操作式的传承体制，形成技术私密化、封闭的特点。既缺乏长期系统的知识体系训练和严格的职业准入制度，在业内也很难具有不受外行人评价和控制的绝对权威，更别提严格意义上的专业组织。

　　近代以后，随着西方社会现代医学体系以及专业制度的传入，中国医生群体的专业化进程显著加快了。最初受过西方现代医学系统训练的中国医生，开始用"医师"自称，而且明确地将自己与律师、会计师并称为"泼若费兴"（profession），或用中文"自由职业群体"代称。这一称呼也受到中国传统医生（如中医）、其他专业群体（如律师、会计师）以及政府的接受和承认。1929 年 5 月，中华民国中央法制委员会在一次会议上就是否应对自由职业团体进行专门立法的问题进行了讨论。这很有可能是"自由职业者"一词首次出现在官方的语汇中。1929 年 7 月，中央法制委员会决定，如果"自由职业团体"是指商业联合会或商会，则无须制定单独的章程，但如果是指律师、医生或其他类似职业的组织，则有必要再制定相应的章程。② 到了 1930 年，在国民党当局的文件中，"自由职业团体"与"职业团体"明显区别开来，专指由律师、医生、会计师、工程师、记者所组成的团体。相应地，这些人也就被称为"自由职业者"。1934 年国民党四中全会通过人民团体指导办法，规定宗教团体、公益团体、自由职业团体及其他特种社团之组织，除宗教团体准用文化团体法规，有单行法规依法进行外，其余概依《修正人民团体组织方案》办理。1940 年后除一般规定外，大部分自由职业团体都有单行法规加以规范③。

　　在民国时期医师群体对于自身的职业观念、职业特性已有相当明晰的

---

　　① 何晓夏、史静寰：《教会学校与中国教育近代化》，广东教育出版社 1996 年版，第 201 页。

　　② 《立法院公报》，立法院秘书处 1928—1929 年印行，第 6 期，第 26 页；第 7 期，第 24 页。

　　③ 《中华民国史社会志（初稿）》上册，国史馆编印 1998 年版，第 623 页。

认识，也开始目标明确地开始追求更高的社会地位、不受业外评价和干预的专业权威以及对知识和市场的垄断，呈现出加速专业化的进程。这一过程也正是本书准备探讨的重要内容之一。

2. 医生、医师、中医、西医及其他

从古至今，中国社会对行医者的称呼和内涵有着相当大的变化。在春秋后期"医"与"巫"分家之后，利用医药知识给人看病之人一般成为"医"，或是"医匠"，即"能救补人命，犹物之损坏，使工匠修理也"①。唐宋以后，凡是利用自身医药知识以治病救人为业者，都被尊称为"医生"，这一称呼一直沿用至今。《现代汉语词典》也将医生定义为，"掌握医药知识，以治病为业的人"。②

近代以来，随着西医东渐，中国社会上出现了一批掌握西方现代医学知识并利用其理论和技术治病的医生，由于他们与当时中国社会中传统行医者所利用的理论、技术不同，因而被称为西式医生，或通称为"西医"。与之相应的，中国社会中原有的利用传统医学理论和技术治病的医生被民众称为"中式医生"或"中医"。

而当时的"西医"并不承认这一称呼，认为他们所利用的是现代医学技术，并不局限于"西方"，他们特称自己为"新医"，或自称为"医师"。"医师"一词在中国最早出现在《周礼》中，据《周礼·医师章》记载，执掌医政的医师分为食医、医疾、疡医、兽医。③ 这里的医师乃是官制名，与医官同义，"为众医之长，掌医之政令"。④ 但当时西医的自称"医师"则不是官名，而是表明自己独特的职业身份，强调自身所具备的职业资格，将自己与一般行医者（尤其是庸医）区别开来。这一名称很快被民众所接受，虽然名义上它只是对有行医资格的医生的指称，但因为当时的资格认证制度始终没能真正建立起来，"医师"最终成为近代中国社会对医生的一种泛称，或是医生们自抬身价的一种标榜。政府不断修正出台的各种《医师法》也说明其对这一称呼的认同。新中国成立后，医疗体系中的医师资格认证制度也逐渐建立并完善起来，因此，"医师"也被严格地限定了行医资格，特指受过高等医学教育或具有同等能力，经过

① 许晚成：《医师医婆本意考》，《申报》1930 年 4 月 30 日第 17 版。
② 《现代汉语词典》，商务印书馆 1983 年版，第 1359 页。
③ 上海中医学院古文教研组编：《医古文讲义》，人民卫生出版社 1960 年版，第 1 页。
④ 许晚成：《医师医婆本意考》，《申报》1930 年 4 月 30 日第 17 版。

国家卫生部门审查合格的负主要医疗责任的医务工作者。而相应的，受过中等医学教育或具有同等能力，经过国家卫生部门审查合格的负医疗责任的医务工作者被称为"医士"①。

因此，医师与医生的区别主要是对行医资格的认定上，即拥有"行医权"的医务人员。"医师"这一称谓的出现，本身就反映了近代以来医师专业进程。但是，在民国时期，中国政府始终没有建立其完善的职业资格认证制度，从医人员并不一定拥有政府所认可的资格，而拥有行医资格者也常常并不从事医业，如从政或从教等，但其仍以医师自称。因此，本文中称"医师"，指代具有行医资格或以行医为职业的群体。由于"医师"与"医生"在生活中常常被混用，本书在行文的一般表述未作明确的区分，但在与职业资格相关的论述中则严格使用"医师"一词。

四　研究思路与方法

本书着眼于将社会群体史的研究和医疗史研究结合起来，一是考察民国时期医师群体的专业化进程，及其与国家、社会的互动；二是考察医师群体在近代中国社会变迁中的地位和影响。

在研究对象的地域方面，本书以上海地区为主，其他地区也有所涉及。一是因为在民国时期，医师分布极其不平衡，上海地区是医生最集中的地区，活动相对频繁，社会转型期的特点在他们身上表现得更为明显，资料也相对丰富。而中国广大的内地，由于行医者分布相当零散特别是职业医师更是寥寥无几，且这些散居各处的行医者在行为、思想方式上与职业医师相比显现出相当大的差异性，加之资料更加零散难觅，因此不作为本书的主要关注对象，仅在行文中对其基本情况有所交代。

在时间上，民国时期的医师群体经过晚清时期的酝酿，作为专业群体登上历史舞台，开始了其专业化的进程，这一过程一直贯穿民国始终。但抗战爆发后，上海沦陷，医师群体的专业化进程也受到严重影响。因此，本书以1912—1937年为考察区间，即民国成立后至抗战爆发前的这段时期。

---

① 《现代汉语词典》，商务印书馆1983年版，第1359页。

　　在研究方法上，本书以历史学的实证研究为主，同时借鉴政治学、社会学、人类学及医学社会学的理论和方法，并利用统计学、信息技术对史料进行统计和深层分析，试图通过对于民国时期医师群体的研究，来理解中国近代社会的转型和变迁。

　　在材料收集上，作者主要通过三个途径：一是查阅档案材料。作者通过在上海、南京、苏州等地档案馆的查阅，发现一批虽然数量不多但有相当价值的相关档案。特别是上海档案馆所藏的租界外文档案，较全面地揭示了上海租界内工部局对医师的管理情况。遗憾的是，法租界所藏档案均为法文，由于语言问题，这部分材料不能充分利用。二是翻阅历史报刊特别是专业报刊。当时各个医学团体为了交流学术、扩大影响或加强会员联系，创办了大量的医学刊物，包括会刊性质的、评论性质的、学术普及性质的，给我们提供了一个深入了解当时医师思想、活动的窗口。而《申报》、《大公报》等大型报纸也展现了民国时期医师活动的丰富的社会图景。三是时人论述和文学作品。除了当时一些关注医学发展的有识之士的相关论述外，时人在当时的著述或在回忆录中不经意的描述都为我们接近历史事实提供了有价值的信息，而时人所著的文学作品，不仅素材都来源于当时当地，其书写的文本本身也揭示了时人的思想、生活状况，因此也可以看做颇有价值的旁证。

第一章　民国时期医师群体概况

医学是介于技艺和科学之间的知识形态，兼跨学理与实用两个领域。它不仅关乎科学，更关乎文化、政治与社会；它既关系到整个国家机器的运作，也与社会中每个人的切身利益相连。因此，医师群体对于社会有着特殊的意义。在中国传统社会中，广大中国民众的医疗工作一直由散布在民间的各色中医、草医、巫医等承担，大体上处于松散无序的状态。近代以来，随着西学东渐的深入，西方现代医学等现代科学技术开始传入中国，对中国医学的发展产生了深远的影响，而现代专业制度的引入又促使医师群体加快了专业化的进程。作为新兴的专业群体，医师成为民国时期的一道独特风景。

第一节　民国时期医师群体的发展

民国时期医师群体的构成复杂多样，既有中医师又有西医师，既有学校教育培养的，又有自学成才的。中国近代以来特有的文化、社会背景造成了医师群体特有的人员构成及发展特点。

一　医师群体的发展背景

医师群体的发展与社会和医学发展趋势紧密相连，因此，民国时期医师群体的发展状况有着深刻的社会与医学背景。

（一）社会背景

近代中国社会的急剧变化和西方文化的涌进，猛烈地冲击着传统的社会生活，造成几千年未有之历史巨变。这种急剧的变化绝不限于社会形态的转化和大事变。在世界进入近代化的潮流中，中国是被迫而后发近代化的国家。伴随小农社会艰难发展工业的进程，中国又从独立的封建国家蜕变为不完全独立的半封建半殖民地社会。这双重转变带来的震撼和阵痛，是整体性的变动，触及社会的各个阶层。医师群体也是在这种社会大背景下发展起来的。

清朝晚期，为了打开中国市场，列强发动了一次次侵略战争，清军次次惨败，割地赔款，丧权辱国。中国不仅遭受深重的灾难和耻辱，而且面临着亡国灭种的危局。列强的大炮轰开了清朝闭关锁国的大门，也惊醒了在"天朝大国"中酣睡的人们。他们开始"睁眼看世界"，发现中国所面临的是"数千年来未有之强敌"，也意识到了中国的积弱与贫穷。自此，学习西方，引进西学成为清末的一项国策和时尚。相对于明末清初西方传教士单方面传入西学，中国人只能被动地接受而言，清末国人的态度是主动的。然而，这种学习和引进西学之举却是因为外侮日深，时局所迫，不得已而为之。因此国人对西学的引进奉行一种不自觉的实用原则，他们所要学习的、引进的，是可以使中国富强，亦即西方之所以富强的东西。而什么是使西方富强的东西，则又取决于他们对西方的了解程度。因而在清末的不同时期，由于国人对西方的了解程度不同，他们所主张的从西方学习和引进的东西就有所不同。总的说来，随着列强入侵所造成的危机日益加深和中国人对西方的了解日益深入，清末中国人对西方文化的学习、引进也由浅入深、由偏到全，由开始的表层的物质文化到深层的理论、制度，到最深层的思想，由开始的军事工业技术到军事、民用工商业，到后来的政治、伦理、法律、经济、教育、社会风尚等各部门全面引进西法西学，以工业文明为代表的西方文化已经开始全面渗入中国传统社会之中。

辛亥革命推翻了清王朝，中华民国的成立标志着中国正式以西方民主国家为楷模，开始了现代国家体制的建构。大批留学西洋和日本的学生陆续毕业回国，他们满怀热情和抱负，带回先进的西方科学技术和政治法律思想，并把它应用到中国的实业和政治生活中。中国的近代工商业得到较快的发展，新式教育在全国普遍展开，加上大量的西学科技政法等书籍的翻译出版和各种报刊的发行，中国社会的政治制度、教育体制及职业结构等都因受到西方文化的全面冲击而发生了深刻的变化。

首先，随着现代体制的建立，国家政府被赋予了更广阔的职责和功能，既要确保民族国家的主权，也要通过行政法律手段与政府的威望，实施宏观调控、行政控制与管理，建立与维持社会秩序，调节与理顺各种社会关系，回答与处理各社会成员、阶级、政党、群体提出的问题和要求，避免社会失范，使之在正常的轨道上运行。在这一思想指导下，本质上与中国传统政权制度完全不同的民国政府，从建立之初就开始不断强化其政权及现代整合机制，对社会生活进行干预与调控。北京政府时期，中央政府及部分地方政府至少从形式上构建起"三权分立"及咨询、决策、执行这样数套与现代经济和现代社会发展方向大致吻合的机构体系，已将社会的方方面面如市场经济、工商企业、财政税收、市政建设、公用事业、交通管理、社会治安、环境卫生、文体教育、科学技术以及有关人的一切生老病死都涵盖于内。医疗卫生事业在整个国家体制中的地位得以强化。这种移植于西方的现代政治体制对政府的政治整合能力提出了更高的要求。1927 年建立的南京国民政府，是截至 1949 年中国近现代史上最为强盛的现代政权。其更加坚定建立西方现代国家体制的目标，也更加注重政治整合力的强化。它按照孙中山"五权分立"的思想组建了一整套完整的现代政府机构，颁布了大量的法令法规，运用其政治强权和法理手段对社会上各项事业和各种社会群体进行整合和规范，使中国社会逐步向现代国家迈进。与此同时，在社会转型过程中，社会结构的不断分化和重建也使得民间社会整合力在原有基础上有所上升。如新式纯民间型自愿社团大量出现，就为人们的社会活动开辟了一个新天地，在社会生活中发挥了越来越大的作用，成为调控社会秩序、整合社会关系与社会利益、规范价值取向与行为方向的另一支社会整合力量。

其次，中国的教育体制也发生了变革。自洋务运动时期起，中国政府就开始设立新式学校，教授天文、数学、物理、化学、生物等西方教育体系中的课程。1903 年，清政府颁布《奏定学堂章程》，表明中国近代的新式系统教育体制形成。《奏定学堂章程》中所规定的系统教育学制分三段七级。第一段为初等教育，包括蒙养园（幼儿园）、初等小学和高等小学三级；第二段为中等教育，设中学堂；第三段为高等教育，包括高等学堂（或大学预科）、分科大学堂及通儒院（相当于研究院）三级。其中分科大学堂共分八科：经学科大学，分 11 门专业；政治科大学，2 门专业；文学科大学，9 门专业；医科大学，2 门专业；格致科大学，6 门专业；农科大学，4 门专业；工科大学，9 门专业；商科大学，3 门专业。其中，纯中学的只有经学科一科，而纯西学的有格致、工、商、农、政五科，文学科和医科以西学为主。清政府由此奠定了中国新式教育的基础，培养了大量的新式人才。北京政府时期，政府又效仿日本制定了一整套现代教育学制，对各科课程设置进行规范。南京国民政府时期又对此进行了进一步发展和完善。新式教育体制在中国逐步植入，承担起为城市多元职业培训、输送人才的任务。西学分科基准的引进使中国学术明显地呈现出专科化的发展趋势；而大量新式人才的产生不仅加速了对科学知识和技术的引进和发展，而且还使科学意识和精神深入到人们的生产生活及思想之中，改变了中国的生产生活方式和人们的精神面貌。

　　最后，中国社会尤其是城市中的职业构成也发生不可逆转的变化。"士农工商"是建立在以农为本的中国封建社会经济结构之上的基础职业结构。近代以后，古老的"士农工商"这一传统职业构成也开始受到冲击而发生了嬗变。尤其是在通商大埠或受西方影响较深的地区，随着现代生产力和社会劳动分工的不断发展，职业构成趋向复杂，社会分工愈加细致专门化，新的异质职业大量出现。以知识分子为主体的具有某项专业技能的现代脑力劳动者即"自由职业者"、"专业职业"阶层的形成，更是社会进步的表征。包括工程师、科学家、律师、医师、新闻记者、翻译家、作家、教师、编辑、会计师以及艺术界、技艺界、运动员等科技、文化、教育、卫生、体育、艺术等非物质性部类在内的职业人口出现并大量增加，标志着都市社会分层，继个人财产之后又增加一种新的衡量尺度——职业。随着都市经贸、文化网络的不断扩展和专业制度的移植和不断完善，专业职群以比其他职业群体更快的速度得到壮大更新。

　　作为得风气之先的通商大埠上海，这些变化尤为明显。设立于上海地区的公共租界和法租界在辖区内移植了西方的现代政治体制，也逐渐完善容纳社会变迁与资本主义发展的功能。作为一种畸形的人文政治现象，它给上海城市发展带来了多元失衡格局，但对华界政权而言，却具有一种示范和竞争效应。1927 年后新成立的上海市政府根据《特别市组织法》与《市组织法》，吸取了国内外城市政权机构特点与租界政权结构的内涵，按照新的城市社会模式，设置了财政、工务、公安、卫生、公用、教育、土地、农工商、公益局及秘书处等九局一处以及一些直属机构，从而建立了一个全新的社会中心体政权格局，具备了现代政权的功能。除中央法令法律外，根据上海实际需要，颁布了大量地方性法规及章程、细则，以规范管理上海城市生活秩序。传染病的预防，公共卫生措施的开展以及对医药专业人员的管理都成为市政管理中的应有之义。而剧烈的社会变迁与社会分化顺应了社会发展对组织现代化和组织体系变革的要求，也形成和强化了人们群体观念的认同，人们开始强调群体范围内组织的价值，并通过这类组织联合起来寻求与捍卫共同的利益。据《上海市年鉴》统计，至抗战前，上海各类社团以每年上百个的速度递增①，分布于社会各领域，职业团体组织最为发达，各业都有专业社团，业已成为推动各业发展的重要推动力。而医界内专业组织更是在数量、规模和影响力方面居全国之首。

同时，在西方文明汹涌澎湃波及中国时，得风气之先的上海亦经历了一个由农业文明到工业文明的转变过程，及至 20 世纪二三十年代，上海已经完成从第一产业向第二产业的转化，成为全国最为现代化的工商中心、文化中心与服务中心。从 19 世纪后半期开始，上海就成为知识分子的集结地，特殊的多元格局与较为宽松自由的社会环境，吸引了大批文人到上海办报办学，使上海成为新式学校最为集中之地，截至抗战前上海已有 1214 所大中小学。据统计，从 1900—1949 年的 50 年间上海学校培养的学生达数百万人，仅 1929—1936 年，上海各级学校的学生总数即达到1545831 人，② 其中相当部分流入上海各阶层工作。而经济动力的增加、产业结构的变化以及城市性质与类型的转化，自然引起了职业构成的变化。从现有的数据来看，30 年代上海职业构成已以第二、第三产业为主流。专业职群加上"学界"和工商业中的白领管理人员，已接近或大于5%，医师的比例则稳定在 0.8%—0.9% 的水平③。

在此社会环境下，医师作为一种专门的职业群体，已成为社会中间阶层的重要组成部分，教育、职业、财富、社会地位构成他们在都市中的特有形象，既有着前所未有的发展空间，也成为政府进行社会整合的对象。

（二）医学背景

在某一时期医师职业的发展状况，与当时当地的医学发展水平是分不开的。民国时期中国社会中的医师群体正是在中西方医学的冲击和交融中发展起来的。

一般而言，中国的传统医药由中医学、民族医学和民间草医草药三部

① 《上海市年鉴（下）》，中华书局 1936 年版，第 8 页。
② 施翀鹏编：《上海市教育统计》，上海市教育局统计室，1947 年，第 15 页。
③ 忻平：《从上海发现历史——现代化进程中上海人及其社会生活（1927—1937）》，上海人民出版社 1996 年版，第 85—88 页。由于上海人口这一时期一直处于迅速增长的状态，医师的人数实际上也保持着与人口同步的增长。

分组成。由于在漫长的历史时期内，汉族一直是中华民族的强势群体，汉文化也就成为中国社会的强势文化，中医学便构成中国社会的主流医学，是中国传统医药的当然代表，也是我们的主要讨论对象。

中医学发源于先秦，其学术体系形成于战国至秦汉时期。我国从公元前21世纪进入奴隶社会后，人们对疾病的认识随着医疗实践的增多而不断发展。到了西周、春秋时代，国人已经积累了较为丰富的医疗实践经验，为中医药学理论的形成奠定了丰富的实践基础，同时也为我国古代自然科学，如天文、历法、气象、农业、数学等方面的知识奠定了科学技术基础。此外，中医药学理论体系的形成还具有深刻的哲学渊源。古代的医学家，运用古代的唯物论和辩证法，即气一元论（或称精气学说）、阴阳五行学说把零碎的医疗经验知识集中起来，结合当时的自然科学成就，加以总结，使之系统化，从感性的认识上升到理性认识。因而，古代中国的哲学思想为中医药学理论体系的形成奠定了理论基础。

《黄帝内经》的问世标志着中医药理论体系的形成。该书以医学为中心，结合自然科学与哲学，并把许多医学学科综合到一起，进行整体的、统一的论证，系统阐述了生理、病理、诊断、治疗、预防等问题，建立起中医药的理论体系，成为中医药学发展的基础和理论源泉。

《难经》是一部可与《黄帝内经》相媲美的古典医籍，系秦越人所著，成书于汉之前，其内容十分丰富，包括生理、病理、诊断、治疗等各方面，补充了《黄帝内经》之不足，与《黄帝内经》一样，成为后世指导临床实践的理论基础。

西汉时期，中国医药学有了显著的进步和发展。公元3世纪前后，东汉著名医学家张仲景在《内经》、《难经》等理论基础上，进一步总结了前人的医学成就，结合自己的临床经验，写成了《伤寒杂病论》，即后世的《伤寒论》和《金匮要略》。其以六经辨证、脏腑辨证的方法对外感疾病和内伤杂病进行诊治，确立了辨证论治的理论体系和治疗原则，为临床医学的发展奠定了基础。

在《内经》和《伤寒杂病论》的基础上，历代医家均从不同角度发展了中医药学，形成了各具特色的医学流派。如金元四大家就在理论和治疗上各有独到之处，对中医学理论的发展，起到了促进作用。此外，明代赵献可、张景岳等提出命门学说，为藏象学说增加了新的内容。

到了明清时代，温病学派的出现，标志着中医传染病学的高度发展。

吴又可的《瘟疫论》，叶天士的《温热病篇》，吴鞠通的《温病条辨》，薛生白的《湿热病篇》，王孟英的《温热经纬》，明确提出了"戾气"致病的新概念，创立了以卫气营血、三焦为核心的一套比较完整的温病辨证论治的理论和方法，从而使温病学在因证脉治方面形成了完整的理论体系。温病学说对完善中医学理论体系、促进中医药学的发展作出了巨大的贡献。此外，清代医学家王清任著的《医林改错》，改正了古代医书在人体解剖方面的错误，发展了瘀血致病的理论，对中医学理论的发展也有一定的贡献。

19世纪初中国古代医学已经发展到成熟阶段，处于相对稳定状态，确立了系统的理论，形成了完整的体系，拥有久经检验的疗效及浩如烟海的医学著作。但是，中医学的发展过程主要是临床医学的发展，中医"基础医学"从属于临床医学。纵观代表中医学的204部古代著名医书，其中理论著作只有10部，临床医学（包括临床各科、四诊、方书、药书）共计194部，占93.27%。[①] 近代以后，中医家不断积累新经验，对疾病认识日渐深化，临证经验更加丰富，各科都有一些专门论治某些病种的著作问世，但在理论体系上没有突出的发展。

虽然临床医学高度发展，但中医学并不存在真正意义上的"基础医学"，其解剖知识在初期是很了不起的，但在后世由于各种原因逐渐萎缩，没有形成解剖、生理、病理、药理在内的医学基础理论。中医学发展较成熟的，是阴阳五行、脏腑经络、气血津液、四诊八纲的临床医学体系，它用以解释各种临床现象的，乃是根据天人合一学说，如五运六气学说，和用人文主义观点，如用"君臣佐使"来说明复方的配伍关系，用"十二官功能"来说明人体的生理功能。对于临床疗效，强调个案，不重视数量和重复，不排除主观偏见和偶然因素，只要理论上能说明，古代文献中能找到根据即可，这就影响了疗效的重复率和可信度。这一缺陷在西方现代医学在中国传播过程中更显得突出，也影响了国人，特别是新知识分子对中医学的看法。

不同的文化背景会出现不同的学科理论体系。东西方医学的差异，严格意义上指的是中国传统医学与西方近代医学的差异。在中世纪以前，两

---

① 李经纬、程之范：《中国医学百科全书·医学史》，上海科学技术出版社1987年版，第221页。

种医学的进程差距是不大的，双方都带有经验与哲学的特征。但后来，西方医学与自然科学相结合，由古代希腊罗马传统医学演变为近代西医学。

中世纪末叶，欧洲爆发了一场伟大的思想解放运动——文艺复兴运动。它首先在意大利兴起，随即传遍整个欧洲。当时，欧洲封建制度开始崩溃，新的资产阶级崛起，强调思想自由和个性解放，反对中世纪反动的教会封建统治，达·芬奇、哥白尼、布鲁诺号召人们"寻找真理"，在哲学、文学、艺术、政治、法律、教育等方面都取得了伟大成就，它促进了自然科学的解放，使自然科学得以诞生，"真正的自然科学只是从15世纪下半叶才开始"①。古代的经验医学伴随着生产力的提高和自然科学的发展，开始应用科学实验方法，进入了实验医学的新阶段。培根认为，自然界是物质的，是不依赖于人的意志而客观存在的。笛卡儿提倡人类理性解放，主张发展科学，理论联系实际。他们的科学方法论对医学的发展有很大的影响。医学就是在16世纪的解剖学基础上，经过17世纪的生理学，18世纪的病理解剖学，19世纪的细胞学、细菌学，以及20世纪的临床医学的发展，才形成现代医学科学。

与中医"基础医学"从属于临床医学不同，西医学以基础医学为临床医学的基础。刘易斯曾对基础科学研究和临床研究的关系作过深刻的论述："一般认为近代医学开始于1930年代中期，即磺胺药和青霉素进入药典的时期，……（在这之前）正确的诊断成了医学的中心目的，也成了它之所以可以存在的理由。由于诊断方法的改进，就能够提出正确的预后，因此，就可以不只告诉病人及其家属疾病的种类，而且还能比较可靠地让他们知道该病最可能怎样转变。在本世纪（20世纪）之初，一般都认为这些就是医生的主要职责……从19世纪最后10年开始，对未来医学科学必不可少的基础科学开动了起来；发现了细菌和病毒在疾病中的作用，并开始认真探讨这些关系的细节；发现了像结核菌和梅毒螺旋体这些重要的致病微生物和它们的所作所为。在20世纪30年代末，这些研究已经有了成效，对白喉、破伤风、大叶肺炎和其他一些细菌感染有了一些主动和被动免疫的办法；传染病的分类已经成了有章可循的学问；磺胺药、青霉素和其他这类药品问世的时刻已经到来。但是必须强调指出，达到这

---

① 李经纬、程之范：《中国医学百科全书·医学史》，上海科学技术出版社1987年版，第221页。

种水平，靠的是 50 年来对基础科学静心致力的研究。如果没有这些研究，我们就不能猜想到存在着链球菌和肺炎球菌，我们到现在还可能以为结核病是夜间寒气造成的，而且还会用晒太阳的办法去治疗它。"① 正是随着自然科学发展到较高水平，观测手段如显微镜、X 光等的出现，实验科学方法的发展，解剖学、组织学、生理学、病理学、细胞学、微生物学、药理学等相继建立，由整体水平、器官水平进而细胞水平，都获得长足的进步，临床医学大大提高了一步，就逐步形成了医学科学，成为西方庞大的现代科学体系中不可分割的一分子。

随着资本主义在全球的扩张和西学东渐的深入，西医学作为西学的一部分被传入中国，改变了存在数千年、单一的中医学独立存在的局面。

西洋医学最初登陆中国要追溯到明朝末年。据载，"1600 年以前，西方的医术已渐次流入中国"，② 但其在中国日益广泛深入的传播却是近百余年来的事。在基督教早期历史上，施医散药以引人入教是一种常见的布道方式，在中国最早的西医便是从西方来华的传教士医生。早在明嘉靖三十二年（1553），澳门为葡萄牙殖民者占领，成了葡萄牙国的殖民地，于是西方的传教士、医生、商人等纷纷来到澳门，在澳门设置行政机构，进行贸易，建立医院诊所，开展医疗活动等。澳门成为传教士医生在华涉足的最早场所和进入内地的跳板。在内地，传教士的医疗活动直至 17 世纪末才开始。

1693 年，法国传教士洪若翰、葡萄牙传教士刘应敬献的金鸡纳治愈了康熙的疟疾，因而得到康熙的赏识。后来，又有数位传教士因医术受到康熙的宠爱，授以官职留在宫中，但他们的影响大都限于皇宫和达官贵人，在民间影响不大。

鸦片战争前，清王朝奉行闭关锁国政策，严格禁止基督教在华传教。所以 19 世纪前期传教士的医疗事业活动都属于私人性质的，不敢公开开展。1807 年，传教士罗伯特·马礼逊到达广州，并于 1820 年与李文斯顿在澳门开了一个诊所，但李温斯顿不是正式的传教士医生。随后，英国东印度公司的传教士医生郭雷枢于 1827 年在澳门开设诊所，次年扩大为医

---

① ［美］刘易斯·托马斯：《最年轻的科学——观察医学的札记》，周惠民、石珍荣、周云译，青岛出版社 1997 年版，第 259—261 页。
② 陈邦贤：《中国医学史》，商务印书馆 1937 年版，第 185 页。

院，这是外国人在中国开办的第一个教会医院。1856 年，郭雷枢向教会递呈了一份报告：《关于任用医生作为对华传教士的建议书》（*Suggestions with Regard to Employing Medical Practitioners as Missionaries to China*），他在报告中提出，在向中国派遣传教士的同时，也应该派医生来，在他们的医疗实践中，还要渗入宗教、哲学、医学、化学的教学。① 他的建议得到了美国宗教界的重视。

1834 年美国公理会派遣第一个传教士医生伯驾到达广州，次年在广州成立"眼科医局"。医局设有接待处、诊断室、配药室、手术室和观察室，能容纳 200 位病人候诊和 40 位病人住院。由于伯驾精湛的手术，医局逐渐博得了当地百姓的信任。一位 65 岁回族妇女双眼患白内障，伯驾告诉她要施行手术时，她居然答道："如果你愿意，你可以把它们双双取出，再装进去。"② 到第二年春天，伯驾就不得不又租借地方扩充医院，这就是广州博济医院的前身。

此后，西方各国纷纷派遣传教士、医师来华。第一次鸦片战争后，西医在沿海通商口岸找到了立足点。第二次鸦片战争后，由于通商口岸增多，条约给传教和医疗以明文规定，传教医师队伍迅速扩大。西医的诊所和医院也从澳门、广州推广到香港、上海、福州、厦门、宁波等通商口岸和广大的中国内陆。从 19 世纪 60 年代起，数十年内，西式医院遍布中国各地，凡是有传教士的地方，就有西式诊所和医院。传教士医生来华进行医疗活动主要是为了传教的需要，但他们的医疗活动不仅为成千上万的中国人解除了肉体上的痛苦和折磨，还把西医知识传入了中国，并开启了中国近代西医教育的先河。近代西医学通过办医院、建学校、译医书等新的传播手段，在民间广为流传。

到 1937 年时，在华英、美基督教会所办医院已有 300 多所，诊所多达 600 余处。20 世纪初，各国在华开办医学院校 20 余所、译著西医书 200 多种。而据不完整统计，自 1912 年至 1937 年出版的西医药刊物有 130 种之多，其中上海几占一半，杭州、广州、北京次之。③ 这使一部分人对西医学由逆反心理，逐渐转为顺向心理，西医的手术、药物等疗效明

---

① 李经纬：《中外医学交流史》，湖南教育出版社 1998 年版，第 369 页。
② 王吉民、伍连德：*History of Chinese Medicine*，1936 年，第 316 页。
③ 朱潮主编：《中外医学教育史》，上海医科大学出版社 1988 年版，第 86 页。

显，也日益被人们接受。此后，西医学便比其他西学传播更为迅速。西方现代医学逐步发展成为一支独立的医疗技术力量。在中国医学史上开始出现中、西医学两种医学体系并存的新格局。

正是这种新的医学格局决定了民国时期的医师群体由掌握西方现代医学知识并利用其理论和技术治病的西医师以及中国社会中原有的利用传统医学理论和技术治病的中医师共同构成。西方医学的引进不仅促进了中国现代医学的传播和发展，也促进了西方现代专业制度的移植，对中国医师群体的专业化有着深远的影响。但是，由于中西医学实际上是有着不同文化内涵和知识结构的两种异质医学体系，两者在中国社会中的相互影响和冲突又使得中西医师一直处于一种尴尬而微妙的关系之中，彼此之间的冲突更是贯穿了民国始终，直接影响到医师群体的发展轨迹。

二　中医的渊源和传承

(一)　渊源

中医是相对西医而言的。西医东来之前，所谓医生，专指中医。中国有着深厚的中医传统，中医有数千年的历史。早在西周以前，医生的职责是由巫医兼任的。这一时期，特别是殷商时代，原始宗教的鬼神信仰十分浓厚，殷人信奉至高无上的天帝和各种鬼神，即所谓"殷人尊神，率民以事神"。遇事都要由巫师通过占卜、祭祀，向天神和上帝请求指示和乞求福佑。而作为专管祈祷、祭祀的巫，代表统治阶级的利益行事，把幻想中的神人格化，通过占卜吉凶、祭祀等活动影响国家大事。他们能代鬼神发言、歌舞，还能医治疾病。在长期的祈祷祭祀活动中，巫师中的一部分人吸取人民群众中的某些医药经验和知识，以能和鬼神相通的姿态，用迷信的方式为人治病，给医疗活动披上了神秘的宗教外衣，造成了历史上医巫相混的现象。这部分巫即所谓的巫医，是早期医生的先驱。巫医是具有两重身份的人，既能交通鬼神，又兼及医药，是比一般巫师更专门于医药的人物。① 在当时没有专职医生的条件下，巫医在整个社会的医疗活动中起着主导作用。

春秋至西汉前期，随着社会生产力的发展和自然科学的进步，特别是人们药物学知识的不断积累和医疗知识的日益丰富以及医学思想的进步，

---

① 李经纬、林昭庚：《中国医学通史》(古代卷)，人民卫生出版社 2000 年版，第 59 页。

医药的治疗效果越来越明显地超过了巫医的迷信活动，从而使以药物为主的治疗方法逐渐形成，取代了以往巫祝治病为主的医疗地位。同时伴随着社会分工的进一步扩大，各行各业的日益趋向专业化，医学也开始从巫术中分离出来。在当时社会上出现了一些行医济世的专职医生，周游列国行医的扁鹊便是一个著名的例子。《周礼》中把"巫祝"列入"春秋大宗伯"职官中，而医师则属于"天官冢宰"管辖。① 但是巫医仍在相当长一段时间内存在，至今在一些落后地区还不时出现。秦国医和为晋平公治病时提出了六气致病说，其对病因的解释已大大突破了巫术医学鬼神致病的病因观；② 而扁鹊则明确把"信巫不信医"列为六种不易治愈的疾病情况之一。③ 由于医学毕竟与当时一般的简单手工技术不同，不仅需要经验的继承，更需要理论的指导与复杂的综合思维；其蕴藏的文化知识也非常丰富，因此它不是一般无文化知识背景的普通人所能承担的。而当时情况又是"学在官府"，所有学术文化都归政府管理，只有贵族统治阶级才有掌握文化知识的权力，知识主要为贵族所垄断。因此，当时的医学也只有贵族身份的知识分子——士来传承，从而医生也是由士来担任。士虽处在贵族集团的最底层，但毕竟属于统治阶级的成员，在社会上仍有相当的地位，甚至一定程度上还保持着巫医参与政治的传统。

西汉中期至唐五代时期，自从春秋末期孔子首创私学，本着"有教无类"的原则，大力推行私塾教育，"学在官府"的教育垄断局面被完全打破，普通百姓亦可较多获得文化知识，学术文化从而获得大普及，医学知识也有可能为一般人所习得与继承。医生在民间开始发展。但是，由于封建统治政策的推行，封建社会"士农工商"四民之序发展到这一时期已基本定型，而医生由于医学的技术性及某种程度的类似商品交换性质也完全被视之为"工"，地位不能不说有所下降。

魏晋南北朝时期，玄学风靡于世，促进了道家思想的流行和道德观、人生观的改变。当时一方面由于追求长生的需要；另一方面，流行品评人物的风气，相貌也是品评一个内容，而服药在当时人看来亦可以促进容颜的改观，因此导致当时士人以服寒食散为风气。在服散的过程中，针对出

---

①　甄志亚：《中国医学史》（修订版），上海科学技术出版社1984年版，第15页。
②　杨伯峻：《春秋左传注》第四册，中华书局1981年版，第1221—1222页。
③　司马迁：《史记·卷一百五》，中华书局1959年版，第2794页。

现的不同情况，也有必要了解一些医学知识，这样就必然促进医学在上层社会的传播，出现了一批精通医学的士大夫并造就了一些门阀医学世家，如南朝东海徐氏、北朝东海徐氏、北朝馆陶李氏等。但是，他们中相当一部分人只是把医学作为自己保生立命或对统治者邀功请赏、得以出仕的一种工具，而多不愿用之施治于广大普通患者。如东晋士大夫、扬州刺史殷浩，是当时清谈领袖，精内典，善经方。但他却不肯为身份低下之人看病，某次有一下级职员之母有病，请他医疗，至叩头流血以求乃为之。当医好病人后，殷就将自己的经方烧掉，恐怕人再以医家视之。①

宋金元时期，医生的队伍进一步扩大，并出现了儒医。宋代最高的统治者对医学颇感兴趣，十分重视。如北宋9个皇帝中，至少有5个熟悉医学。宋太祖本人学习过医学，曾亲为其弟艾灸治脊背，"受命杜太后，传位太宗。太宗尝病亟，帝往视之，亲为灼艾。太宗觉痛，帝亦取艾自灸"。② 最高统治者的做法客观上提高了整个社会对医药的关心，并起到了示范和导向作用，"上所好之，下必效之"。宋代在实行科举取士选拔官吏的同时，亦重视医官的选拔聘用，医官制度在这一时期逐步完善起来。官医成为专门为皇族及贵族服务的专职医生。由于统治者对医学的重视与提倡，使人们对医技与医生认识的看法大为转变，此期文人知医诵医成为风尚，认为医为仁术、儒者之能事，而且认为医道是儒者奉亲必备的知识与技能，原先的"道林养性"之说，渐成"儒者事亲"之业，习医之儒者即日渐增多。政治家王安石、文学家苏轼、科学家沈括等皆通晓医学，"儒医"之名正是在这一时期出现的。"医国医人，其理一也"，"不为良相，当为良医"，这些名言在当时便广为流传。大批儒士渗入医学领域，医者的传承渐渐依附于儒学体系，习医者以儒学经典来解释医籍，并逐步把巫术之类从医家传统内排出。一代又一代儒医的涌现，使医学队伍的素质明显得到改善，大大提高了医学队伍的文化水平，促进了从医人员知识结构的更新和医学研究效率，这无论对医药理论的发展还是对临床经验的总结提高，都起了重要的作用。金元时期更是将这一传统巩固和发扬。

明清时期直至鸦片战争前，儒家思想作为封建社会的正统思想重新得

① 范行准：《中国医学史略》，中医古籍出版社1986年版，第60页。
② （元）脱脱：《宋史·卷三》，中华书局1977年版，第50页。

到明确承认并得以巩固，其影响深入到社会骨髓。尤其是对统治者的治国方略的影响，导致统治者重视科举以人文为主，而轻视科学技术，其程度更甚于以前任何一个时期，医生社会地位低下。很多医家并不是原来就主动或自愿从医的，大都因习经文走仕途之路受挫而被迫投身医学的。根据《中国医学通史》及《中国医学源流概要》两书中的明清医家传记比较，两书共记载明清医家79位，其中就有53位医家早先因出仕受挫改习医学的或居官兼医的。另外又有4位是因自己年轻时多病或为父母疗疾而多少有点不得已习医的，又有6位从医途径不详。除此之外，一开始就自愿习医的只有那么寥寥十余位。① 这从一个侧面说明当时的医学人才相对匮乏。同时，由于医学知识的普及以及医药职业渐趋开放，人人可从事或兼事医生职业，这也导致了医生队伍的紊乱和繁杂。

由于政府漠不关心，而且民生凋敝，清末的医界更加混乱。医者大多为生计所迫，把行医仅仅作为养家糊口、维持生存的一种技能，对于医生这一职业并无多少归属感，加上不少巫医、游方混杂其中，整个医界乌烟瘴气。正如时人所说，"我国医师多系悬壶问世，以谋一己之生活。对医学之社会性，毫无注重，问世医生，滥竽其中，不学无术者，亦不乏其人，且为生活之舒适，不顾医德机取巧诈，在在皆是……"② 因此，在民国时期，中医群体中良莠不齐的现象与西医相比也是有过之而无不及。

（二）构成

民国时期中医的人数远远超过西医，即使是西化程度如上海，也是如此。据统计，至1936年上海市登记的中医士总计5665人，中医生782人，西医师1126人。中医的人数几乎是西医的6倍。这其中的原因，除了数量不断膨胀的上海民众特别是中下层民众主要还是信任有着多年传统且费用低廉的中医之外，还有因政局动荡或战乱而涌入上海的民众中的各地医生以及科举废除后的旧式文人，受上海高昂的生活费用所迫多以中医为业的缘故。

由于中医出身复杂，执业方式分散，即使当时的政府也很难对中医进

① 李经纬、林昭庚主编：《中国医学通史·古代卷》，人民卫生出版社2000年版；周凤梧：《医学源流概要》，山西科学技术出版社1995年版。
② 李廷安：《中外医学史概论》，上海书店据商务印书馆1947年版影印，第49页。

行全面的统计和分析。只有上海市等大城市对注册的中医进行过登记,但实际行医人数大大高于登记人数。1928 年 6 月,名医秦伯未根据南京特别市市政府公安局卫生行政部门对该市中医进行调查,加以统计分类,这一调查对都市里中医构成的分析有一定参考作用,见表 1—1。

表 1—1　　　　　　　　1928 年南京特别市执业中医之调查

出身	人数（人）	百分比（%）	备注
师传或祖传	83	49	
医校毕业	9	5.4	如上海中西医学函授学校、南京医药联合研究所及医务专门学校等
医会会员	60	35.4	
政界	6	3.6	如前清通判、县丞、候补等
读书	10	6	
药店学生	1	0.6	
	169	100	

资料来源:秦伯未:《中医的程度》,《医界春秋》1928 年第 24 期。

从表 1—1 可以看出,民国时期的中医来源十分复杂。有家传的,有自学的,有来自各色中医教育机构的,还有例如前清通判、县丞、候补等不知和医界有何联系的人员。由于在民间,医学是可以自由习得,能识字就能自学,而政府对此也无专门严格管理,因此,行医者并非一群专业人士,构成十分复杂。

大致看来,传统中医的构成主要有以下几类:

一是儒医。士人业医,这是自宋以来的传统,一般指习儒的医者和习医、业医的儒者。但近代之后,所称儒医多泛指具有一定文化知识素养的医者。在传统社会中,儒生多对传统医学典籍有所涉猎,不乏自学成才者。不少无意于功名或功名难成者,遂以行医为主业,即称之为儒医。由于儒医普遍文化素养较高,在行医过程中也多体现"儒"的精神,故世间名医多出自儒门。儒医也被认为是医术、医德较高的医生,社会声望较高。儒医多受病家延请而上门诊疗。由于儒生不重功利,所以其诊疗费用也没有明码标价一说,而是由病家自封礼金,以表示答谢诊治。其酬金的多少，则由儒医的名气医术以及病家的经济条件而定。

但是，"儒"的身份并不能保证儒医的医术。事实上，儒医的门槛十分低，"从前读书的人，闲来看上三五本《内经》、《难经》、《本草纲目》，就可以应付病人"。① 而且，在当时的社会上，"学书不成而学剑，学剑不成而学医"的说法相当普遍，儒医往往被人讥为"学书学剑不成之徒"。自明清以来，也确实有不少读书人因攻读无望遂背几本医经而行医糊口的。科举废除之后，许多旧式读书人被断了前途，而又不明新学而难以在社会上立足，只好自学中医以谋生。因此，儒医中既有医术精湛、医德高尚的名医，也有医术低劣、医德不佳的庸医。也有人抱怨儒医，"不过进过学房，摸过几年书本儿，再要写笔好字，会说些之乎者也，交几位文人墨客"，也是"虽有虚名，没有什么实用"②。

二是世医，即出自行医世家的医生。古话曰"不过三世，不信其药"。虽然不少世医之家也不乏儒风，但社会上相当信任祖传的医家，主要是认为其积累了数代行医的经验，亦有不外传的独门秘籍，而且认为既然能流传下来，自然证明其医术的高超。但是，即使号称累世家传的世医，也未必所传得人。且最初行医之始祖，也不一定医术高超。济计霖曾因"借祖传之名，为招徕病人之术者"而告诫病家，"无识之流，以为苟非良医，焉能一传再传，讵知彼辈所谓祖传者，乃祖非天纵之圣，其于治疗疾病，岂能尽操左券耶？况医药事业之进步，与时代相推移，昔之目为妙术秘方，岂可陈陈相因，永久不变乎？"③ 可见，世医也不是衡量良医与否的标准，而社会上冒名祖传而诈人钱财者却数不胜数。

三是生徒。中医的学术传承方式也不像西医那样利用学校教育的培养，而是靠个人带徒，清末，太医院教习厅复设医学馆，京师大学堂兼辖医学堂，朝廷及各地官府医学考试赏给功名，只能培养少数的医务人员，在客观上无法满足城乡广大民众的医疗保健的需要。因而，传统的以师带徒的培养方式仍然是民国时期中医学术传承的普遍形式。大凡一些医界名家多有师承传授的关系，《中国医学百科全书·医学史》收录近代著名中

① 姜振勋：《什么叫做医师?》，《医药评论》1929年第23期。
② 《演说·良医》，《正宗爱国报》1908年4月13日。
③ 济计霖：《择医常识》，《申报》1933年7月10日第17版。

医 48 位，记述有师承传授者 32 位，占 67%。所谓名医门下，"从学者每岁数十人，求医者朝夕踵门如市"①，形象地反映了近代中医带徒与疗务两望的景象。如果老师教授得法，加上自己刻苦努力，也不乏成为名医的机会。民国以后，中医界效仿西医的培养方式，创办了各种中医学校，培养了不少中医学生，其中也不乏名家。但是，中医的种种培养方式并没有严格的毕业标准，因而无法控制生徒或医学生的质量，也就无法保证出师或毕业的医生医术和医德。

四是游医。这在中医界内的比例不小，而且是扰乱中医队伍的重要因素。由于"中医流入民间，成为每个人都可以研习的一门技术"②，一些无业人员凭借自己所掌握的一些简单的医学知识当上医生，造成游医、庸医充斥，危害百姓的局面。很多从事其他职业兼而行医的，就更是庸劣不堪了。社会上充满着治花柳病的剃发匠，治杂症的皮匠，治妇科病的优人，治外科的杂要。传教士麦高温就曾对在中国看到的游方郎中有过细致的描绘："这种人四处游荡，声称能包治百病，从他们的衣着可以看出他们的身份……这些人是聪明的流氓。由于找不到任何其他职业，便操起了四处游走行医这一行当……他们的眼睛明亮而富有洞察力，他们总是在搜索着每一个可能的病人。凭着自己特殊的直觉，他们一眼就能看出谁是有病的人。漫长而丰富的阅历使他能够辨别人的性格，并知道如何才能成功地找到主顾。这类江湖郎中的人品尽人皆知，可总有许多人中他们的圈套。一个生病的中国人，随时准备服任何药，听取任何人提供的意见。"③

正是因为行医如此轻而易举，才使得中医群体成分如此复杂混乱，"良医"与"庸医"混杂。民国著名中医陆士谔就对中医界鱼龙混杂的状况表示担忧："缘眼前医界，有真学者，有伪学者。所谓伪学者，乃是说嘴郎中，全无根底，摇笔弄墨，居然千言立就；反复盘问，则瞠目不能答一语。此等人何能与之群？"④

由此可见，民国时期的医界，人数众多，构成庞杂，既有中国传统社

---

① 陈定泰：《医谈传真》卷三，光绪元年（1875 年）绿云洞天藏版，第 1 页。

② 杨念群：《西医传教士的双重角色在中国本土的结构性紧张》，《杨念群自选集》，广西师范大学出版社 2000 年版，第 46 页。

③ ［英］麦高温：《中国人生活的明与暗》，朱涛、倪铮译，中华书局 2006 年版，第 168—169 页。

④ 陆士谔：《中医教育之我见》，《金刚钻报》1937 年 7 月 15 日第 5 版。

会中传承下来的中医师，也有接受西方文化熏陶出来的西医师。他们构成了民国时期医师群体的主体，而内部良莠不齐，成了影响医师群体发展和专业化的最大障碍之一。

三 西医的产生和发展

中国的西医是随着西方现代医学在中国传播而发展起来的。而中国境内最初的西医，则是外国传教士。

（一）来源

19世纪70年代以后，医疗工作受到越来越多的基督教差会和传教士的重视。美国公理会就认为，每个传教地点至少应有一名外国医生，一名中国医生和一两名中国医务助理。1877、1890年两次在华基督教传教士大会对医疗工作的重要性也予以肯定，之后教会医疗事业迅速发展。医院、诊所数量增长较快，医院规模和设备水平有较大的提高，专职的传教士医生队伍也不断壮大。到1887年，共有150名传教医生来到中国。他们大部分来自美国，其中27名为女性，33名具有神学或医学学位。[1] 专职医疗队伍的成长导致了1886年中华基督教博医会的成立。它的成立表明，传教士医生已成为在华基督教中一股重要势力，成为中国境内最早的一批西医。

进入20世纪以后，教会医疗事业的发展又达到了一个新的水平。外国传教士除对原有的医院扩大规模外，又在各地新设了不少医院和诊所。到1920年，全国各地西式医院总计326所，药房244处。[2] 医院和药房的总数则在20年的时间里增加了165%。[3] 传教士医生也随着医疗机构的增加而迅速增长，1915年，传教士医生总数已达430人。[4] 随着教会医院的发展，以及通商口岸和租界的设立，越来越多的外籍医生来到中国。这些人中，除了服务于教会的传教士医生，越来越多的是单纯为谋生而来华的外籍医生。据1933年的统计，在当时开放程度最高的上海一地就有265名外籍注册医生，占上海全部注册西医的1/3强。[5] 至1935年，在华的外

---

[1] 王吉民、伍连德：*History of Chinese Medicine*，上海辞书出版社2009年版，第467页。

[2] 中华续行委办会调查特委会编：《中华归主——中国基督教事业统计（1901—1920）》（中册），中国社会科学院世界宗教研究所译，中国社会科学出版社1987年版，第1622页。

[3] 中华续行委办会调查特委会编：《中华归主——中国基督教事业统计（1901—1920）》（上册），中国社会科学院世界宗教研究所译，中国社会科学出版社1987年版，第96页。

[4] *China Missions Year Book*，Christian Literature Society for China 1916年，附表。

[5] 庞京周：《上海市近十年来医药鸟瞰》（连载），《申报》1932年11月24日第15版。

籍医生有 752 名，占全国登记医生的 14%。①

　　中国早期的本土西医大都是由教会医院和医校培养出来的。最初，传教医士创办医院时，在业务增多、人手相对不足的情况下，往往在医院或诊所招收一两名中国助手。如伯驾在鸦片战争前训练了 3 名学生，其中以关韬（又名关亚杜）最有成就，能作翼状胬肉、睑内翻、白内障、腹腔穿刺放液、肿瘤切除等眼科和外科手术。在伯驾回国期间，医局内的医疗事务即由关韬主持。第二次鸦片战争时，关韬到福建为清军服务，被赏五品顶戴军衔，成为中国第一位西式军医。英国东印度公司外科医生皮尔逊在华传播牛痘时，由于种痘繁忙也雇用了中国助手。但这些教会医院培养的助手数量极少，在 60 所教会医院中，只有 39 所兼教生徒，其中有 5 所招生人数超过 10 人，其余均为 2—6 人，平均每校 4 人。当时全部受培训的人数共 268 人（其中女生 33 人）。② 这种学徒式的训练方法，成效不高，培养的生徒中大多数医疗水平相当有限，但他们是中国最早的一批本土西医。

　　由于这些生徒无论从数量上还是从质量上都不能满足当时医疗上的需要，所以在 19 世纪晚期，这些教会医院在传授生徒的基础上，办起了医学校。1866 年，第 1 个正式的西医教育机构南华医学堂在博济医院成立，到 1899 年共毕业 100 人，肄业者 50 人左右③。之后，杭州广济医校、苏州医学校、圣约翰大学医科等相继开办，教会西医教育事业逐步扩展。20 世纪初，在各方面的推动下，教会医学教育迅速发展并形成了一定的规模。一些在清末建立的教会医校仍有扩充之势，又新建了一批医学专门学校，如德国、美国教会在上海分别成立同德医学专门学校、上海女子医学院等。各教会医院还设立了一些护士学校、药学校、助产学校，以半工半读方式培养中级医务人员。医学人才的培养迅速形成了一定的规模。《中

---

　　① 朱席儒、赖斗岩：《吾国新医人才分布概观》，《中华医学杂志》1935 年第 2 期；朱席儒、赖斗岩系国立上海医学院公共卫生科医师，两人主要依据卫生署报告、《全国登记医师目录》（1929—1932）、《中国医界指南》（1932—1934）、《上海公共租界开业医师注册名录》（1934）、《中华基督教教会医院报告》（1934）、《留日东亚医药学生名簿》、《在华日本医师调查》等名册加以统计，除牙医、药剂师、兽医外，共查得正式医师 5390 人。虽然在从业医师中持观望态度不愿注册或未加入医学会者大有人在，现实中存在的医师也远大于这个数字，但在现有的各类统计资料中他们统计的数字最有权威性，也是医史研究中被普遍征引的依据。因此本书将此数据作为分析的主要依据之一。

　　② 史全生：《中华民国文化史》，吉林文史出版社 1990 年版，第 418 页。

　　③ 顾长声：《从马礼逊到司徒雷登》，上海人民出版社 1985 年版，第 184 页。

华归主》对 1915、1916、1917、1920 年的医疗教育事业情况有所记载，见表 1－2：

表 1－2 1915—1920 年的医疗教育事业情况

年份	医学校（所）	医校男学生（名）	医校女学生（名）	护士学校（所）	护校学生（名）
1915	23	238	67	38	272
1916	14	311	68	51	465
1917	21	389	63	65	725
1920	10	223	32	58	342

资料来源：中华续行委办会调查特委会编、中国社会科学院世界宗教研究所译《中华归主——中国基督教事业统计（1901—1920）》（下册），中国社会科学出版社 1987 年版。

表 1—2 中 1920 年统计数字不包括 5 所协和性质的医学校和 8 所开设医科或医学院的教会大学。5 所协和性质的医学校是广州协和医学院、福州协和医学院、奉天医科大学、北京协和医学院和圣约翰医科学校，学生共计 369 名。设医科或医学院的教会大学是：成都华西协和大学、济南齐鲁大学、武昌博文书院、上海圣约翰大学、北京燕京大学、南京金陵大学、长沙雅礼大学、福建协和大学（医预科），1920 年有学生 234 名[1]。

1914 年后，洛克菲勒基金会成立"中华医学基金会"，介入中国的西医教育，它接管和改组了协和医学堂，更名为协和医学院（协和医科大学的前身），还对湘雅医学院、山东齐鲁大学医学院、上海圣约翰大学医学院等学校给予过经济资助。罗氏基金会加速推动了教会医校的发展，在相当长的一段时期内，对中国医学教育的发展起到了不可忽视的作用。以最为著名的北京协和医学院为例，1921—1933 年，共有 908 名医师、护士和其他高级技术人员到协和进修，191 名校外医师到协和医院作住院医师；1935—1936 年共有 175 名进修生；1936 年，协和共毕业 166 名医师和 86 名护士。[2] 这些人才都成为当时中国医界的骨干力量。

---

① 中华续行委办会调查特委会编：《中华归主——中国基督教事业统计（1901—1920）》（下册）中国社会科学院世界宗教研究所译，中国社会科学出版社 1987 年版，第 931 页。
② 胡传揆：《北京协和医学校的创办概况》，《文史资料选集（第 43 卷）》，文史资料出版社 1980 年版。

同时，教会医院兼带生徒、训练医生、医务助理、药剂师、技术员及兴办护士训练班之类的方式仍然保持着。1914 年各医院生徒数估计在 200 人以上。① 1915 年基督教会统计，当时共有 383 名外国医生，119 名中国医生，509 名中国医助，142 名外国和 734 名中国护士，330 所医院，13455 张床位，223 所诊所，年治疗病人约 150 万。② 中国西医的规模和影响随着本土人才的加入而迅速扩大。

留学医学生的陆续回国直接充实了国内的本土西医队伍。1856 年，留学英国爱丁堡大学的医学博士黄宽回国，他是中国第一个留欧医学生。洋务运动后，清政府开始向国外派遣官费留学生，一部分为了寻求治国救民道路的知识分子也纷纷出国留学。因此，19 世纪末 20 世纪初掀起了我国近代史上第一次留学高潮。光绪三十二年（1906）九月赐游学生毕业出身时，就有谢天保、徐景文等赏给医科进士，曹志沂、李应泌、傅汝勤等赏给医科医士。可见当时清政府派遣出洋留学生中已有学医的人在内。1907 年，学部与日本千叶医专等校，约定招收中国学生的办法，经费由各省分担，使得赴日学医者增多。③ 据不完全统计，在清末留日高潮中就有近 200 人留日学医，仅浙江省 1897—1911 年间留日学生在千叶、长崎等医学专门学校学习过的就有 67 人，还不包括在综合大学学习医学的人。④ 1908 年美国国会通过罗斯福的咨文，向中国政府正式声明，将偿付美国庚子赔款的半数，作为派遣留学生赴美之用，以后留美学生显著增加，其中不乏学医者。此外，教会医院及其创办国家还大量派遣和吸收中国留学生。如协和医学院洛克菲勒基金会每年都选派中国留学生赴美学习。在民国时期，送子女出国学医也成为不少富裕家庭的选择，各地出国学医的留学生逐渐增多。据《医界指南》统计，至 1932 年止毕业于英国、美国、日本、德国、意大利及加拿大医校的中国留学生已达 622 人。⑤

中国本土西医教育的持续发展也为中国西医队伍的增长提供了源源不

---

① *China Missions Year Book*, Christian Literature Society for China. 1914 年，第 331 页。
② 王吉民、伍连德：*History of Chinese Medicine*, Southern Macerials Center, 1985. pp. 89 – 92。
③ 陈邦贤：《中国医学史》，商务印书馆 1937 年版，第 231 页。
④ 牛亚华：《清末留日医学生及其对中国近代医学事业的贡献》，《中国科技史料》2003 年第 3 期。
⑤ 中华医学会：《中国医界指南（民国二十一年）》，中华医学会印，1932 年。

断的动力。早在清末，清政府开设同文馆时另设"科学系"（主要传授西方的自然科学知识，也包括医学），在京师大学堂增设医学实业馆，创建北洋医学堂和北洋军医学堂，开始仿效西洋自办医学堂。中华民国成立后，教育部先后颁布"壬子癸丑学制"、"壬戌学制"，主要模仿日本的学制，适当地加入了一些我国的教育内容，规定了修业年限与必修科目，使我国的医学教育纳入了正规的教育体系。北京、直隶、江苏、浙江、广东等省市先后设立一些国立或公立医学校。如北京医学专门学校、浙江省立医药专门学校、江苏医学专门学校，等等。在此时期，中国还相继开办了一些私立医学院校，如私立广东公医医科专门学校、南通医学专门学校（南通医学院前身）、私立同德医学院等。

南京国民政府成立后至抗日战争前，社会相对稳定，社会经济得到了一定的发展，南京国民政府对医学教育的发展作出了新的规划，加上已有相当一批留学医学生已经学成回国，抱着"科学救国"、"教育救国"的心愿积极努力工作，对医学教育的发展有着重要影响。在这段时期内，我国自办的医学校，无论是国立或省立者都有较大的发展，培养了大批受过现代医学科学训练的中国医务工作者。虽然在资金、设施和师资等方面都与外籍医校存在较大差距，但国内医校在整个民国时期保持着持续增长的势头，至1934年，国内医校包括国立、省立、私立及军医校共20所，培养了数千名毕业生。[①]

随着各类医学教育在数量上显而易见的发展，国内的西医队伍迅速地发展壮大起来。据医学教育委员会1937年对国内已知的21所医校的毕业生所做的调查统计，共有5358人，毕业生最多的1932年，已达617人。不仅沿海等发达城市出现大批的西医毕业生，就连一些边远地区如宁夏、青海、新疆、贵州等也开始出现了西医毕业生。[②]

因为中国境内还存在着相当大数量的非科班出身的西医，整个西医队伍的确切数量无从考证，估计在抗战前国内西医总数应近万。抗战爆发后，战区中大部分医校在战火中被迫关闭，一些医校辗转撤至后方，西医的发展受到严重影响，但西医的社会地位及其格局并未动摇。西医已成为近代中国社会新兴的专业群体，成为一支不可忽视的社会力量。

---

① 江晦鸣：《一年来之中国医药卫生》（一），《申报》1935年1月7日。
② 全国医师联合会十五次执委会：《我国医学院校最近概况》，《中华医学杂志》1937年第8期。

虽然民国时期国内西医生的数量增加很快，但西医毕竟发展时间较短，而且培养时间较长，就西医的总量来说仍是相当有限的。按内政部1934 年人口统计来看，每百万人口平均只有 12 名西医师，而且分布极不平衡，西医师大多分布在通商大埠，内地乡县则极为少见，即使城市间的差别也相当大，见表 1—3：

表 1—3　　　　　　　　　　中国各城市医师之分布

城市	医师总数（人）	百分数（%）	人口（人，邮政局估计）	每一医师人口数（人）	每百万人中医师数（人）
上海	1182	22.0	3558111	3010	3322
南京	275	5.1	902941	3283	3046
沈阳	216	4.0	889647	4119	2428
北平	252	4.8	1220832	4845	2064
哈尔滨	40	7	216833	5421	1845
厦门	63	1.2	473058	7509	1332
杭州	136	2.5	1136060	8353	1197
青岛	70	1.3	592800	8469	1181
济南	68	1.3	662642	9745	1026
广州	302	5.6	3156698	10453	957
香港	84	1.6	900812	10453	982
苏州	77	1.4	865800	11244	889
汕头	44	1.0	647652	11944	834
天津	83	1.5	1250539	15067	664
武汉	104	1.9	1948274	18773	534
宁波	39	0.7	1041455	26704	374
福州	39	0.7	1508630	38683	259
长沙	17	0.3	1243044	73120	137
其他	1752	32.5	4196333	239517	41
不明	537	10.0			
总计	5390	100	441849148	81975	122

资料来源：朱席儒、赖斗岩：《吾国新医人才分布概观》，《中华医学杂志》1935 年第 2 期。

严格说来，这些数据并非绝对准确的统计，现实中存在的医师远大于这个数字，但这一统计大体上反映了当时当地西医界的基本情况，具有较高参考价值。

从表1—3我们可以看出，西医师的分布是极不平衡的。上海为最大商埠，全国最富庶的都市，医院林立，医师众多，在全国5390名医师中，在此间开业或供职医院者达1182人，占全国22%。全市以350万人口计之，每3010居民中有医师1人，每百万人口中有医师3322人，当地甚至还有"医师过剩"的说法。

上海之所以成为西医数量最多、最集中的城市或地区，主要有以下几个原因：一是作为最早的通商口岸之一，上海受西化程度颇深，也是最早接触西医的地区之一。华洋杂居的上海对西医的认同感也比其他地区要高，看西医、吃西药成为上海人生活中必不可少的内容。这为西医群体在上海的发展提供了有利的社会土壤。二是上海的新式教育发达，教会设的、国立或私立的医学院颇多，著名的就有国立同济大学医学院、国立上海医学院、震旦大学医学院、圣约翰大学医学院、上海女子医学院、同德医学院、东南医学院、中法药学院等，这些医学院培养了大量的医学毕业生。此外，大量的医院、西药房也培养了一批懂西医的人。这些上海本土培养出来的西医多以上海为执业的首选地点，保证了上海西医的来源。三是上海优越的生活条件和发展空间也吸引了大量的西医聚集于此。不仅许多留学生因为上海西化程度较高愿意在上海执业，其他地区的西医也认为上海繁荣的经济和巨大的人口能更好地开展业务而来上海谋生。因此，本书以上海为中心考查西医群体的发展与特点。

（二）特点

近代以来，随着西方现代医学的传入，作为职业群体的西医，已经成为一股新兴的社会力量，他们总数不多，但发展迅猛；平均年龄不大，但教育程度普遍较高。如1928年上海登记西医师有367人，只有20人未登记毕业学校，其余都毕业于国内外医科大学或医专；医生31人，大多出身各医院及医院所办医校，平均年龄只有37岁。[1]

但是，当时大量从事西医业务之人没有到当地卫生局登记或根本没有登记资格，他们来源不同，程度各异，使整个西医界呈现出一片混沌的局面。这也成为西医群体当时最为显著的特点。

---

[1]　根据上海特别市卫生局《第一次登记西医、助产、中医名录》统计，1928年。

　　就来源论，当时社会上的西医有以下几种：一是外籍医师，二是出身于国内外医校的中国医师，三是由医院实习、看护等医务人员转化而成的西医生，四是各种初识西医、略通常识的江湖医生。当时也有人依据学历和经验将社会上通行的西医分为上、中、下三级，即上级医包括医学博士、医学士或有外国学位的；中级医包括教会医学校的毕业生、医学专门学校的毕业生、同上程度学校的毕业生；下级医包括内务教育部试验及格的、本职履历、开业很久的、开业医师的子弟、限地开业的。① 这种评价虽不尽然，但也多少反映了当时的社会现状。虽同称为"西医"，可医疗水平、职业操守的差异却相当大。

　　来华的外籍医生，早期以教会医生为主，之后为谋生获利而来华的外籍医生逐渐增多，因而仍以国内各大城市为最多，内地的外籍医生者则仅在少数教会医院中。如在上海一地 1935 年就有外籍医生 264 人，占上海全部西医师的 22% 之多②。因为西方是现代医学发源之地，因而外籍医生普遍被认为是医术地道，技艺高超而受到不少人的欢迎，然而事实并非如此，他们之中也存在着千差万别：（1）以传教为目的的外籍医生，多为各该国省立或私立医校毕业，本身为基督徒，因而颇能忍苦耐劳，并富有慈爱之观念，多散处中国内地各教会医院，各大都市反而较为少见。（2）以获利为目的的外籍医生，大部分集中在中国各大都市，"利用国人拜外心理，联络各洋行买办，作彼等之介绍人，诊金奇昂，架子十足，终日营营逐逐，进出于各名人富贾之门，既无慈惠之观念，更乏廉耻之行为，凡足以达捞获金钱之目的者，即使欺骗奸诈，莫不可为，故此辈辄系私人开业，鲜有在医院服务者，与我国江湖医生，无甚差别"。（3）以研究为目的的外籍医生，或在医院服务，或系私人开业，学问经验多有相当根底。但因以学问研究为主要目的，对于普通病症并不多问，遇有疑难或罕见之病症，则不惜通宵达旦，潜心研究，以病人为研究材料，这类医师数量不多，都市内地都有其足迹。（4）以谋生为目的外籍医生，数量颇多，但大多缺乏相当资格，或系外国医院护士，或系医学教授助手，在国内既无人信仰，同时又缺乏谋生的技能，因而不得不远赴中国，借开业为谋生手段，与图获利者虽然在医学程度和收费标准上有所差异，但统属江湖医生

① 石云子编著：《现代医师开业术》，新医书局 1949 年版，第 17—18 页。
② 朱席儒、赖斗岩：《吾国新医人才分布概观》，《中华医学杂志》1935 年第 2 期。

一类。此外还有以服役为目的的外籍医生，等等。① 由此可看出，外籍医生带给中国的也不全是先进的现代医术，其成分的良莠不齐更加重了中国西医界的混乱程度。

国内外医校出身的西医，同样水平各异。相较而言，留学海外的医学生，学识经验较高。但这是仅就获得学位的医科毕业生而言的，事实上，获得学位的医学生在人数上并不多。以吸收留学生最多的日本为例，在清末留日高潮中留学日本的数百名医学生中，至 1911 年毕业的仅有 51 名。② 民国之后，由于各国医校学位获取条件严格，修业时间长，兼之对语言要求颇高，因此能获得医学博士、学士的医学生仍属留学医学生中的佼佼者。而这批西医人才回国后，多入政界，或从事教学研究，真正在医院中从事医疗工作或自行开业者并不多。这种现象在民国初年尤为突出，二三十年代后才有所转变。但社会上打着"德医"、"留美医生"、"留英医师"名号行医的医生中不少是在海外没有拿到学位甚至没能毕业的医学生，不过利用民众对海外留学的迷信获取名声，他们的医术不得而知。国内医校，更是程度各异。各国教会所办医校，无论在资金、设备、师资还是教学质量上都优于国内各医校，但由于是各国分立，学术、教学体系不同而形态各异，国内各医校则限于条件而在质量上参差不齐。如以学制为例，各医校的教程，有 7 年、6 年、5 年、4 年毕业者不等，虽然 1934 年教育部规定医学院为 6 年毕业，医专校为 4 年毕业，但实际上并没有多大约束力。③ 又如入学程度，各医校差异更大。民初如协和医学院等外籍医校多设预科，而一些省立或私立医校只要求中等文化程度。20 年代末，各校入学标准均有所提高，但仍参差不齐。入学程度要求最高的是协和，要求具有大学三年级以上程度；上海女子、齐鲁、华西、圣约翰、辽宁、夏葛需要大学二年程度；其余的都是高中毕业程度。还有一些限制更宽，仅高中毕业同等学力即可入学。④ 由此可见，这些医学生毕业之后的水平必然有所差异。但不可否认的是，这类医生在学识和经验上都是较高的，是中国近代西医界的中坚力量，精英人物和活跃分子多出于其中，是影响

---

① 郭培青：《在华外籍医师之质的分析》，《申报》1934 年 4 月 9 日。
② ［日］实藤惠秀：《中国人留学日本史》，谭汝谦、林启彦译，生活·读书·新知三联书店 1983 年版，第 113 页。
③ 江晦鸣：《一年来之中国医药卫生》（一），《申报》1935 年 1 月 7 日。
④ 李涛：《民国 21 年度的医学教育》，《中华医学杂志》1933 年第 5 期。

中国西医发展方向的最重要力量。

除以上两类以外，中国社会上存在的大量西医，是受过一定的医学培训但无医师资格的人员，如护士、医院实习生、开业医师弟子、药店学徒等，或者是偶然剽学到一些西医皮毛而冒充西医的江湖游医。他们的队伍，比从正规医校毕业的医师要庞杂得多。庞京周就感慨地说，这混沌医界要占到上海医界的 1/2 以上①。他们中少数人能通过考试取得行医资格，而大部分人仅能识几种常见西药，会注射一二皮下针，凭着一点经验，应付一下常见的皮肤病和小外科就已十分勉强，其他复杂的病症则多以蒙混为主。不少在医院待过一些时日的人员，出来便在社会上以行医谋生，就连曾在医院中提过皮包的工役也以西医自称，给人看起病来，更不提那些推大车与人注射九一四者、盖布棚为人治牙者。在都市中，由于人口密集，需求众多，给这类医生提供了"职业"空间。这类人员，不仅学识经验与正规医师相距甚远，而且职业道德上更是不受约束，肆意蒙骗民众，不仅扰乱了医疗市场和西医队伍，而且给病患带来极大的痛苦，进而影响到民众对待西医的看法。因此，不仅一般民众对医术低劣、道德败坏的庸医痛恨不已，西医界中正规医师也对此忧心忡忡。虽然各医学团体和职业团体一直强烈呼吁整顿医疗市场，而且也采取过一些措施，政府也做过一些努力，但都收效甚微，这一状况一直贯穿民国始终。

需要指出的是，医疗队伍的良莠不齐是当时中国整个西医界普遍存在的问题，只是在西医数量众多的上海表现得尤为明显，这种状况也影响着西医在中国的发展轨迹。

第二节　医师的职业生活

医师在民国时期被定义为自由职业者，是从事医疗活动的专业人员，活动范围广泛，身份也具多样化。在社会秩序动荡不安的时代，医师的活动并没有受到当时社会过多的关注，有关医师的营业和生活的资料都零散而简略，但笔者仍然试图通过有限的资料，发掘医师丰富多彩的职业及日常生活的各种片断，勾勒出活跃在都市中的医师的身影。

---

① 庞京周：《上海市近十年来医药鸟瞰》（连载），《申报》1932 年 11 月 24 日。

一 医师的执业方式

民国时期瘟疫、战乱频繁，社会动荡，人们常受到伤病困扰，加之新行业、新机构的出现，社会也为医师提供了广阔的活动空间。医师的职业选择相当多，如在当时的报刊上可以看到带有医师"头衔"的主要有：医院医生、慈善机构医生、药房医生、个人诊所医生、军队医官、政府及社会各团体机构中的医疗人员、医事顾问、医学期刊著述者、教材编写委员、卫生行政人员，等等。其中，医院、个人诊所及药房是医师进行医疗活动的主要途径。

（一）医院

在民国时期，上海的医院绝大部分为西医院，仅有几家以施诊为主的中医院和一家名不副实的中西医院。由于租界的示范作用，上海地区的医院成立的历史比较悠久，至1910年以前，已成立医院15家，其中绝大多数是外国医院，而且多在租界地区。因此，供职于这些医院的医师也以外籍医师为主，以至于上海民众"拿医院来代替外国人的面目"。[①]

表1—4　　　　　1843—1910年上海西式医院建立情况

创立年份	医院名称	国别	病床数（张）
1843	仁济医院	英国	150
1857	陆军医院	法国	—
1864	公济医院	英国	—
1865	同仁医院	美国	154
1872	体仁医院	中国	65
1888	妇孺医院	美国	205
1897	新民普爱医院或维多利亚看护医院	—	—
1900	广仁医院	英国	170
1904	外侨隔离医院	—	130
1907	红十字会北市医院	中国	50
1907	宝隆医院	德国	240
1907	精神病院	—	16

① 庞京周：《上海市十年来医药鸟瞰》（连载），《申报》1933年1月23日第13版。

续表

创立年份	医院名称	国别	病床数（张）
1909	中国红十字会总医院	国际	346
1909	上海公立医院	中国	145
1910	中国公立医院	中国	64

　　资料来源：上海社会科学院经济研究所编：《上海近代西药行业史》，上海社会科学院出版社 1988 年版，第 12—13 页。

　　民国之后，随着西医的普及和医师人数的增多，上海地区又多了些劳工医院、几个医学院的附属医院以及市外一些小规模的公立医院，如四明医院、粤商医院、平民产科医院等，大大小小不下二三十处。此外，还有四十余家能容纳病人住院的私人医院，床位总额不满两千，其性质主要有三类：一是专科医院，是一些专科医师，要表现他的专业技术而独立的；二是医师中因为没有公立医院，而集合几个同志，试办小规模医院，以便容纳他们自己的病人的；三是迎合社会心理，办理疗养院，以吸收高等病人的。

　　上海的医院数量相对内地是比较多的，但大多数规模不大，而且经费紧张，因而容纳医师人数并不多。一般医院多设院主任一名，各科主任一名，门诊皆有主任医师负责，此外医疗人员多是助理和看护，有的医院的主要医师不过是院长一人。因此也造成大多数医院里医师供不应求，医师的工作量较大，而病人看病艰难，有的医院三等病房的病人往往全天都难以见到医师的身影。

　　造成医院里医师不敷需求的原因，一是因为不少医院尤其是公立医院或带有慈善性质的医院受到经费的限制，为控制成本无法聘用更多的医生；二是医院招收医师的条件颇高，一般要求医师需经过系统的医学训练，有正规的学历。大凡公立或团体立医院里的主任医师往往为高学历出身。这一高门槛限制了大量不符合条件的医师，而为数不多的符合条件的医师却又因为医院繁重的医务及相对低廉的工资而不愿供职医院；三是因为医院里的医师也没有将全部精力投在医院中。民国时期并不禁止医师兼职，不少医师在医院以外还开有个人诊所。有的医师上午在医院应诊，下午就到自己诊所执业，晚上还要到医校去教书。西医孙厥谋就在广告上标明，自己早上9点至下午4点在中央医院，下午5点到7点在国民药房应诊。① 因此，有的医师因为没有因自己诊所的事务影响医院的工作而受到普遍赞扬。由此可见，驻院医师很难保证自己在医院的精力不被分散。而那些主任医师还往往是社会知名人士，身兼数职，还要将相当一部分精力放在社会活动上，就更难保证在医院的工作时间和精力了。

即便如此，仍有不少医师愿意到医院工作。因为大多数医院（除营利性质的私人医院以外）都带有一定的慈善性质，被一批有着高尚道德和强烈社会责任感的医师视为服务社会、救助贫病的最佳途径。此外，由于医院病人多，工作量大，既可为教学研究提供广泛的素材和病例，也可为临床诊疗积累丰富的经验，而且医院可以给驻院医师带来较高的社会声望，遂被不少医师所看中而乐于前往。即使对独立执业的医师来说，有过供职医院特别是大医院的经历，对自己拓展业务是极其有利的。因此，有的医师在广告上特别注明自己曾任职于医院，以招徕病人。②

（二）诊所

个人诊所是上海医师执业的主要方式。上海市内600多名西医，3000多名中医以及其他各种杂医大多以诊所形式开展医疗业务。正如时人感叹的，"上海的特色之一是医生多。各马路各弄堂，到处都可以看到挂着××医院××医生的招牌"③。有些诊所甚至打着医院的旗号招徕病人。庞京周就曾提到，"有许多医者，在他个人的诊所外面，挂上一个医院的市招，或称某某人医院，或者另取安康博济等等字样，而其实他那里何尝能容纳一个住院病人？尤其是一般杂医，借重医院比个人声价较大的观念，大伙儿挂起医院牌子来，于是四马路中，玻璃窗上，充满了医院的字样，新闻纸后，广告栏里，遍布了医院的名称，而最可笑的，拿别处久有声明的院名，借为号召的工具"④。

相对于医院来说，个人诊所没有严格的规章制度，由开业医师自己根据自己的情况决定每天的诊疗时间，具有很大的灵活性。大部分诊所多由一名医师负责，也有一些两名或多名医师合作的联合诊所。从《申报》

---

① 《中央医院孙厥谋医师启事》，《申报》1929年9月3日第3版。
② 王天一广告，《申报》1929年1月12日第5版；孙克锦广告，《申报》1929年1月22日第5版。
③ 柯言：《取缔庸医》，《申报》1935年5月6日增刊第1版。
④ 庞京周：《上海市十年来医药鸟瞰》（连载），《申报》1933年2月27日第15版。

上所刊登的医药广告上，我们可以对当时个人诊所的开诊状况作一粗略的了解。

表 1—5　　　　　　　　　　　个人诊所开诊基本情况

诊所医师	医别	诊金	开诊时间	资历	资料来源
沈奎伯	西医、花柳科	1.2 元	11：00—17：00	毕业于德国医科大学	方慎生先生等广告，《申报》1929 年 1 月 24 日第 14 版
叶蓬伯	西医、妇科	1.2 元	9：00—14：00	应诊十余年	《叶蓬伯精治女科》，《申报》1929 年 6 月 11 日增刊第 2 版
陈效怀	花柳科	1 元	全日，晚上可预约	澳国花柳专家	《白浊治疗老手陈效怀博士返沪》，《申报》1929 年 6 月 21 日第 13 版
朱宜振	产科	2 元	10：00—13：00	奥国维也纳大学女博士	《产妇科朱宜振广告》，《申报》1929 年 2 月 24 日增刊第 1 版
周锦华	花柳全科	上午号金 0.2 元，下午 1.2 元		世医	《医生广告两则》，《申报》1929 年 1 月 6 日增刊第 1 版
胡良传	中医	门诊 0.6 元，出诊 2.4 元	门诊 10：00—13：00 出诊 14：00—19：00	嘉兴六代家传	《瑞士医学博士孙粹存》，《申报》1929 年 6 月 28 日增刊第 2 版
华实孚	中医	门诊 1.2 元，出诊 5 元，路远 7—10 元，早晚加倍，车资在内，同乡出诊减半加车资半元	门诊 10：00 起 出诊 15：00—19：00	无锡名医	《名医华实孚起死回生》，《申报》1929 年 1 月 26 日第 16 版
孙厥谋	西医	门诊 1.2 元，出诊 5.2 元	中央医院 9：00—16：00 国民药房 17：00—19：00		《中央医院孙厥谋医师启事》，《申报》1929 年 9 月 3 日第 3 版
雷济	中医	门诊 1.4 元，出诊 5.2 元起	门诊 8：00—11：00 出诊 12：00—16：00	广州市卫生局第一届考录注册	《产妇科朱宜振广告》，《申报》1929 年 2 月 24 日增刊第 1 版

续表

诊所医师	医别	诊金	开诊时间	资历	资料来源
蒋著卿	中医	门诊2元，出诊10元，号金加1元，车资另给，拔号加倍，路远另议	门诊13：00—15：00 出诊16：00以后	两浙名儒世传	《上海医师公会秋季大会通告》，《申报》1929年9月18日第2版
陆士谔	中医	门诊2元，英租界6元，远则追加，号金加1元，拔号加倍，通信论症4元，空函不复。	门诊10：00—15：00 出诊15：00—18：00		《内科陆士谔医士广告》，《申报》1929年1月12日第10版
刘尊植	眼鼻耳喉科		10：00—13：00 16：00—18：00		《祝家桥疯科、性病疗养院广告》，《申报》1929年1月17日增刊第1版
江逢治	西医、花柳、皮肤、肺痨		门诊10：00—16：00 出诊16：00以后	德国医学博士	《江逢治专科》，《申报》1929年8月12日增刊第1版
汪企张	西医，内科，肺痨		9：00—12：00在民国路，16：00—18：00在北四川路，18：00—19：00在四马路华美药房		《汪企张医师白》，《申报》1929年2月2日增刊第10版
朱少云	中医、瘰疬		门诊10：00—15：00 出诊16：00以后	七世祖传	《中医朱少云专治瘰疬痰核》，《申报》1929年5月17日第3版
唐斐礼	花柳、小儿内外科		10：00—12：00 15：00—18：00	传染病专家	《幼科专家任农轩设分诊所》，《申报》1929年3月17日增刊第9版
北材好夫		门诊2元，出诊6元	10：00—13：00 16：00—18：00	医学博士	牙医等广告，《申报》1929年2月22日增刊第1版

诊所医师	医别	诊金	开诊时间	资历	资料来源
陈无咎	盲肠炎	门诊 2 元，出诊 8.8 元；拨号门诊 4 元，出诊 16 元	门诊 13：00—15：00 出诊 15：30—18：00		《优待淋浊（大安医院）》，《申报》1929 年 4 月 12 日增刊第 1 版
S. Bergstam	牙医		9：30—12：00 14：00—18：00		《程奕立女医师、王天一广告》，《申报》1929 年 1 月 21 日增刊第 1 版

开业医大致分为两类：一类是统治各科的，即全科医师；二是专门家，即专科医师。专门家自然是少数，而统治各科的，当然占多数。在理凡是普通医师，遇到疑难症候，因学术和设备上的关系，应该将这个病人介绍给专家去治。然而在上海当时的情形，却还没有到这个程度。大多病家都就诊于普通医师，而普通医师，因为业务不十分发达，未必能放着生意不做，而将重症一一介绍给专家。所以上海的专科诊所主要集中在肺痨和花柳病方面为多。原因倒不是这方面的专家众多，而是这两种疾病在上海颇多。当时的上海，生活困难而风气淫靡，所以患花柳病、神经衰弱的人很多，而肺病是全世界的大敌，尤其以都市为甚，上海也不例外，因此有很多投机分子以此为幌子，以招徕生意。而真正的专科为民众所惯于求诊的，中医以瘰疬、喉科、儿科为多，西医则以眼科、产科、外科为多。

从诊所的医疗活动可以看出，开业医师可以完全根据自己的情况安排医疗工作。一般而言，诊所上午开诊时间较晚，一般在九点十点之后，甚至整个上午都不开诊，诊务集中在下午。而下午的诊疗时间多持续到 5 至 6 点。因而，从整体上看，开业医师的每天开诊时间并不算长，这可能与医师个人精力有限，还要留有相当余力出诊有关。据说有些中医因有吸食鸦片的嗜好，因此上午开诊不能太早。①

开业医师通常涉及门诊和出诊的分配问题，有的医师干脆将门诊和出诊的时间分开，以免影响门诊的效率。门诊一般需要先挂号，再按照号牌的顺序依次就诊，如果是重病急诊想先看病，则需要拨号，即优先就诊，

① 陈存仁：《银元时代生活史》，广西师范大学出版社 2007 年版，第 33 页。

但拔号费是挂号费的一倍左右。如表中陈无咎医师的门诊挂号费是 2 元，而拔号费则达 4 元。上海有一儿科中医，每天门诊 100 多号，业务发达。至天色微明，已经门庭若市。因为他的拔号先诊加倍的诊例，就发生了一件很有趣的事：有许多人抱了小孩去看病，在大清早就去花二元挂了号，在门外等着，假如后来的一个小孩患着较重的症候，急于要先诊，她就将号单用三元卖给他。如此一来，倘若自己的小孩子要看病，只花了一元。如果就此不看病而回家，反而赚了一元。"于是某医生的号单，竟成了有价证券，他的门外，竟成了交易所。"① 重症病人需要医师立即出诊，而又不在医师规定出诊时间里的，则要挂特诊号，费用也要翻倍。

从医疗活动看，很多医师不会局限于一个地方，而是同时出入于医院、善堂、药房，以及个人诊所等，一名医师在上海不同地方拥有多间诊所在当时很常见，如表中汪企张、孙厥谋，一天当中就要在两三个地方应诊，这就势必牵涉时间的协调问题。如何合理地分配时间是众多医师需要考虑的，通常做法是上午一地，下午另一地，使各处都得以兼顾，这也可以扩大医师的影响，招徕更多的病人。如果其他医疗机构的业务与个人业务发生冲突难以协调时，医师们的普遍选择是辞去其他职务以保证个人业务。在《申报》上就常刊登医师因个人诊务繁忙而辞去其他职务的广告。如赵企华医师就在报纸上公开申明将上海交通大学的校医辞去，以保证上午的门诊时间。②

虽然医师们都很看重个人诊所的业务，但诊务的开展却并不是一件容易的事。对一个初出茅庐、未成名的医师来说，一开始执业是相当艰难的。俗话说，"若无三年粮，勿可做医生"③。医学是一门重积累的学科，因此医师不可能一夕成名，但病家却担心其无经验不肯求诊。因此初开业的医生常要枯坐冷板凳。要打开局面，医界前辈提供了两个完全不同的策略，第一个是"敬守"，"以平稳之方，治半轻不重之病，久之，一传十，十传百，医业乃赖之渐渐发展焉。然亦经过相当之时间。除世医籍祖先之余荫者外，绝未有一蹴而门庭若市者也"④。陈存仁回忆其开诊之初，也是一连十几天连吃大鸭蛋，直到三友实业社请他做常年医生，他的状况才

---

① 庞京周：《上海市十年来医药鸟瞰》（连载），《申报》1933 年 6 月 5 日第 13 版。
② 赵企华广告：《申报》，1929 年 9 月 13 日第 5 版。
③ 胡安邦：《国医开业术》，胡氏医室，1933 年，第 7 页。
④ 同上书，第 6 页。

有所好转。但"开始仍有一段很难受的过程,初时来看病的都是贫苦阶层中人,如司机、看门人,以及店员等。由于这些人的重病看好了,才引起车主、业主、店主的重视,待到再看好他们主人的重病,又影响到资富阶层,于是门诊进入正常阶段。特别是三友实业社,职工扩大到三千人,所以他们付给我的每月诊费也提高到三百元。……日中每天有二十几个病人"①。

陈存仁可以说是"敬守"成功的典型,但毕竟太慢。因此医界常用的第二种开业术则是在短时间内制造出医生忙碌、广受病家欢迎的形象。从清末的章回小说,到 20 世纪 30 年代的报纸杂志,常用的宣传术有相当高的延续性,只因时代的变迁,传播的工具会有一些改进。在清末出版的《医界镜》中,刚开业的医生生意寥寥,"他便花些本钱,买了一顶轿子,雇两个轿夫,每日吃过中饭,便叫轿夫抬轿子,不论东西南北城厢内外,总捡热闹地方抬去。轿子背后挂着两个大灯笼,贴着'虞山于多一医室'七个大红字。人家见他日日出轿,相比是个有本领的郎中"②。到了 30 年代,这个"硬帮场面"的法子仍是"上海行医的几种法门"中最重要的一个方法,只是轿子被升级为汽车,而该书的作者还切切叮嘱医家"切不可乘黄包车或电车出诊,诊务上要受绝大影响"③。《申报》上曾登载过一篇小文,文中一名"一年半载才有一两个来光顾"的医生去请教他那医术并不高明却病人盈门的同学,同学的一番话让他醍醐灌顶:"第一是诊价须要定的高昂,这样才有人来请教您,因为现在社会上的人们无论什么东西,都以价格的贵贱作为优劣标准的啊;第二,有人来请诊的时候,您须得搭起架子来,务必使他们等候得不耐烦,不论您实际上是怎样的空闲,因为这样才可以表现出您先生的生意忙来;第三,当您到得病家,更须表现出十二分急促的样子来,似乎刻不容留的,屁股一着凳就写方,写好方拿起皮包说声'再会'就走,这样使病家知道请教您先生看病的实在的多;第四,您对求诊者的病,须形容得万分厉害,似乎不可救药,这样若使病好了,越显得您先生的医术高明,就是一旦不起,也见得您先生判断力的不错;最后,您所开的药方,须要尽捡价格极贵的重味,吃好了

---

① 陈存仁:《银元时代生活史》,广西师范大学出版社 2007 年版,第 88 页。
② 儒林医隐:《卫生小说——医界镜》第 3 卷,商务印书馆 1908 年版,第 9 页。
③ 柳一萍:《上海行医的几种法门》,《光华医药杂志》1933 年第 1 期。

不成问题，若是吃不好，也好叫病家知道，先生开了这样的重味药方，尚且吃勿好，那是注于天命了！实非人力所可挽回。"① 这一说法虽然过于夸张，但也却属于当时医界盛行的开业术。

在上海这样的大都市，医师众多，竞争激烈，各个执业医师都为扩展业务费尽心思。大量医术平平却心术不正者则把心思放在各种所谓"开业术"上。西医界名人宋国宾就曾指出当时盛行的几种"行道艺术"：名人介绍、广交际、夸大广告、投机著作、无线电宣传、广告医刊，等等。② 《现代医师开业术》中也列举了数种招徕病人的"技巧"：收买小报、卫生顾问、罗致名家、小便医师、狂言医师、交际法、间谍策、学生吸收策、唯美主义及"法螺先生"等。③ 其中大部分技巧都着重在广告宣传上。

传统的依靠医师本人四处招摇宣传法在人口众多，地域较广的上海的影响力毕竟有限，因此随着报刊、无线电广播等新媒体的出现，医药广告成为医师们最主要的宣传工具，用以招徕病人。民国初年《申报》每日发行八至二十四版，周日或节庆可能扩展到三四十版，医药广告每一个版面上都有。戈公振曾以1922年《申报》上的各类广告为依据，加以统计分析，医药广告在字数和面积上占广告总数的34.9%，居各类广告之首。④ 其中，医师或诊所广告占据了相当大的部分。20世纪30年代之后，医师广告之风有增无减。为了吸引病人，虚假夸大性质的广告随处可见。上海医师公会曾试图制定医师广告的规则，规定医师广告上只能出现医师姓名、地址、科目、电话及应诊时间等信息，以期杜绝虚假夸大广告的泛滥。但效果有限，虚假的医师广告遂成为医疗行业的一个顽疾。

医师广告的招徕之术主要有以下几种：一是强调自己的行医资格，抬高自己的身价。如前表所示，不少医师在广告上喜欢表明自己的资历以证明医术的高超。西医喜欢挂的头衔多是"留学博士"、"名校毕业生"、"医院主任"、"政府医官"、"医学教授"等，而中医则喜欢强调自己"祖传世医"、"某地宿儒"、"师承名门"等。如果与这些都沾不到关系，"曾经卫生局注册"、"曾供职于某医院、善堂"、"曾任校医、团体医士"

① 曼倩：《蒋医生的艺术》，《申报》1932年7月3日增刊第1版。
② 宋国宾：《行道艺术》，《社会医药报》1937年第8期。
③ 石云子编著：《现代医师开业术》，新医书局1949年版，第21—25页。
④ 戈公振：《中国报学史》，上海古籍出版社2003年版，第285—286页。

或是干脆"行医多年"的经历也可以堂而皇之地写入广告内。这不过也是迎合民众对这些头衔的追捧或迷信，用以标榜身价的手段而已，而这些经历是否属实，其实无人查考。

二是借助名人宣传，制造人气。依靠口碑吸引病人或别人介绍病家是行医的传统手段。因此医师为扩展业务，一般都相当注意交际。如陈存仁开业后，其母亲就建议"应该像样样地请一次开业酒，多年的老亲戚要阖家请来叙一叙，这不但门楣生光，而且日后可能会介绍许多病人来"①。而外籍医师来华，也一般是靠交际来打开局面的。庞京周就用带有嘲讽的口气揭露医术并不高明的外籍医师来沪谋生的步骤："无非一到上海先找本国商人，由他的本国商人介绍给他的中国买办，由中国买办请吃中国菜，而认识一班中国商人，席间吹牛拍马，无所不至。中国人怎经得起蓝眼睛高鼻子的拍马呢？自然受宠若惊了。于是再介绍些病人给他治，治坏了自然不敢说半个不字，治好了当得五体投地，等到生意一好，诊所也大了。洋行里赊的器具账也拨清了，就在上海成家立业，那时原介绍人家庭中有病要去请他时，他往往还要搭些架子，说某军长请他戒烟，某部长太太请他接生，一时忙不开呢。"② 依靠个人介绍病人的速度毕竟有限，因此不少广告上干脆罗列数名介绍人，以抬高身价。此类广告中，少数是以普通病人的口吻，但绝大多数都罗致当地名人，冯少山、虞洽卿、王一亭、何成濬、张啸林、杜月笙、黄楚九等上海名人或军政要人都做过医师广告中的介绍人，有的广告罗列的介绍人甚至多至上十个。国人一向看重他人的治疗体验，名人的介绍更具有相当影响力。但这些名人是否经过该医师的治疗，是否能为该医师的医术作证则无从考证。

三是鼓吹价廉物美。医业发展至此，早已相当商业化了，不少执业医师对诊所的宣传也类似于商家叫卖商品，要么宣传其设备之新，药品之好，技术之先进，要么宣传其诊费如何优惠，或减免检查费、号金、药费，或打折、派送优惠券等，完全与商业促销无异。甚至某医院开幕的广告中，还有"特别施诊，勿失良机"的两句话。这简直与商号"特别减价，勿失良机"的广告模仿的丝毫不差。③ 还有的广告，打着

① 陈存仁：《银元时代生活史》，广西师范大学出版社 2007 年版，第 55 页。
② 庞京周《上海市十年来医药鸟瞰》（连载），《申报》1933 年 4 月 3 日第 15 版。
③ 朱季青：《"社会化"的医学》，《医学周刊集》1928 年第 1 卷第 1 期。

包医的广告，许诺先谈定诊费，如治不好则全额退还，这种无视疾病发展规律的虚假广告自然深受正规医师的强烈反感，但仍然屡禁不止。而有些对医术或疗效的宣传更是夸大其词，吹得天花乱坠。什么"完全根治"，"决不复发"，什么"一针见效"、"手术如神"等字样满篇皆是。有时人笑称，"假设那些'鸣谢'式及'介绍'式的广告中所举的例都能实现，那我们医学至少在治疗一项，可以算是登峰造极了。哪里还有不治之症呢？"①

更隐蔽的宣告广告，则是新闻记者或者通信员所发出来的，含有宣传性的新闻稿件。"我们长见新闻栏内，有'某医生不愧儿科国手'等等的题目，而承受这种荣誉的人，并不是那真有天才有学识的医学家，却往往是一个不很知名的市医。"② 还有的医师借助各种医药副刊或医学小报，打着医药知识宣传的幌子，宣传自己的诊所。这种宣传手段更具迷惑性，因而更容易误到病家。

由此可见，当广告成为开业医师的主要宣传手段之后，如何管理广告，杜绝虚假扩大广告便成为政府和医界迫切需要解决的问题。

二　医师的收入及生活

（一）职业收入

医师的职业收入，是指其通过进行医疗业务而获取的经济收入。但由于各个医师的营业状况不一，因此他们的职业收入有相当大的差别。

传统的中医的收入来源主要是病家的谢金。医师名气愈大，病家愈显赫，其谢金也就越高。因此谢金的高低是按情况而定，并无一定规则。一般的中医也自开药肆，医道愈高，售药愈多，愈能致富。近代之后，随着医业商业化的发展，中医的职业收入多由门诊、出诊等各类诊金及出售自配成药的获利。清末民初，上海地区中医的诊例并不高，名家也不过从4角4到6角6不等，还有的定为2角2，贵的如丁甘仁也不过1.2元。③但随着上海生活水平的提高，中医的诊例也有所增长。如表1—5所示，中医的门诊号金，从0.6元到2元不等，有些极负盛名的，甚至达到4

---

①　彗星：《医生广告里的谜》，《医学周刊集》1928年第3卷第3期。

②　同上。

③　陈存仁：《银元时代生活史》，广西师范大学出版社2007年版，第32页。

元。另外，还有出诊费、路费、拔号费、特例费，都是中医的重要收入来源。当时最高的出诊费需20多元，低的也要五六元钱，路远、过界、过桥也要加费，拔号费、特号费要加倍，一趟下来的费用也令人咋舌。① 号金一般代表着该医师的身价（如前文所述，不排除医师自提号金以显示身价的可能）。而每天就诊的人数，则直接决定医师的诊金收入。当时的中医名家，一天能看一百多号，即以每号最低0.6元计算，一天下来光门诊收入也有60多元，一个月近2000元。有的名医限制号数，每天只看数号，但诊金要翻倍，因而收入也不低。如民初北京名医陆仲安到上海执业，每号1.2元，一天只看一二十号病人，只算门诊也有几十元的收入。此外，大部分医家都配有自制成药，"××丸"、"××散"之类，因此售药也成为医家的重要收入来源。因此对当时的名医，一月下来诊费收入几千元并不是一件难事。

但医家的经营状况差距很大，虽然名医和时医一日能看上百多号，但还有不少医家每日枯坐诊所也等不到几个病人，其收入也就极其有限了。如果不幸"治死"了病人，则一年半载都难有人上门，维持家中温饱就岌岌可危了。"以上海论起来，中医门诊号数，多的有百数十号，其次也有数十号，少至数号。出诊多的四五十家，少的数家。"② 因此，当时也有不少滑头医生，"明明这是两帖药，可以治好，并且绝对有把握，你绝不可诚实地去做，至少，要使他慢慢地好起来，多延宕几天，多捞几个钱"③。

由此可见，中医的职业收入并不平均。善堂医生的工资是比较低的，大约是30元，通常被视为当医生的收入底线，④ 而著名医家每月数千元的收入也是一般人所难以企及的。因此，按照就诊人数估算，一个营业正常的中医诊所，每月的营业收入在100元至300元之间的居多。

考察西医的职业收入，则需要分为医院和诊所两种情况。一般来说，供职于医院的医师薪金并不高。一名留学回国的医学博士担任医院医务主

---

① 过界指出诊要穿过上海的华界、英租界、法租界的交界，拔号指不按照挂号顺序优先看病，特号（或特诊）指在非医师营业时间求诊。
② 王一仁：《中国医药问题》，1927年，第55页。
③ 柳一萍：《上海行医的几种法门》，《光华医药杂志》1933年第1卷第1期。
④ 陈存仁：《银元时代生活史》，广西师范大学出版社2007年版，第23页。

任的薪水为 200 元，还被医院董事认为薪金过高①，可见一般的驻院医师的薪金就更加低了。因此一般医师仅把供职医院作为积累经验的手段，而把个人开业作为主要的赢利手段。

西医的诊金一般都较中医为高。一方面是因为西医在学习期间所花成本较高，开业所需药品、仪器也较贵。另一方面也是因为西医的生活方式受西方影响颇深，生活消费也较大，因此需要更高的收入来维持生活。西医的门诊号金，多为 1.2 元至 2 元，高至三四元。但由于西医检查、诊断病人所费时间较长，因此每天能够看的病人人数也较中医有限。按照庞京周的估计，"假定新医连门诊统计，每日诊病四十号，每一号费时二十分钟计，其需时八百分钟，出去路途上往返等，可算得已经潦草不堪。然而每天的工作，已经是在十三小时以上，自早上九时到晚上十时二十分，还没有腾出饮食便溺的工夫出来。平均每一号约费三四元，也不过百余元，一天的收入，恐怕做三个月，医师自己便要病了"②。由于受仪器的限制，西医出诊并不方便，因此出诊次数也不多，因此西医的号金收入是比较有限的，还要扣除高昂的成本费，因此实际所得并不高。实际上，支撑西医高收入的，是以检查费、药费、注射费、手术费为主。当时西医各种检查设备多依赖进口，因此价格昂贵。如当时做一次 X 光检查就需费 15 元，其他如验血、验尿、验痰也需数元或数十元。由于西药及各种针剂价格不甚透明，更成为某些医师的牟利工具。注射 606 针的价格由 6 元至 30 元不等，一瓶盐水都能卖到好几块钱。手术费用则更高了，最小的手术都需8 元，开腹等大手术动辄需数百元。因此，总体算来，西医每月的平均收入也有数百至数千元。而像外科、花柳科这些原本就是西医传统优势科目，因为病人数目众多，收益更加不菲。

总的说来，善堂和医院内任职的医师，其收入主要靠薪金，相对稳定，但数目较低。而个人诊所的收入有营业风险，收入随营业状况的变化而起伏，但获利较高。当时上海时常有绑架、抢劫医师的案件发生，以至于有些有财产的医师非经人介绍不肯出诊。③ 这从侧面也可以反映出当时

①　庞京周：《上海市十年来医药鸟瞰》（连载），《申报》1933 年 2 月 13 日第 15 版。

②　同上。

③　《医生家被劫》，《申报》1934 年 4 月 10 日第 14 版；《西医劳勃生在沪被绑案》，《申报》1934 年 2 月 24 日第 13 版；庞京周：《上海市十年来医药鸟瞰》（连载），《申报》1933 年 3 月 27日第 11 版。

医师的经济收入普遍较高以致遭歹人觊觎。据徐小群的推断,20 世纪二三十年代上海的医师每月收入平均在 300—3000 元。[①] 但实际上,这只是医师的诊金收入,而大量医师除了这部分的正当的职业收入外,还有一笔不菲的灰色收入——药品回扣。

在中国传统社会中,药肆多是医生兼营副业,按方抓药,医生获利颇丰。没有卖药业务的医师,也往往会有指定药店,如开方后对病人指明,此味药某某药堂最好,用某某堂的某某丸最佳,实则与该药肆暗中有约,医生从中提取回扣。西医登陆中国后,由于西药的利润巨大,西医界拿回扣之风则有过之而无不及。

由于配药商是一种利润很高的营业,因此配方商竭力联络医生,认为医生是他们的“衣食父母”。为扩大业务量,西药洋行常在医师和有关方面赠送日历、寒暑表、钢笔、通信日记簿等,还以优惠折扣将药品卖给医生。西药房本配产品中有一部分是专为医生在处方上用的,因此,集成、中英、五洲、卫尔康、新剂、国际等药房都派专人携带样品,访问赠送全市各医院的医生和私人开业医生。如当时集成药房推销产品,派专人坐着包车,天天跑医生分送样品。中英药房、五洲药房等推销新品时,均大量分送样品给医生,并给回佣。每月或每季按照有关医生所开配方张数及配方金额,给以 10% —30% 的佣金,对冷门、暗方则可高达 50%。有些医生在方笺写着:“此方到某某药房配取最妥”。表面上好像是指导病家买药,实际上是配方取佣关系。有些医生为了能解多得回佣,药房为了扩大卖钱额,往往相互勾结,故意在处方上乱开贵重的原瓶药,并且每天换开一张新的药方,使病家天天配药。[②] 如当时的上海,有一位医生曾经治一个心脏病,光用毛地黄制剂一味,换开至三十一方子之多,他虽然得了三十余次诊金,并得了一笔很大的附加税,而病家床头,却宛如开了一个小药房,平添了二三十个只服二三次的原瓶药品。[③]

这种医药界的不良风气,损害了病家的利益,也影响了医药界的声

① Xu Xianqun: *Chinese Professionals and the Republican State: the Rise of Professinal Associations in Shanghai*, 1912 - 1937, Cambridge, New York: Cambridge University Press, 2001, p. 57.

② 上海社会科学院经济研究所编:《上海近代西药行业史》,上海社会科学院出版社 1988 年版,第 118 页。

③ 庞京周:《上海市十年来医药鸟瞰》(连载),《申报》1933 年 4 月 17 日第 13 版。

誉，但由于各药店之间激烈的营业竞争而无法杜绝，反而使药品回扣长期成为执业医师的一种不正当的职业收入。

在对上海社会结构进行分层研究时，很多学者都将医师与律师、会计师、新闻记者、职员、教员等并列，认为由这些人所组成的数量庞大的、松散的、边缘模糊的群体，既不能与官僚、资产阶级等社会上层相提并论，也不能与产业工人、苦力等社会下层混为一谈，它与这两极均有一定距离，属于社会的中间阶层。[①] 因此，与这些阶层的收入相比较，更能看出医师在当时所处的经济地位。

表1—6　　　　　20世纪二三十年代上海自由职业群体收入比较表

职业类别	收入（元）
医师	300—3000
律师	300—2000
新闻记者	70—300
大学教授	400—600
讲师	160—260
中学老师	50—140
小学老师	30—90
职员	60—300

资料来源：Xu Xian - qun：*Chinese Professionals and the Republican State*：*the Rise of Professional Associations in Shanghai*，1912 - 1937，Cambridge，New York：Cambridge University Press，2001，p. 57；忻平：《从上海发现历史——现代化进程中的上海人及其社会生活（1929—1937）》，上海人民出版社1996年版，第319—323页。

从表1—6我们可以看出，在社会中间阶层中，医师的收入几乎是最高的，不仅为医师提供了较优越的生活条件，也奠定了医师在社会的经济地位和社会地位。

（二）社交活动

总的说来，多数医师每天的执业时间并不太长（供职医院的医师除

[①] 忻平：《从上海发现历史——现代化进程中的上海人及其社会生活（1927—1937）》，上海人民出版社1996版，第106页；张仲礼：《近代上海城市研究》，上海人民出版社1990年版，第722页。

外)，闲暇时间相对较多。加之其优裕的经济条件，医师们的日常生活是相当丰富多彩的。在商业和娱乐业极其发达的上海，电影院、跑马场、跳舞厅、大世界都是其打发业余时光的方式，下馆子也习以为常。陈存仁回忆当时的日常生活，就是每天诊务完毕后偕妻子去看电影，并四处挑有特色的著名餐馆就餐，日子过得相当舒适悠闲。① 在这种条件下，医师们的社交活动成为其日常生活的重要部分。

　　作为自由职业者，大部分医师均选择独立执业，但其社交圈却并不因此而狭窄，反而因其工作性质而相对较为广泛。医界同业之间的交往一向频繁，尤其是同门之间、同乡之间往来更密，往来应酬不断。这既是因为志趣相近，也因为同行之间相互照应之处也颇多。如介绍病人、疑难病例会诊，等等。诊所开张，需要同行捧场，有事需暂停营业，有同行好友代理诊所医务，使诊所不致歇业，对营业之维持也大有好处。② 民国之后，"业界"观念兴起，医师的职业认同感也更加深厚，不少医师也开始有意识地促进同行之间的联系和交流。当时上海中医界就有三个聚餐会，叫做杏林社、春在社和医林社。杏林社有三桌人，春在社有二桌人，医林社则有八桌人，每月聚餐一次，餐费皆为一元二角。这其中没有什么派别之分，完全是年龄关系，年老的多数参加杏林社、春在社，年轻的多数参加医林社，有的人也同时参加三个社。③ 这几个聚餐会主要是为联络中医界内同业间的感情，同时也加快了业内各种信息的传播和流通。因此不管什么消息，在上海中医界中都传播得很快。西医界内各种聚会也颇多，只可惜常有派别、校别之分。宋国宾曾有组织上海医界联欢社的建议，但后续无文。④ 之后，各种专业团体的相继建立，既是医师内部关系日益密切的必然结果，也进一步推动了同业间的交流。上海是民国时期医界专业团体最活跃的地区，既有上海医师公会、上海中医协会等职业公会，也有上海医师学会等数不胜数的学会、学社。绝大多数专业团体都将"联络感情交换知识"作为团体的重要宗旨，积极团结业内同人，举办演讲或讨论会、创办报纸杂志，调解业内纠纷，维护同业利益，不仅加强了医界内的

①　陈存仁：《银元时代生活史》，广西师范大学出版社2007年版，第88页。
②　《申报》上也经常刊有因事离沪，请他人代理诊务的广告。如《沈树宝启事》1929年7月12日第5版；《丁名全启事》1929年7月20日第3版。
③　陈存仁：《银元时代生活史》，广西师范大学出版社2007年版，第234页。
④　宋国宾：《组织上海医界联欢社之建议》，《医药评论》1935年第126期。

凝聚力，而且大大加快了医师群体专业化的进程（这在后面章节将详述）。

由于业务的关系，药商也相当重视与医师们的交往。为了更好地推销药品，大型药房经常宴请医师，《申报》常常刊登这种消息，不论是对医师还是对药商都能起到广告的作用。

例一：王元道宴客记：王元道国药号主人王咏梅昨晚宴请医药二界，到者国医界有丁仲英、谢利恒、蒋文芳、陆士谔等，国药界有岑子良、陶然、许久松、王明等，计四百余人。①

例二：家庭医药顾问社春宴纪：家庭医药顾问社创办迄今，已有一年有余，社员达千余人，兹该社主任严苍山医士因酬谢各界赞助起见，特于新年宴客，到有董事黄涵之、屈文六、虞洽卿，名誉医生夏应堂、谢利恒，药界张梅庵、岑歧生，社员顾子贞、马小军，党部黄谔、杜刚等。②

例三：求是斋药号宴请医师：营业日臻发达，该号主人李子舟因欲联络医界交谊起见，特于六月二日晚间，设宴沪南春菜馆，到有医士王赞臣、戴达夫、周志瑜、周伯琴、王厚余、徐惠生、秦松年、侯康伯、刘容等，李君殷勤招待，并赠各医优惠券一本，请为分送贫病。③

这种宴会主要是为了加强医师与药商们的联系，而实际上也提供给医师们一个更加广阔的社交空间。不少医师正是在这种场合扩大了自己的社交圈，结识了不少新朋友。

由于工作关系，医师需要接触各色病家，因此交游甚广，上至达官贵人，下至三教九流，几乎都有接触。因为医师常要深入病家，与病家结成深厚友谊的不在少数。若是有名望的医师，结交党政要人的机会也极其寻常。据陈存仁的回忆，丁福保就与林森的关系非同一般，他自己也因诊务而与于右任、吴稚晖等人成为莫逆之交。④

此外，源于自身知识分子的身份，医师的社交圈中新旧知识分子都占了不少的位子。相较而言，中医多与旧式文人结交甚密，而西医多与新式知识分子来往较多。这或许与他们各自的知识背景相关。中医与儒学本来联系紧密，而儒医又是中医群体中重要的组成部分，国文功底本来就不下

---

① 《儿童卫生运动》，《申报》1931 年 6 月 18 日第 15 版。
② 《家庭医药顾问社春宴纪》，《申报》1931 年 1 月 23 日第 14 版。
③ 《求是斋药号宴请医师》，《申报》1929 年 6 月 12 日第 11 版。
④ 陈存仁：《银元时代生活史》，广西师范大学出版社 2007 年版，第 19、155、175 页。

于儒士，其爱好也较相似。如当时上海中医界中能诗能文能画者就有程门雪、秦伯未、严苍山、盛心如等人，[①] 爱好考古、收藏者更不在少数，本身就与旧式知识分子有相通之处，他们在一起诗词唱和也不足为怪了。而西医与同有西学背景的新知识分子交往也相当频繁。如胡适和西医陈方之、余云岫等交情不错，在一起吃饭聊天也是常事。[②] 各种学会也因此与其他自然科学的专业团体有所交流。如中华医学会杂志就曾生动的描绘过中华医学会会员赴气象研究所中央研究院茶话会的情景："气象研究所所长竺可桢先生代表蔡院长致欢迎词，谓本会与中央研究院为姊妹学术团体，当相互提携，共同催促学术之进展，而演词中因本会成立较早，谬承呼为姊姊。当由江清先生代表致答词，谓本会只可自认为一乡下妹妹。一时姊姊妹妹，叫得异常亲昵。"[③] 当然，中西医对知识阶层这种交际的倾向并不是绝对的，大部分医师与新旧知识分子皆有往来。其中一个典型的例子，就是无论中西医都乐于交结报刊编辑等文化界人士。

从医界的社交活动我们可以看出，医师在当时的社会中是相当活跃的。其社交圈中，多是知识分子、商人及政界人士等中上阶层人士，这也显示了当时医师的社会地位。而其丰富的社交活动，不仅对发展其业务不无裨益，而且也为其发挥社会影响力创造了条件。

（三）职业流动

应诊执业并不是医师的唯一职业选择，民国时期的医师由于具有专业的知识技能，以及知识分子的身份，在医界与学界、政界及商界可以自由地进行职业流动。

政界方面，一方面由于现代卫生行政刚刚起步，迫切需要大量受过现代医学训练的医药卫生人才；另一方面，知识分子的身份也为医师跻身政界提供了条件。因此，当时不少医师都曾担任过行政职务。许多西医因其现代教育背景曾进入各地卫生行政系统工作。如各卫生局医官、卫生顾问等等。民初著名医师伍连德便被任命为东三省防疫总司令，为中国的防疫事业作出了巨大的贡献。上海著名西医庞京周、汪企张等人曾担任过上海卫生局的卫生顾问，余云岫、颜福庆则担任过中央卫生部的中央卫生委员

---

① 陈存仁：《银元时代生活史》，广西师范大学出版社 2007 年版，第 327 页。
② 曹伯言整理：《胡适全集·第 32 卷·日记（1931—1937）》，安徽教育出版社 2008 年版，第 528 页。
③ 《大会会场消息拾零》，《中华医学杂志》1934 年第 20 卷第 4 期。

会委员。褚民谊还因其留日背景进入军政界，成为国民党中央委员会委员之一，在当时显赫一时。中医虽然参与卫生行政不多，但不少儒医因为其社会地位也曾担任过行政职务。如上海著名中医余伯陶就曾暂停诊所业务去担任浙江青田县县长。① 医界与政界中的流动并不是单向的，从不少医师的广告上也可看到不少医师是辞了公职而开业的。如医师陈鼒云就自辞国府军委会总政治部卫生股长及中央农所医务主任等职而与吕玉玲医师一起开办联合诊所。②

学界与医界的联系就更紧密了。各个医学院的院长、教授多是著名医师，而著名医师经常受邀去担任教职，也会因为各种情况辞去教职重新开业。如西医蔡禹门就曾受邀担任苏州江苏省立医学专门学校校长及附属医院院长，但后来"一厄于同事的不同见解，狃于故步，处处掣肘；再厄于教授、医师每月的薪水实太菲薄，无从延聘高等人才……坚决辞去校院两职"，重新回到上海西门开业。③ 中医陆渊雷原是国文教师出身，后学中医，也曾独立开业，因为文字功底颇强，成为中医界有名的理论家之一。

医师由于收入颇丰，所以不少人涉及工商业。最为普遍的则是因业医而转入药业。其中最有名的属黄楚九。黄楚九家世本业医，其父专眼科，其在少年时随父行医。父亲去世后在上海开设药铺，自炫为祖传眼科医生，兼制眼药发售。后因为发现西药利厚，乃经营西药，开设有"中法大药房"，因发售成药"艾罗补脑汁"发家，资本剧增，又投资制药业、房地产业、金融业、游乐业等，一时间成为上海滩首屈一指的商业大亨。江逢治也是民初上海有名的西医。他毕业于上海同济德文医学堂，后留学德国，获柏林大学医学博士学位。旋在柏林皇家外科医院、妇科医院任医师。回国后，江氏在上海设诊行医，担任过中华德医学会首任会长及上海同德医学专门学校校长。江氏行医、办学之余，就创设江逢治制药公司，生产防疫和营养药品应市，成为西医师投入工商业的一个典型。中医名家丁福保也是理财大师，因行医积下家财后广泛涉及房地产业、金融业和出版业，成为中医界内有名的富翁。

---

① 陈存仁：《银元时代生活史》，广西师范大学出版社 2007 年版，第 307 页。
② 《陈鼒云启事》，《申报》1929 年 4 月 13 日第 5 版。
③ 孙伯亮：《记西医蔡禹门》，《上海文史资料存稿汇编·教科文卫》第 10 辑，上海古籍出版社 2001 年版，第 455 页。

医师是一门对专业知识和技能有较高要求的职业，其知识结构、社会地位以及经济地位为其自由涉及其他职业提供了便利，这也进一步扩大了其对社会的影响。

综上所述，民国时期医师群体有着极其复杂的人员构成，人数众多，发展迅速。转型中的中国社会给其打上了极其鲜明的时代烙印，也影响着其发展轨迹。作为一种专业群体，医师在当时被称为自由职业群体，他们以行医作为自己的职业，大多数受过专门系统的训练，具有相当专业知识与素养，在执业上有相当大的自由度。其多样化的执业方式，相对丰厚的经济收入以及较高的社会地位，彰显出医师群体作为都市中中间阶层的特征。[1] 无可置疑的是，医师群体已经成为民国社会中重要的社会群体之一，对社会有着相当的影响力，因此其发展趋势受到了政府、社会以及医界本身的关注，正是这三种力量共同影响着医师群体的专业化进程。

---

[1] 据目前的研究，自由职业群体的特点主要有以下几点：一是近代新式知识分子，并以此身份投身某一职业；二是经过系统学习，具有某一专业的相当知识，并在这一行业内不论是对知识还是对市场都具有垄断性；三是职业生涯相对独立，可以自我聘雇；四是经济社会地位远高于一般劳动者。医生这一职业群体充分地体现了以上特点，因此在当时被归为自由职业群体。参见尹倩《中国近代自由职业群体研究述评》，《近代史研究》2007 年第 6 期。

第二章　自律与他律:医师专业化之路

随着医师群体的发展,其职业意识日益萌发,各种专业团体纷纷出现,这些专业组织既是医师群体追求专业化的标志,也是谋求行业利益的工具,它一直不懈地追求着对医师群体专业化发展的主导权,不仅不断完善其组织形式和治理机制,也不断扩展着组织功能,一直力图树立其行业权威。政府也将规范和管理医师群体作为其社会整合的组成部分,却并不具备管理专业职群的经验。各级政府、各类团体和各种社会力量的权衡和对话的过程也给民国时期医师群体的专业化过程打上了特有的时代烙印。

第一节　专业团体的兴起与发展

19世纪60—70年代,洋务运动勃兴。西方先进的科学技术大量传入中国,西方的学术团体也引起了国人的重视和效仿。"欲振中国,在广人才。欲广人才,在兴学会。"[1] 在这种思想影响下,各种学会纷纷成立,1895—1898年间在全国各地成立了50多个学会。[2] 进入20世纪后,在中国兴起的宪政运动和革命活动特别是五四运动又进一步推动了科学与民主思潮在中国的普及。"科学救国"的思想盛行,集会演讲之风蔚起。在这种形势下,一些仁人志士先后在国内和国外(如美国、法国、日本等国)成立了一批专门性的和综合性的学术团体。各类医学会也在这种背景下应运而生,并逐步发展成为包括学术团体和职业团体在内的各种专业团体,给中国医疗事业的发展以及医师群体专业化的进程带来了深远的影响。

---

[1] 《时务报》第10册,光绪二十二年十月初一日(1896年11月5日)。

[2] 吴熙敬主编:《中国近现代技术史》下卷,科学出版社2000年版,第1472页。

一   职业观念的萌发

随着西方各国的学术文化在中国的影响逐渐加深，尤其随着西医在中国医界内的迅速发展，医界开始以各种方式对自己的社会身份重新定位，既不认同业医是"学书学剑不成"的无奈之举，也不认同医业是下三九流之方技。无论是中医还是西医，心目中对医师对医业的职业观念愈加清晰。这一现象首先反映在对医师身份的认定和认同上。

在医界，越来越多的医生开始意识到：行医也并不只是"行道"的工具，而是一种职业。有医师就明确提出，"医师者，以摄生疾病为任务，于社会上为一职业，于医界中占一位置"。① 但这种职业，却不是普通的职业。首先，这种职业，是一种有关专门学术的职业，医师也不是一般的职业者，而是具有专门知识和技术的专门人才。正如有人所说的，"医师行医确是一种营业，但是这种营业，是应用科学原理和原则，为人谋预防或诊疗其疾病为目的的。所以和原始的生业（像农业渔业）及狭义的营业（像工商业和不需高等学术的劳作比如理发之类）单以营利为目的者完全不同。其实医业是社会上一种学问的职业"。② 中医尤其耻于将其与巫并列，不断在各个场合树立自己的学术地位，塑造自身的专业群体的形象，还多次呈请政府取缔巫觋，以免其扰乱医师的正常执业。③ 在平时的执业中，他们非常注重与工商业者区分开来，强调病人不是商品，医师是凭借自身的专门学识而获取报酬。西医们习惯于将自己与律师、会计师、建筑师并称或相比，认为与之同类。这一观念也得到了社会和政府的承认。后来的南京政府在管理人民团体时将医师、律师、会计师等称为自由职业群体，与职业群体区分开来，表明其对医师等群体专业性的认同。而其他团体对此也多有同感。会计师、律师往往声称自己与医师同为自由职业者或"泼若费兴"（即 professional），说明其对几者之间的共性十分明确，医师作为具有专业学识的职业群体已经得到自身和社会的认同。其次，在医师们的观念中，其职业具有其他职业不可替代的重要性。"医之责职至重，地位至高，事关至大，攸关于国力民生者巨"成为医界

① 刘永纯：《医师与社会》，《医药评论》1929 年第 24 期。
② 姜振勋：《什么叫做医师?》，《医药评论》1929 年第 23 期。
③ 《中医协会执监联会记》，《申报》1930 年 3 月 15 日第 20 版；《国医公会开会记》，《申报》1933 年 2 月 22 日第 12 版。

人士的共识，在这方面，西医尤其认识清醒。李振翩提出："医与其他职业所以不同的地方，就是因为它是直接为人类谋幸福，它一切的设施都是关于人类。"其对于病人的责任，可分为两种：即时的责任是治病，将来的责任是增进病人的健康，"一个病人赤条条地将他自己最宝贵最亲爱的身体完全交托给医生，一切生死存亡的关键都完全在医生手里，他将来的健康，和事业的成败亦都在医生一人身上，他对于家庭应负的责任，对于社会应尽的义务是否完成，亦都以他的健康为标准。所以医生对于病人的责任不是一时的，亦不使仅关系及一身的，医生失责，影响及人类的生命、健康及社会事业的发展"[①]。姜振勋也指明医师除了诊疗和治疗之外，还必须作法定的报告，比如验尸时发现法理上公安上可疑的事件。诊疗中发现传染病都应举发；应填法定的证明书，如诊断书、死亡证、种痘证等公共卫生上的统计和调查。[②] 因此，医师的责任重大，"小之可以挽救人命，充其极可以左右医学之前途"，关系到民族的健康，关系到民族的复兴，不仅不是传统的"悬壶济世"可以囊括，也非一般其他职业可比。因此，医师群体有着重大的责任及远大的追求，就是"应以最大之努力，来共同工作，以求个人与全民之健康，得以推进"[③]。

医界职业观念的强化，还体现在对医师身份的认定上。早在 1910 年，丁福保对医师的资格作了解释，他认为医师的资格不易获得，须同时具备以下条件：身体健康、具有学术才能、有忍耐力、记忆力、判断力、良心、交际（稳重娴熟）、品行、语言（要温和、顾及病者的心情）、举动（不可轻浮、需沉稳）。[④] 丁福保的观点实际上是描述了他心目中一个医师应具备的素质，说明医师并不是业医者谁都可以做的，必须有学识、重医德、有个人修养才符合医师的身份。但他对医师的界定并不十分明确，对如何获得医师的资格没有提出具体的建议。随着职业意识的进一步强化，越来越多的医生有了明确的认识，提出"医师是个法定的称谓。字义上和律师并称，就是指社会上有行医权的人说的"[⑤]。而这个行医权是政府给予的，只有被政府认可的医师才有权力执行医业，而且此项权力应受到

---

① 李振翩：《中国新医学的背景与前途》，《医学周刊集》1928 年第 1 卷第 1 期。
② 姜振勋：《什么叫做医师?》，《医药评论》1929 年第 23 期。
③ 《卫生署刘署长瑞恒演词（吾人之责任）》，《中华医学杂志》1937 年第 23 卷。
④ 丁福保：《论医师之资格》《中西医学报》1910 年第 2 期。
⑤ 姜振勋：《什么叫做医师?》，《医药评论》1929 年第 23 期。

政府的保护。1915 年左右，固安县中医张治河及前清太医院医生赵存仁
就先后呈文教育部，要求立即组织医生考试，考试及格者才发给开业证
书。① "鉴别医之学问、干涉医之行业，惟政府之责任，政府之权力耳"
这一看法也已经成为西医群体的共识。② 姜振勋也提出医师的义务之一就
是接受政府资格上的审查。接受政府的审查，"领有行医的证书"，成为
中西医普遍认可的行医资格，说明中国医界已经意识到他们必须受官方的
管理并获得认可，这与之前官方疏于医政管理、社会各方对行医资格缺乏
认识形成了鲜明的对比。同时，医师群体认为其在医师资格受国家认定的
同时，医师的权利也应由国家给予保障，其表示"医师即是学问的职业。
为尊重学问起见对其权利给以周密的保障，亦当然的道理"③，且在社会
中，医师的权利是决不能遭受蹂躏的。

　　除了对医师的内涵、责任有了深刻认识，医师群体的职业认同还体现
在其群体认同及对职业道德的追求上。谷韫玉提出，一个完全的医生，一
要有高尚的人格，二要有真确的学识与经验，三要求合作的精神。④ 在教
导新开业的同道时，庄畏仲也特别强调，"助同道不可谤同道也，一地之
同业为同志也，无论为新医或旧医，应助之而不可谤之"⑤。这些都体现
了其对医师群体的一种认同感，医界已成为其共同的标签。为了保证医界
的社会地位，医师群体特别强调信誉和职业道德。大多数人都认识到，
"无论行道和开业，信誉二字，恐怕都是第二生命吧"，而这信誉不仅包
括个人的，还包括团体的。⑥ 有人还提醒已成名的医生，更要注意自己的
言行，因为其不仅代表着自己，还代表着整个医界的信誉。⑦

　　由此可见，民国时期"医师"已经明确指代一种专业职群，得到广
大医界的认同。其由政府所认可的资格限定，受一定职业道德的制约，有
着重大的责任和追求，其权利更是不容侵犯的。在医界身份认同感和职业
观念日趋强化的同时，团体的作用也越来越得到重视。而医界团体的形
成，便是医师作为专业职群形成的标志。

① 史全生：《中华民国文化史》上，吉林文史出版社 1990 年版，第 431 页。
② 《上海医师公会呈内部文》，《新医与社会汇刊》1928 年第 2 集。
③ 姜振勋：《什么叫做医师？》，《医药评论》1929 年第 23 期。
④ 谷韫玉：《医人与医医》，《医学周刊集》1928 年第 3 卷第 3 期。
⑤ 庄畏仲：《内地开业医师之使命》，《医药评论》1932 年第 88 期。
⑥ 知非：《新医学在社会上的信誉问题》，《医事公论》1934 年第 18 期。
⑦ 菊人：《名医之判断生死》，《医药评论》1934 年第 111 期。

二 从学会到公会

近代医学团体的建立,最早可以上溯到清末。在清末学会兴起的风潮中,一些立志于改良和发展中医学术的医界人士开始成立医学会,组织医学学术团体。最早成立的医学团体是周雪樵于 1904 年在上海创立的医学研究会和杜炜孙同年在绍兴创立的绍兴医学讲习社。之后,各地医学会纷纷成立,到 1908 年左右,除了边远地区以外,不仅各省大城市中医学团体的活动频繁,长江中下游以及一些沿海省份的中小城市也出现了医学团体。由于上海独特的经济文化地位以及庞大的医师数量,上海地区的医学团体不仅在数量上而且在影响力方面均属全国前列,例如 1907 年蔡小香成立的上海中国医学会,1906 年李平书成立的上海医务总会以及 1909 年中国医学会分裂以后由丁福保创建的中西医学研究会,等等。

这些医学团体,大都以发展学术为宗旨,组织结构均仿效西方学术团体。特别是中西医学研究会,其创始人丁福保在中西医方面都有很高的造诣,而且对西医和近代西医组织方式都很熟悉。因此该学会及其主办的《中西医学报》长盛不衰,一直延续到 30 年代。这在当时的医学团体中是不多见的。

南京国民政府时期,上海地区影响力最大的中医学会当属神州国医学会和上海中医学会。

上海神州国医学会的前身"神州医药总会"创立于 1912 年,由上海医药界名流颜伯卿、葛吉卿等发起组织,经内务部核准备案。该学会代表正统的中医界,以研究中医药原理、交换同道知识为宗旨,总部设在上海。先后成立四川、陕西、广西、云南、福建、厦门、江西、九江、温州、绍兴等分会数十处。到 1923 年,它在全国已经拥有超过 40 个分支机构和六千多个会员,[①] 是规模最大的中医学会。1928 年,它经上海市卫生局核准为正式的医药学术团体。1930 年 10 月又奉令改组,次年 6 月推陆仲安、蔡济平、沈琢如、王仲奇、徐相任、祝味菊、陆渊雷、程迪仁、黄朴堂九人为改组委员。经过几个月的筹备,神州医药总会于 1931 年 8 月

---

① Xu Xianqun, *Chinese Profession and the Republican State: The Rise of Professional Associations in Shanghai, 1912 – 1937*, Cambridge University Press, 2001, pp. 232 – 233.

改组为"神州国医学会"。①

1921 年，名医丁甘仁、夏应堂创办上海中医学会，它是上海三大医会之一，到 1929 年会员已达千余人。自学会成立后，由丁甘仁、徐继鸿、丁仲英、谢利恒、王一仁、恽铁樵等医家倡议，组织定期讨论会，互相切磋中医学理，研讨疑难病症，以提高中医药学术水平和临症疗效为宗旨。

1928 年，由夏应堂发起，集合前述三个医学会各委员，以登记医士自然人格共同组建上海中医协会，后更名为上海国医公会，成为上海唯一的中医职业公会。② 1929 年 6 月 8 日召开第一届会员大会，由夏应堂、顾渭川、余伯陶、朱南山、丁仲英叔侄分担各职，此乃全市性团体，会员达数千，向卫生当局办理登记执照，处理医疗纠纷，等等。③ 次年 12 月改组，更名上海市国医公会，直到 1937 年 11 月上海沦陷，会务才结束。

在 1929 年中医进行全国性的抗争之前，中医药团体虽然数量繁多，但多数名存实亡，处于一盘散沙的状况。这年 2 月，南京第一届中央卫生会议上，通过了余云岫等人的废止中医案，数日之内全国中医药团体纷纷致函，质问中央政府。经上海特别市中医协会发起，上海特别市医药团体联合会倡议，3 月 17—19 日，全国医药团体代表大会在上海总商会召开。来自全国 15 个行省 132 个团体的 262 位代表一致通过成立全国医药团体总联合会，下设全国医团联合会、全国药团联合会、全国职团联合会三大组织，另设筹募建设经费委员会、医技教材编辑委员会和学术整理委员会。总联合会常务委员有夏应堂、殷受田等 10 人。各省市设有分会，各县设支会，海外亦有分会多处。1931 年 3 月，国民党中央执委会常务委员会认为总联合会"有违民众团体组织条例"，不符合法律，乃强令该会解散。虽然只是暂时的联合，该会是民国时期规模最大的中医药界团体，其影响不可小觑。

西医团体在产生时间上普遍比中医药团体晚，数量也远不如中医团体，但其影响、规模以及组织程度要比中医团体强。

最早的医学团体是由外籍医师创立的博医会。1886 年 10 月，基督教来华各差会部分医药传教士在上海集会，成立中华医学传教会（China

---

① 《会务》，《神州国医学报》1932 年第 1 卷第 1 期。

② 《上海医报》1929 年第 1 期。

③ 王依仁：《医林话旧 50 年》，《上海文史资料存稿汇编·教科文卫》第 10 辑，上海古籍出版社 2001 年版，第 459 页。

Medical Missionary Association),负责协调各差会间医事机构和传教医师的关系,以医药促进宗教事业,这就是中国博医会的前身。早期会员均为在华的外籍医师,1903 年后才逐渐吸收中国医师入会。

由中国人发起组织的第一个全国性西医学术团体是 1915 年成立的中华医学会。该年,博医会在上海举行例会,参加会议的中国医生决定成立以中国医师为主体的中华医学会。首任会长由颜福庆担任,伍连德任秘书。中华医学会主要由英美留学生或英美教会学校毕业生构成,不少成员同时也是中国博医会的成员。1931 年,两会宣布正式合并。合并后该学会的中文名称仍为中华医学会,英文名 Chinese Medical Association,重要职务推举华人担任,牛惠生为会长。

西医的另一大学术团体是成立于 1915 年的中华民国医药学会。与中华医学会不同,该团体的成员主要由归国留日医学生组成,还有北洋、陆军医学堂毕业的学生,其创始人为汤尔和、侯希民等留日医师。由于该会的入会资格比中华医学会更为宽松,故早期会员比前者要多。

这两个学会最初均设总部在北平,后基于人员、资金、环境等原因,先后将总部迁至上海,使得上海成为西医团体活动的中心。

1925 年,余云岫、蔡禹门、夏慎初、俞凤宾等人共同成立上海医师公会,成为中国第一个医师公会,公举余云岫为会长,蔡禹门为副会长。初成立时即有 100 余会员,到 1933 年已升至 300 多人。[①] 在上海执业医师中毕业于正规医校者大多加入此会。后来,为了扩大影响,由上海医师公会发起,征得中国医药学会、中华医学会、杭州医药学会以及内地县立医师公会之赞同,于 1929 年成立全国医师联合会(简称医联会),领导人仍以上海医师公会成员为主,第一次在上海召开成立大会时,便有 17 个省 40 多个团体的 80 多名代表参加,[②] 之后至 1937 年前共召开四次大会,不少团体陆续参加。

由于上海医师公会及医联会的成员均是毕业于国内外公立或教育部立案的私立医学校的毕业生,1928 年,未经正式医校毕业的西医遂组成中华西医公会,推举钱龙章为主席。这一组织成立时以上海本地的医师为

---

① 据庞京周估计,在上海有 400 余名毕业于正规医校的执业医师,其中 300 余名加入上海医师公会。庞京周:《上海市近十年来医药鸟瞰》(连载),《申报》1933 年 1 月 1 日第 1 版。

② 《全国医师联合会余闻》,《申报》1929 年 11 月 15 日第 14 版。

主，之后逐渐吸纳国内各地的医师，成为全国性的医师团体，但影响力有限。

除此之外，上海租界内由于外籍医师众多，各国医师均成立有医学会，如俄国医学会、日本医学会、德语西医学会等，主要处理本国在华医师事务，影响也不大。

由于上海是全国中西医最集中的地方，其医学团体居全国首位，这里不仅有地方性的团体，也有全国性的组织机构，几乎所有重要的全国性医学团体都在上海。民国时期，上海地区医界团体的发展不论在数量上还是在速度上都十分突出。据《上海市卫生志》收录，从 1886 年 10 月中国博医会在上海成立，到 1946 年 8 月上海市医学会组建，共有各类医药学团体 74 个，其中全国性团体 32 个，地方性团体 42 个。从时间段来看，民元以前建立的有 11 个，其中全国性组织 5 个，地方性组织 6 个。北洋时期，上海共建立医学团体 23 个，其中全国性组织 12 个，地方性组织 11 个。南京政府建立以后，医药团体发展很快，先后有 40 个问世。其中，全国性组织 15 个，地方性团体 25 个。①

医团与政府的关系在民国时期显得错综复杂，这也给医团的发展带来深远的影响。在专业领域内，医界人士希望能与政府达成相辅相成的合作关系，共同推动中国医事的发展，同时希望政府尊重医团的专业权威，借助府来推行医团的政策，甚至内心深处还或多或少存有将医团作为卫生部（署）的决策机构的企盼。宋国宾的观点就颇具代表性：

> 我们操着庄严的无私的权威，政府的发出法令，须得先和我们相商，然后可以推行无阻，各地的医师，无论中外，须得加入我们的团体，然后职业始有保障，外籍的和本国的江湖医药，及帝国主义之医院也可明目张胆的去取缔，不良的医校，也可以毫无顾忌的干涉，根深蒂固的旧医也可不打而自倒，这样的团体，不但是全国唯一的医事总会，而且等于国家的卫生行政的议会机关了（着重号为原作者所加）！②

---

① 参见《1886—1990 年上海医药卫生团体一览表》，张明岛、邵浩奇主编：《上海市卫生志》，上海社会科学院出版社 1998 年版。
② 宋国宾：《理想中之中国医团》，《申报》1934 年 5 月 7 日第 15 版。

　　这一想法,并不能完全说是异想天开。辛亥革命后,当中国政府力图建立一个现代国家时,在医药卫生事业方面能仰仗的正是这些专业人士。聚集了医界大量精英分子的医团,也争先恐后地向政府施加其影响力。在北京政府时期,中华民国医药学会成为政府在医政方面的主要咨询机构,该会的创始人汤尔和同时也成为炙手可热的政要。南京国民政府成立后,中华医学会对政府的影响力逐渐加强。除了第一任卫生部部长薛笃弼不是医界人士外,此后长期担任卫生部(署)长的刘瑞恒及继任者颜福庆均曾任中华医学会的会长。中华医学会因此与卫生署的关系格外密切,从而引起外界的种种猜测和其他医团的不满,以至于刘瑞恒不得不公开表示"中华医学会与卫生署并无直接关系,然亦时有接洽。故学会只要有意见,署方均甚愿接受,……此种合作精神,望将来更加发展,则有利医界及全国卫生不少"。① 即便如此,社会上仍然有人抱怨中华医学会所举办的活动中有政府官员的报告以及中华医学会内的方针转而变为卫生署的政令等现象,认为中华医学会因涉及行政而丧失学术团体的独立性。②

　　从这些迹象来看,卫生署与中华医学会之间关系密切。实际上,人事上的重叠是医团与政府之间加强关系的重要途径。除中华医学会外,各西医医团的主要成员中也有不少在国民政府中兼任官职,如中华民国医药学会的发起人之一陈方之曾先后担任卫生司司长,中央卫生实验所所长,上海医师公会主要成员褚民谊则长期担任国民党中央委员等。这也为这些团体能够更好地发挥其对政府的影响力提供有力的支持。同时,卫生署内并无一人为中医出身,造成中医团体对医事政策的影响力有限,这也是中医团体长期受到轻视的重要原因之一。

　　虽然在具体卫生政策的制定上,政府必须依靠专业人士的支持,深受医团的影响,但在对医团的管理上却毫不含糊。在北京政府时期,对于人民团体采取较为放任的政策,政府虽然辅导人民团体的成立,但很少以人民团体为施政之助。而当国民政府完成北伐之后,便将人民团体的管理作为社会整合的一个重要组成部分。除了政府对人民团体进行监督、管理以外,国民党对人民团体亦居于指导、改造的地位。政府的监督、管理在中

---

① 《开会式中党政机关长官及代表所致训词及演词》,《中华医学杂志》1934 年第 20 卷第 4 期。
② 志芳:《卫生署与中华医学会硬要分家的质疑》,《医事公论》1934 年第 2 卷第 13 期。

央为内政部，在各省为民政厅，在县市为社会局和公安局；国民党的指导、改造，在中央为中央民众运动指导委员会，在各省、县、市为各省、县、市党部；关于人民团体的各项法规，最初也由国民党中央党部制订。① 之后，国民政府和国民党中央党部不断制订、修正各种指导、监督人民团体的规章，约束逐渐严格。医团因而也开始受到政府的监督和约束，如要成为合法团体，医团必须向相关部门和党部呈请立案。如果是全国性团体，则不仅要在中央部门呈请立案，还要在所在地的地方部门立案，如中华医学会便先后共向内政部、卫生署、教育部、上海市党部及市教育局呈请立案。② 而各医团在召开常会或选举时，必须通知党部派人指导，政府派员监视，才能得以认可。1930 年上海国医公会等三团体合并风波也是由政府加强对医团的监管而引起的。由于上海国医公会首先向上海国民党党部呈请立案获批后，上海市内神州医药总会、中医学会等团体亦先后向党部呈请，由于三个团体内会员多有重叠，民训会遂以名称离奇、组织不合等语即命令该会停止活动合并入中医协会。经神州医药总会、中医学会的反复交涉，上海党部才改为命两个团体在民训会的监督下改组为纯学术团体。③ 由此可见国民党党部对医团的监管之严。

　　面对政府的管理，医团大多表示支持，并希望通过立案来获得政府的承认和保护，以维护和增强自身的权威。因此，各医团竞相向各级部门呈请立案，获批后的团体还催促政府取缔非法医团以维护自身的合法性权威。但与此同时，医团对专业团体的独立性要求却与政府的监管产生矛盾。围绕医师公会草案的争论便是其集中体现。

　　自医师公会兴起以后，其作为团结医界力量，维护同业专属权益的作用日益被医界所重视，并将公会作为维护其专业性的最重要工具。不少医师开始不断呼吁政府颁布《医师公会法》，认为医师公会既"为自由职业团体之一，国家必当有医师公会法的颁布，方能使医师集团有遵循之道"，④ 积极向政府寻求支持来保证和增强医师公会的合法权威，促进医师公会进一步普及和发展。当时的国民政府，仿照当时商会、同业公会、律师公会等人民团体的管理法规，也拟就了一份《医师会法草案》。由于

---

① 秦孝仪主编：《中华民国史社会志（初稿）》上册，"国史馆"编印，1998 年。
② 《中华医学会大会演词》，《医药评论》1932 年第 95、96 期。
③ 《两医药团体准予另行设立》，《申报》1930 年 11 月 22 日第 14 版。
④ 《医师公会法亟宜颁布及关于该会法原则草案之意见》，《医事汇刊》1935 年第 24 期。

当时卫生部政务司司长严智钟向上海市医师公会征求意见,[①] 结果草案受到强烈批评。批评的焦点,乃是政府与医师公会的关系。这份医师公会法草案,将政府作为医师公会的主管部门,将医师公会从成立选举到执行会务完全放置在政府的管辖和监管之下,规定应设立医师公会之地若在6个月内没有决议,则由"该官署得指定设立委员,议定会章,及为其他关于设立之必要处分","会长副会长有故障时,该管官署得于会员中指定一人为临时代理,处理会务","医师会之议决或选举及其施行事项,该管官署认为反违法令会章或妨害公益时,得取消其议决,或选举,及停废或变更其所施行之事项"等,并对医师公会为当地官府应负的义务作出了详细而苛刻的规定,对于医师公会对会员权益维护方面则只字不提,因而遭到医师们的强烈抨击。他们指出,"医师公会设立宗旨,果在保障医业之利益,则医师安有不自为谋,互相团结之理?若由官署代谋,岂非变成'官督医办',殊失民治精神","会长副会长由会员选举产生,则遇故障时,会员岂不能自行处理,何烦官家代劳",认为政府完全把医师公会当作"官府之附属机关","未免官权太重,蔑视医权,至矣极矣"。[②]

医界人士向政府呼吁颁布医师公会法,本意是为了巩固自身的专业权威,对于医师公会的作用和地位,医界内的认识一直是比较明确和统一的,认为医师公会最核心的宗旨乃是同业互助,其次是谋求卫生事业上的进步;最主要任务是维护同业权益,其次才有协助官府之责,因此强调公会独立于政府之外,对政府进行监督和建议,正如宋国宾所希望的那样,"医团者,集医界之全体分子,以共谋医界之利益者,政府所当为者,医团有贡献意见督促施行之权,政府所不及为者,或非政府所应为者,医团有直接起而为之之权"[③]。因此,对于政府过多的监管和干涉,未能为医团权益给予法律保证反而视医团为政府之附属机关,医界感到极度的不满和失望,甚至埋怨严智钟等在卫生部内任职的医师"此时在官言官,未尝为医者设身处地地一想,他日归田下野复其开业医之生涯当感于立法之自弊"[④]。

---

① 严智钟系日本留学回国医学生,与以日系医学生为主的上海医师公会上层人员向有私交,这也是其向上海医师公会征求意见的原因之一。
② 宋国宾:《"医师会规则草案"评议》,《医药评论》1929年第19期。
③ 宋国宾:《医事建设方略》,《申报》1934年8月20日第17版。
④ 宋国宾:《"医师会规则草案"评议》,《医药评论》1929年第19期。

　　平心而论，上海医师公会向严智钟、刘瑞恒等人发泄对法规的不满未免也有失公允，[①] 法规的制定并非个人意志所能操纵，它既受着卫生部内各方派系力量纷争的影响，也受着立法院、行政院各方意见的制约，更是这一时期南京国民政府对人民团体监管不断强化的必然结果。相较这一时期中央政府对商会、同业公会、律师公会等其他人民团体不断出台和修订的管理法规，医师法草案中对政府与公会关系的这种界定就不难理解了。况且，刘瑞恒等人作为行政官员，其立场自与民间社团不同，虽然在制定具体医事政策时颇受各医团的影响，但在行政管理上仍须与国家方针政策保持一致。因此不论卫生部（署）内官员个人与各医团关系如何密切，并不能完全视为医团在政府中的代表或代言人。这种复杂的关系在政府对医师的管理上也得以体现，第二节将详细展开。

　　上海医师公会将对《医师会法》（草案）逐条反驳意见公开发表，在医界引起普遍共鸣，卫生部因而将草案留中不发，既没有按照上海医师公会的建议修改，也没有强行推行原有的严厉法规，这一状况一直持续到抗战以前都没有变化。这或许是卫生部（署）面临两难局面所作出的折中对策，但医界对此仍表示不满，认为"医师公会法一日未颁布，则医会之权责无所依据，而医会种种之设施无由进行"[②]。全国医师联合会则向各会员征求意见后草拟医师公会规则草案二十六条，提交给卫生署以期尽快制订医师公会法，其内容也体现了医界对医师公会的主要构想：一是树立医师公会的专业权威，如规定医事卫生各种法规之订定应征询医会意见，开业医师必须加入公会方准开业，医事讼案法官应咨询医会贡献意见以供参考，应明确会员应遵守之信条等。二是承认和接受政府的监管，如规定设立公会时应呈请该管官署立案，选举委员须呈报备案，并同意在应行设立医师公会在六个月内尚无设立之议决时该管官署得设立委员依该规则限期设立，医师公会之议决如违反法令会章或妨害公益时该管官署得取消其决议，情节较重者经卫生最高长官之审核得令其改选委员等。三是保障医团的相对独立性，如规定会员如果业务上有不正当行为或精神有异状不能执行业务时，应由该管官署交由地方医师公会审核后议决处理；医师

----

① 刘瑞恒此时任卫生部副部长，后代理卫生部部长。
② 《医师公会法亟宜颁布及关于该会法原则草案之意见》，《医事汇刊》1935 年第 24 期。

公会不服该管官署处分是经执监联席会之议决得依法诉愿等。① 这一规则虽对政府作出某些让步,但也进一步强化了医师公会的权威地位,并没有被政府所采纳,全国医师联合会只好自己拟就一套《医师公会组织通则》,期望能对全国各地区的公会组织提供示范。② 但直至抗战,政府再未出台管理医师公会的单行法规,政府对于医师公会的监管均按照人民团体的管理法规,医团与政府之间的关系也一直没能厘清,这也成为之后各医团与政府之间纠葛不断的潜在原因之一。

三 医师团体的联合与分化

民国时期专业团体的发展过程中,一直存在着联合与分化两种旋律。一方面,各团体之间,存在着千丝万缕的联系,各医团之间的团结和合作一直成为医界中重要的旋律;而另一方面,医界早已存在的派别林立的繁杂局面仍在延续,医生之间由于出身、学识、观点、利益不同,产生分化乃至对立屡见不鲜,西医群体的崛起又使得医师内部的关系显得更加凌乱复杂。这两种旋律交织着,构成了中国社会中专业医团发展的重要特点。

(一) 中西分野愈加明显,中西医团日趋对峙

清末的医界,中西医尚未出现截然分立的情形,那时的西医界专指外国教会医师团体,中国医界并未和教会医师团体发生冲突,这一方面是因为西医在中国尚属为数不多,也不存在职业竞争问题。另一方面也是因为当时科学的话语权还远未有五四后那样强势。一些教会医校毕业的中国籍学生人数极少,而他们也有兴趣加入中医发起的医学会,如早期的西医人物俞凤宾、汪惕予等均为中国医学会成员。医学报刊多不冠以中西字样,其中的内容也中西兼备,如1908年在汪惕予主编的《医学世界》、1908年何廉臣主编的《绍兴医药学报》、1910年丁福保创办的《中西医药报》,等等。各医学团体亦多统称为医学会,如上海医务总会、神州医药总会,等等。只有教会团体及报刊才冠以"西"字,以示与"中医"有别。

进入民国以后,随着中华医学会和中华民国医药学会的成立,西医团体的声势日益壮大起来。在此之后的西医团体,旗帜鲜明地表明自己不同

① 《第一次会议记录 附医师公会规则草案》,《医事汇刊》1936年第27期。
② 《全国医师联合会公布两条文》,《社会医药报》1937年第4卷第5期。

于"中医"的特征。如中华医学会即表明为"集合曾受科学训练而合格之医师为整个之组合",将自己与不科学的"玄医"区分开来,早先加入过中国医学会的俞凤宾等人此时已成为西医团体的骨干力量。面对西医团体的冲击和竞争,中医团体也更加强调自己的身份,新成立的团体多称自身为"中医学会"或"国医学会"等,而原来成立的学会则纷纷更名。如神州医药总会更名为"神州国医学会";1911年于浙江吴兴成立的"湖州医学会"在民国后几经改组,更名为"吴兴县国医公会"。① 职业公会出现后,这一趋势愈演愈烈,双方的隔膜和分歧也愈来愈大,如上海医师公会就被认为是"反中医色彩最浓的组织"②。

但与此同时,中西医团的日趋分立并不能一概而论,无论是医学团体还是职业公会中都仍存在着融合的潜流。中西医药研究社是为数不多的兼容中西的医学会,它的宗旨是"集中国内医药人才,研究中西医药,以期中国医药学术之改进",并力图"完全以真理为标准,摈除各种派别上之私见",只要对中西医药确有根柢,曾有有价值著作发表者便可介绍入社,③ 因此其会员中既包括有朱恒璧这样西医界的领军人物(曾任中华医学会会长),也包括像张赞臣这样上海中医界的骨干力量。④ 它在进行中西医学的交流研究的同时,也进行着中西医界的沟通,因而具有重要的代表意义。

另一个典型的例子是中华西医公会。虽然其名称上表明了其"西医"的身份,而实际上这一西医职业团体与中医界有着千丝万缕的联系。其中大多数会员既为人打针注射,同时也开药方卖膏丸,以"中西兼治"为揽客招牌。更令人惊异的是,该会主席钱龙章并非医界人士,而是上海当地名流,同时长期担任上海中医学会的执行委员,该会因而和中医团体之间也一向是相安无事。可见,中华西医公会也并非如它名称上标明的那样"纯粹"。

然而,这种融合在民国时期一直没能成为主流,中西医团逐渐分裂成界限分明的两大阵营。这也加剧了民国时期中西医之间的冲突,本书将在第三章加以详细论述。

----

① 甄志亚:《中国医学史》,人民卫生出版社1991年版,第512页
② 赵洪钧:《近代中西医论争史》,安徽科技出版社1989版,第121—122页。
③ 《本社章程》,《中西医药》1935年第1卷第1期。
④ 《中西医药》社员录1935年第1卷第1期。

（二）组织重叠但派别分化严重

上海医界内林立的各种专业团体，有些是学术团体，有些是职业团体，有些则介于两者之间。它们的组织和会员也多有重叠。如不少著名中医兼任中医学会、国医公会、神州医药总会的负责人，而上海医师公会的不少委员除了在中华医学会和中华民国医药学会担任主要职务外，也是全国医师联合会的主要负责人。中华医学会的会所里面，除设有中华医学会的总办事处外，同时还设有中国防痨协会、中华麻风救济会、全国医师联合会、上海医师公会、中华牙科学会、中华护士协会（上海支会）、法医研究所（上海办事处）、上海公共卫生学会、上海节育指导所及花柳病诊疗所等团体机构的办事处。① 各机构之间的联系，可想而知。因此，各个中医团体或西医团体之间往往过往甚密，在维护行业利益时也常常互为支援。同时，虽然不少团体内的成员以上海地区执业的医生为主，但却不限于仅维护上海地区医师权益，在参与各种全国性事件中往往出于领导地位，因而在全国医界中有着极大的号召力和影响力。

虽然中西医界各自内部的医团有着密切的关系而交流频繁，但是派系之争和门户之见在中西医界内都普遍存在，对各医团之间的合作和交流都带来了负面的影响。

西医团体的林立首先便与英美派和德日派之间的分歧密切相关。所谓英美派和德日派西医，实际上都是由西医的培养渠道不同所造成的。德日派西医主要指的是从日本留学回来或在日本在华所办医校毕业的医学生。由于日本从明治维新之后，西洋学术发展很快，同时距离我国较近，文字相通，留学费用较少，因此去日本留学的中国人很多。而日本风俗人情同我国社会比较近似，所以留日回国者与留学欧美者相比，一般是易于在社会上开展工作的。他们一方面参加中央卫生行政机关，另一方面在地方上创办了若干医学院校和医院。袁世凯为练兵所设的北洋陆军军医学堂和以后各省所办的几个军医学校、军医训练所及军医训练班等任教的教员基本上都是日派西医，加上日本人在各地所设的医院和医学堂，培养出不少中国的西医，构成了日派西医的主干。由于日派西医所办的医学校和训练班等所采用的学制和教科书等都来自日本，而日本的医学院校在明治维新以后几十年间完全采用德国的医学教育制度，以德文为教学用语，因此，我

---

① 施思明：《1937 年总干事报告》，《中华医学杂志》1937 年第 23 卷第 5 期。

国留日学医者回国后与德国医学校学医者比较接近，这也是德日派西医称谓的形成原因。中国人直接往德国留学学医的人并不多，德派西医主要是从德国人所办的同济大学医学院、私立同德医学院等医校毕业的。由于从19世纪末到20世纪初，德国现代医学科学的发展是比较领先的，因此德日派西医在中国特别是上海数量众多，名气颇大。

英美派西医则是那些从英美教会医院、医校以及北京协和医学校等医校毕业的毕业生。由于教会医院主要是英美系统的，在19世纪末已达80多所，其所办的医校数量较多，师资、设备和规模都较好，特别是北京协和医校，训练出大量的水平较高的西医人员。因此，人数多，力量较强。

另外，也有法系、比系医校培养出来的西医，但人数不多，因此，在派别上也不甚明显。

欧美日本各国的现代医学在科学理论和技术上是一致的，但是在每一个独立自主、经济相当发达的国家里，各有各的医学教育制度，各有各的卫生医疗组织系统，各有各的风俗人情。中国留学者受了英美德日法等国家不同的医学教育，并受了各该国生活习惯的影响，而当时的中国政府没有建立起适合于中国社会的统一的医学教育制度和卫生组织系统并将他们纳入轨道，他们于是又各自成群，各自创办了不同制度的学校和不同规模的医疗卫生机构而形成了各种派别。如在英美系的课堂里，主要用英语交流，不少中国学生不但在学校、医院用英语，甚至日常生活也惯用英语，在公开的学术团体活动场合，多用英语作报告。① 以英美系西医为主的中华医学会每年的学术报告多是用英语作的，不熟谙英语的医生很是有意见，却没有在会场上公开反对过，恐怕因为自己不熟悉英语而有自卑感。

相应的，日人所办学校用日语或德语教授，德人所办的学校用德语教授。由于各派医师"以不同的语系来教育自己的学生，英美系和德日系医师间颇有界隙与角力，因而无法形成有规范力的专业共识"②，同时也造成中国西医界内日德派与英美派对峙及竞争的事实。

中华医学会是由中国人自己发起组织的、历史最久的全国性西医学术团体，但因为其"创始人及其成员多为留学英美或英美教会在我国办的

① 金宝善：《旧中国的西医派别与卫生事业的演变》，《文史资料选辑》1985年第101辑，第130页。
② 雷祥麟：《负责任的医生与有信仰的病人——中西医论争与医病关系在民国时期的转变》，《新史学》2003年第14卷第1期。

医校毕业生",① 从博医会分化而来,具有强烈的亲英美倾向。从抗战前中华医学会的历届会长可以看出,无一不是来自英美的留学生,这十位会长是:颜福庆(1915—1916)、伍连德(1916—1920)、俞凤宾(1920—1922)、刁信德(1922—1924)、牛惠霖(1924—1926)、刘瑞恒(1926—1928)、林可胜(1928—1930)、牛惠生(1930—1932)、林宗杨(1933—1935)、朱恒璧(1935—1937)。

而中华民国医药学会主要由留日医学生组成。虽然表面上许多著名的会员是同时加入两会的,该会与中华医学会之间长期存在着一些矛盾和隔阂,加入该会的还有北洋、陆军医学堂毕业的学生,该会的入会资格相对而言比中华医学会要宽,故早期会员比中华医学会多。

全国医师联合会在组织之初,本意是打破派别的分立而实现医界的大联合,但由于主要执委均为德日系医师,遂被认为是德日派医师操控之团体。②

派别的存在不仅造成医团的分立,而且给中国的医疗卫生事业的发展带来了不良影响。"某派上台则某校被停闭矣,某机关转移矣,某某被停职矣,亦俨如军阀之占地盘。"甚至出现种种奇怪现象:"今有一医学毕业生赋闲于此,欲求一服务之所。然今日吾国之医院或机关,有以英美校出身主持者,有以德日派出身主持者,则必问曰尔属何派出身,同派则收,异派则拒。如果非其派,不将其流离失所乎,或虽勉强收容异派之人,而待遇显分轩轾。"当时就有人提出异议:"夫按其程度与经验之优劣,以定待遇。人孰得而议之。若仅依其娴习何国语言文字以定标准,不亦为轻视医术而重视派别之证据乎。"③ 宋国宾也颇为担心地说:"同一新医,而有着若干的派别,同一性质,而有着若干不相统属的团体,背道而驰的在互相倾轧着,政府呢?在这种情形之下,有些顾此失彼了!甲团体的建议,乙团体是未必赞同的,于是政府有所顾虑,索性不理了!人民呢?对于新医本无十足的信仰,现在看见医界的情形,是这样的不一致,那么所谓信仰者,格外的打了折扣了",因而主张在西医界建立一个同一的专业团体。④

派别问题的存在,中华医学会和中华民国医药学会的并立,西医界内

① 赵洪钧:《近代中西医论争史》,安徽科技出版社1989版,第104页。
② 谢筠寿:《吾所希望于全国医师联合会者》,《申报》1934年1月1日第22版。
③ 快庆:《对于本届医师大会之期望》,《社会医药报》1934年第2卷第1期。
④ 宋国宾:《理想中之中国医团》,《申报》1934年5月7日第15版。

有着不同看法。庞京周对此不以为然，认为所谓派别问题，"并不是我医界单方面，自己彰明较著的称呼的，乃是一半由社会给予我们的"，而且"新医团体的大政方针，莫不相同，至多不过习惯上的举动，和局部的办法，或则一二人的宗旨有些参差罢了，并不是意见分歧，党同伐异"①，中华医学会和中华民国医药学会完全"可以在一个国家里交换意见而得到更妥善的办法呢"②。陈方之则对此比较悲观，认为医界内部不仅派别分歧，而且意见水火，甚难团结一致。③ 但更多的人，则是对西医界中存在着的派别问题感到忧心忡忡，认为要挽救中国医事之混乱纠纷，必须从现打破派别入手，然后才可以精诚合作，共谋进步。更有人大声疾呼，"为什么中国人要顶着外国头衔？中国人的头上戴一顶外国帽子，未免有碍观瞻吧！……医国医民，还从我们本身医起。同志们，快快地取消成见，牺牲这个不光荣的头衔，摔掉这顶外国帽子吧"！④ 中华医学会会长牛惠生也认为，"中国医事团体骈枝，机关不一，而足以使整个之医界四分五裂，对内对外均感困难，凡关于医界事件之发生，社会既无从咨询，政府又不能衡鉴"，⑤ 并谋求在西医界内组成一个统一的专业团体。于是，在西医界有识之士的推动下，中华医学会在 1931 年与博医会合并之后，又于 1932 年与中华民国医药学会合并，使得中华医学会成为中国近代西医界内规模最大的医学会。但英美派与日德派之间的矛盾却没有随着团体的合并而消失，在卫生行政上和医学教育上仍然存在着竞争。

在职业公会方面，不同团体之间也存在着分歧。由于上海医师公会的成员必须是正规医校毕业的医师，因此上海地区那些出身医院看护等非正规医校毕业的西医组成的中华西医公会，"遥遥与上海医师公会对峙"⑥。双方对彼此都很不以为然：中华西医公会对于上海医师公会所设立的入会门槛极为不满，认为其故作姿态，而上海医师公会也向与中华西医公会划清界限，视其为杂医。庞京周甚至公开指出，中华西医公会"最初分子，固不乏技术尚佳，职业多年之看护生，或则各院之所谓实习生等人，然其

---

① 庞京周：《为宋国宾先生理想中的中国医团进一解》，《申报》1934 年 5 月 14 日第 17 版。

② 庞京周：《学会有重大使命》，《中华医学杂志》1934 年第 20 卷第 4 期。

③ 宋国宾：《关于"理想医团"答复庞陈二先生》，《申报》1934 年 5 月 21 日第 15 版。

④ 菊人：《谈医派》，《医药评论》1933 年第 99 期。

⑤ 牛惠生：《中华医学会大会演词》，《医药评论》1932 年第 95、96 期。

⑥ 庞京周：《上海市近十年来医药鸟瞰》（连载），《申报》1933 年 6 月 26 日第 13 版。

入会资格无依据（作者尝以会员录为证，皆未标明出身），而又处于混沌医药界之中，久而久之，内容尤杂矣"。① 言语间不免也有些轻侮，自然也遭到不少中华西医公会会员的强烈反感。

中国的中医界在 1929 年全国大抗争活动之前，则处于各自为政，处于一盘散沙的境地。历代中医内部就存在着不同的学术流派，这些医理上的差别常常导致门户之争，以所承师法为界限，各执一词，互相攻击，这一状况在民国时期的上海依然表现突出。不同师承，不同流派之间往往互不买账，各个医学会之间也互成竞争之势，门户之见颇深，甚至因为学术观点不同而视同水火。如在上海名医祝味菊、徐小圃广泛使用温热药的手法与当时上海盛行的"轻清之风"相违，因而受到当时在上海占主流的温病派中医的非难和排挤。②

中央卫生委员会及卫生、教育二部的限制案发布后，中医界深感面临存亡关头，于是改变过去竞争的态度，转采联合的做法，全国医药联合会便是在这种情况下产生，中医界也出现了短暂的联合。1929 年 3 月，在上海召开的全国中医药团体代表大会决议组织全国医药永久机构，定名为"全国医药团体联合会"，成立时即有医药团体 132 个，宣告成立后，又有 22 个医药团体加入③。全国医药联合会虽然规模遍布全国，但各个团体之间的联系实则相当松散，仅在向政府抗争时互壮声势，在 1931 年被政府解散之前并无实际性的合作，执行委员及监察委员仅流于按时选举罢了，常委流失严重。在上海地区，神州国医学会和上海中医学会两大主要医学会虽然有不少相同会员，但双方仅有礼貌性的交流，当 1930 年上海党部令其与中医协会合并时，两会都表示反对。神州医药学会提出其为学术团体，与中医协会职业团体性质不合，不宜合并为由，拒绝合并，其中不少委员甚至以退出中医协会相威胁。然而对不宜与相同性质的中医学会合并的理由却避而不谈，④ 被人讥为"终年不开一会，均由一二人所操纵"⑤。最终，两学会通过改组避免了与上海中医协会的合并，但两学会

① 庞京周：《上海市近十年来医药鸟瞰》（连载），《申报》1932 年 12 月 26 日第 15 版。
② 农汉才：《近代名医祝味菊史实访查记》，《中华医史杂志》2004 年 7 月第 3 期。
③ 《全国医药界留沪代会会议》，《申报》1929 年 12 月 9 日第 14 版。
④ 《上海中医学会重要启事》，《申报》1930 年 11 月 3 日第 3 版；《市民训会常委之谈话》，《申报》1930 年 11 月 6 日第 14 版。
⑤ 《市中医协会前晚大会》，《申报》1930 年 11 月 3 日第 14 版。

仍然各行其是。民国时期，正统中医与改良中医之间，不同师承之间、不同流派之间，始终有着明显的界限，这也阻碍了上海中医各团体的深入合作，虽然为了共同利益而有短暂的联合，但并不牢固，因而并没有因此形成凝聚的力量，也就没有为中医界的发展作出更大的贡献。

由于学医渠道或出身的不同而形成的不同派系，成为造成中西医界中团体林立现象的一个重要原因，并一直伴随着医师群体发展始终，成为不少有识之士力图解决的问题。其不仅阻碍了各类团体的深入合作，分散了人力物力，而且对于医政方针往往处于不同的立场而意见不一，各种政令的制定和实施也因而更加混乱，也给医师群体的专业化带来不利的影响。

（三）学术团体与职业团体逐渐分立但关系密切

中国医界内学会的形成普遍早于职业公会的成立。各类医学会除了讨论学术之外，亦有维护会员权益的传统，溯至清末民初兴起的各类医学会的日常会务，常常包括为刑事案件（或医疗案件）的审理提供医学方面的依据，调解会员之间的纠纷，与官府交涉，以维护学会及会员权益等事务。

中华医学会和中华民国医药学会成立后，中国西医界内一切对外交涉，对内自治，也全都由这两个学会负责。由于西医人数的迅速增长，组建以对保障医师执业权益为中心的职业公会的需求也日益迫切。而当蔡禹门与夏慎初医师会同牛惠霖、牛惠生昆仲，以及俞凤宾医师讨论发起组织中国医师公会时，牛、俞等人均认为以英、美各国仅有学会，并无医师公会，似乎并无成立之必要，后来由于徐乃礼、吴纪舜、庞京周、吴忆初等医师加入研究，才得全体同意，于1925年成立上海医师公会，公举余云岫为会长，蔡禹门为副会长。[①] 当上海医师公会征求会员时，上海不少正式医师，仍认为公会可有可无，并不踊跃加入。[②] 有的医师甚至提议医师公会要像律师公会那样强制医师加入，但律师出庭和医师自行开业有着很大的差别，这一提议最终没有实行。直到淞沪商埠卫生局举办医师登记之后，医师公会的作用才逐渐受到医师们的重视，会员数也逐步增加。之

<hr>

① 孙伯亮：《记西医蔡禹门》，《上海文史资料存稿汇编·教科文卫》第10辑，上海古籍出版社1991年版，第454页。

② 庞京周：《上海市近十年来医药鸟瞰》（连载），《申报》1933年6月26日第13版。

后，上海医师公会受到各地仿行，遍设各地医师会，并在 1929 年号召成立全国医师联合会，对内进行行业自治，对外与各方交涉，逐渐发展成为较成熟的职业公会。

虽然上海医师公会一开始就标明自己是职业公会，但交流学术、增进会员医学新知也是其重要的会务，常举办医学讲座、讲习班等，因此也包含有医学会的部分工作。当时各地成立的各种医药学会、医药协会等则都是兼有学术团体和职业团体的性质的。全国医师联合会成立后，其性质也被认为是"兼有学术团体和职业团体二者之性质"。① 而在医师公会及联合会成立之后，中华医学会在与政府交涉登记问题、处理会员医疗诉讼方面都开展了积极的活动，因为成立时间长、规模大，而具有极大的影响力。加上如前文所说两者在人员和机构上都多有重叠，交往甚密。因此，在处理此类事务时常与上海医师公会及全国医师联合会也经常与其协作，相互照应。

由此可见，医学会与医师公会之间并没有截然分立，大家普遍认为，中华医学会是以学术为主，兼顾职业的，而医师公会以职业为主，而兼顾学术的，而且医师公会含有各地方的单位性质，在人数较少不能成立公会的地方，医师还能享受到学会总会的权利。② 对比一下中华医学会上海支会的宗旨和上海医师公会的宗旨，就可看出两者的联系。

中华医学会上海支会宗旨为："本会以推广医学知识增进医学科学，维持医界高尚道德，保障医界正当利益，促进会员间之友谊为宗旨，并与其各种医事机关合作以求上列各项目的之实现。"③

上海医师公会的宗旨为："共策学术之进步，勖勉医师之道德，促进及协助地方行政机关办理公众卫生事宜；保障会员职业之权利发挥互助精神。"④

虽然一个为学会一个为公会，但两者的宗旨极为接近，从宗旨上很难区分他们是学术团体还是职业团体。因此西医界也有人呼吁将中华医学会、中华民国医药学会和中国医师联合会三者合并成一个统一的医团以壮

---

① 宋国宾:《勖全国医师联合会》，《申报》1934 年 1 月 1 日第 21 版。
② 庞京周:《上海市近十年来医药鸟瞰》（连载），《申报》1933 年 7 月 3 日第 13 版。
③ 《上海支会执委第一次会》，《中华医学杂志》1933 年第 19 卷第 1 期。
④ 《上海医师公会会章》，《医事汇刊》1931 年第 7 期。

大力量,① 曾任中华医学会会长的朱恒璧也希望两者能够通力合作:

  人民团体计分两种:一为文化团体,一为职业团体。此种分野,有可通者,不可通者;例如医师团体,及为不可通之一。医学会为学术团体,医师公会为职业团体,不知医学会会员全为医师,是学术而兼职业者,医师公会会员,亦全为医师,是职业而兼学术者。职此之故,医学会所办事业,除提倡学术外,兼及业务问题,而医师公会所办事业,除注意业务外,亦兼研究学术,骤视之,两者不同,而核其实际,则此通于彼。会员之分子既同,所办之事又同,人力财力,两不经济,此虽限于政府功令,碍难修改;然医界本身,当谋所以善处之者。夫善处之道,惟有各地医学会与医师公会作密切之联络,若研究学问,则共同研究,若办理业务,则共同办理。如此,则人力物力,节省不少;而对内对外,自能一致,同是医师,何不出此?况依现在状况而言,医师在一地域,即须缴医学会之会费,又须缴医师公会之会费,出两重会费,未见有双重利益,按之义务权利原则,殊失公平,苟能合作,裨益医界,定非浅鲜。②

  中医界内也是一样。在中医公会出现之前,中医一切事务,无论学术职业,都由医学会负责,甚至在中医公会出现后,医学会仍习惯处理某些职业上的事务。因此有些学会的团体性质受到质疑。如在 1930 年上海党部就认为神州国医学会"历年举措与其会章第二第三各条所载研究医学原理等宗旨不符,如定期开会,研究医药原理,创办医药专门学校,出版医书报,筹办医院,建设图书馆,遍寄医药讲义,举行全国医药展览会或陈列所审查医药专门名词,确定统一标准,改善制造药丸散(粉?)化验法,宣传公共卫生,防疫设计等项,均未曾一一举行,而其重要工作,仅每年处理代各中医向卫生局登记二次,或日常亦有工作,又不过调解同业问题与职业上之纠纷案件而已,是其名为学术团体,而实际上仍系职业团体",因此命令其及上海中医学会等医学团体与中医协会合并。③ 神州国

---

①　宋国宾:《理想中之中国医团》,《申报》1934 年 5 月 7 日第 15 版。
②　《本会第四届大会朱会长恒璧演词》,中华医学杂志 1937 年第 23 卷。
③　《市民训会常委之谈话》,《申报》1930 年 11 月 6 日第 14 版。

医学会及上海中医学会等均表明自己是学术团体，而中医协会为职业团体，两者性质不同，坚决反对合并。经过反复交涉，上海党部下令两者改组，中华医药联合会、神州医药学会"确定研究学术为宗旨，关于所属会员开业及业务上纠纷之保障，应概归入中医协会办理，该会不得干预，并着嗣后专志研究学术"①，而中医协会遂改名为国医公会，并标明自己为"全市唯一的国医界职业团体，以保障同业业务、调解同业纠纷为专责"②。至此，中医界内学术团体与职业团体将各自权责作了初步的整理，但在中医登记等与政府交涉等重大问题上，国医公会仍需与各医学会合作进行，神州国医学会、上海中医学会仍参与某些职业事务，这在下节将有详细论述。

由此可见，民国时期的中国医界，对于学术团体和职业团体的区别已经有了明确的认识，学会和公会的工作也各有侧重，同时也有所重叠。这或许是医学专业的特殊性以及医团的发展历史所造成的。一方面，这种会务的交叉可能造成力量的分散、人力财力的浪费，另一方面也成为双方加强合作的基础。事实上，各类医学会和医师（国医）公会相互作用，也是近代医师群体专业化进程中重要的推动力量。

第二节　医师的登记与注册

对医师的资格认证，是医师管理的核心内容。因此，民国以后，医师的登记和注册成为医界团体和各级政府共同关注的问题。中央政府及地方政府不断地尝试对医界进行管理和整顿，而力量不断壮大的医界团体也表现出愈来愈强烈的专业化诉求，两者的互动和对话一直贯穿在医师登记的过程中，共同影响着医师群体专业化的进程。本节力图通过对医师群体的登记与注册问题的探讨，勾勒出医师团体对专业化的不断追求和民国政府对医师群体不断调整及加强管理以及两者在医师群体专业化进程中的交互影响。

一　医师管理之渊源

虽然医师或医生的概念前后有着明显不同，但从西周开始，我国就已

---

① 《两医药团体准予另行设立》，《申报》1930 年 11 月 2 日第 14 版。
② 《国医公会公告》，《申报》1930 年 12 月 18 日第 3 版。

经建立了一种独特的医政组织和医疗考核制度。当时的医师是掌管医事政令最高负责人,除为王室与卿大夫治病和掌管国家医药之政令外,还负责各地疫情,并采取相应措施加以预防和治疗。医师之下,设有士、府、史、徒等专职人员,他们各有专任,年终由医师考察医生们全年医疗成绩的优劣,以制定他们的级别和俸禄。[①]

宋代以后,中国已经逐渐形成了一套医学的官方教育体系,对医生训练、遴选与鉴定,要求十分严格,并形成较为完善的考试制度。但这种鉴定和考试,都是针对医官,所谓"考官不考民"。医官主要是御用或为少数官方人士服务,只有少数服务民间的活动,如瘟疫爆发期间的施医散药等。而真正负责民众医疗的民间医生,则没有任何资格认证和考核,仅以"悬壶"为标志。清代以后,随着医学教育制度的松散,医学界的杂芜现象愈演愈烈。医生的来源多种多样,除了部分医生属世代行医或弃儒业医外,更多的则属混入医疗业,以此充当谋生手段而已。有识之士曾感叹:"黄帝而后,代有作者,推波助澜,曲尽其妙,何以沿流至今,降而弥下?仅为此无业游民,作糊口计也。吾言至此,沉沉其袭心,几不知泣涕之何从矣。"[②]

医界内的这种失范状态在近代以后愈演愈烈,引起了社会各方的关注。随着西学东渐的深入,在西方主要资本主义国家已确立的"国家医学"思想也传到了中国,它要求国家对保障公众健康负有主要责任。为了全民利益,国家有权利和义务将卫生学的观念及公共卫生措施加于个人身上,[③] 这一思想给中国社会发展和政府的改革都带来深远的影响。西方现代医疗体系作为西方社会制度的重要组成部分逐渐开始进入某些政府官员和士大夫们的视野。西方各国"非专门名家历经考试,该国未能给凭诊治"的医师管理制度就给李鸿章留下深刻的印象;[④] 郑观应、梁启超等维新人士更是广泛呼吁学习西方的医学教育体制、医疗管理体制,广设医学堂、医会、医院来提高中国人的体质。[⑤]

随着政府官员对西方社会制度的了解逐渐加深,以及各种改良、维新

---

① 甄志亚主编:《中国医学史》,人民卫生出版社 1991 年版,第 56 页。

② 《论中国前途与医学之关系》,《东方杂志》1905 年第 2 卷第 6 期。

③ 余新忠等:《瘟疫下的社会拯救——中国近世重大疫情与社会反应》,中国书店 2004 年版,第 275 页。

④ 《李文忠公·奏稿》,《近代中国史料丛刊》,文海出版社 1983 年影印本,第 2261 页。

⑤ 《郑观应集》(上)卷十四,"医道",上海人民出版社 1988 年版,第 520—524 页;梁启超:《医学善会叙》,《饮冰室文集》(二),第 69—72 页。

思潮的冲击和影响,仿效西方医事管理制度已成为当时国家的改革规划不可分离的一部分。清末新政时期,中央政府相关部门的职权中开始出现卫生行政内容,在地方上也设有相关部门掌管卫生事宜。自此,我国开始借鉴西方逐步设立现代卫生行政体系。医师的管理制度作为卫生行政的重要内容,也在政府的谋划中,一些地方政府还对此进行了初步的尝试。

如在光绪年间,江宁府知府柯逢时在南京实行考验中西医,应考的中医有七百余人,只取了一百多人,西医四十余人,只取了十余人。但随着柯逢时的去官而没有真正实行。之后清末两江总督端方也曾组织医生考试,按考试分数将参考者分列最优等、优等、中等、下等、最下等五等;考取中等以上者,给予文凭,准其行医;其下等最下等者,不给文凭,不准行医。① 其被认为是中国近代意义上的资格认证、医学职业考试之肇始。但随着清王朝的寿终正寝,这些举措也无疾而终。

民国时期混乱的医疗市场不仅未得到改善,反而更趋严重。对于医疗市场混乱、庸医横行的状况,社会民众苦不堪言。有人描述上海医师资格的混乱时就抱怨:

上海的特色之一是医生多。各马路各弄堂,到处都可以看到挂着××医院××医生的招牌。这大约是因为上海居民众多的缘故。但上海这许许多多的医生,其中正式的医生虽不少,而没有牌子的医生也很多,这些没有牌子的医生,大都是实习生、药局生、看护、助手等出身的,或者读几年医学而未毕业者,还有就是江湖医生。他们既没有相当的医学知识,治病又尽以营利为目的。病人受害,实非浅鲜。我们常见一班江湖医生,为人治病,每自夸其医术怎样高明,能起死回生。实则视人命如草芥,随便下药打针。病人之因而丧生的真不知有多少。②

因此,朝野上下要求政府考核医师资格,取缔庸医的呼声不绝于耳。1916 年,浙江省议员曾铣曾针对一般目不识丁者,"滥竽其间,有方书全未问津,仅记数种汤头即行营业者,或以药店老略知几种药名亦冒充医士者,小则贻误个人生命,大则摧残人种,似此草菅人命、殊乖人道主义"的现象,提出医生营业规则 13 条的议案。③ 这一议案一经公布即得到不少人的

---

① 陈邦贤:《中国医学史》,商务印书馆 1937 年版,第 217—218 页。
② 《取缔庸医》,《申报》1935 年 5 月 6 日增刊第 1 版。
③ 杭州医学公会编:《杭州医学公会会刊》1916 年第 2 期。

响应。可见，对医界进行规训和整顿在政界拥有不少的支持者。

　　辛亥革命之后的中国政府不仅延续了清末以来强国强种的目标，而且更加明确了现代国家对生命财产负责任的诉求，所以也试图改变清代官员对医界的监管不负责任的状况。民国政府在组设其卫生行政机构之初，就将对医药人员的管理纳入其重要职责。1912 年北京政府在内务部设立卫生司时即明确将管理"医师药师之业务"列入其所掌事务，1923 年在广州的"南方政府"也曾出台过较为完整的管理医生条例。① 南京国民政府成立后，卫生部设立医政司，专职管理医师药师助产士看护士等监督事项。② 当有人以公民身份直接上书中央政府，建议政府"派精炼医学干员分赴各省县市，宣召医士一律依期到场应试，其试验及格者分别等第给予文凭，其不及格者严为取缔"时，卫生部也郑重表示"取缔庸医，诚为卫生行政要务，取缔之法首在厉行登记"。③ 这表明政府已明确了国家对于监管医界的责任，并将医师登记作为其重要的卫生行政事务。

　　实际上，各地方政府在推行卫生行政事务时，也逐渐认识到规范医师管理，确定医师资格的重要性，并根据本地实际情况做一些尝试。上海公共租界工部局在讨论推行传染病通告条例和毒药管理条例时，就展开过是否对医师资格进行认定的讨论，甚至曾草拟过具体章程，后因条件不成熟才放弃。④ 1923 年，淞沪警察厅应上海违禁药品管理局的要求，对上海地区行医者的情况进行调查，以确定允许购买麻醉药品的医师资格。⑤ 此外，杭州、广州等地都曾出台过相关规定，试图对当地行医者进行统计、登记和管理，以便取缔庸医。由此可见，从中央政府到地方政府都普遍认识到认定医师资格，规范医界的重要性和迫切性。

　　同时，民国时期医界也逐渐成为一支不可忽视的力量。随着医师人数的剧增，职业观念、合群观念增强，医界内各种专业团体纷纷出现。其

---

① 《内务部卫生司暂行职掌规则》，蔡鸿源主编：《民国法规集成》第 5 册，黄山书社 1999 版，第 165 页；《管理医生暂行规则》，蔡鸿源主编：《民国法规集成》第 5 册，黄山书社 1999 版，第 167—184 页。

② 《国民政府卫生部组织法全文》，《申报》1928 年 11 月 16 日第 2 版。

③ 《广东省灵山县第五区公民黄佐民上卫生部书》，1927 年，见《关于医师领照问题》，中国历史第二档案馆藏 2—1937。

④ 《上海公共租界工部局卫生处有关医师登记工作的早期历史文件（1902—1929）》，上海档案馆藏 U1—16—878。

⑤ 《省令调查领照医生》，《申报》1923 年 3 月 16 日第 15 版。

中，上海因其特有的经济、文化地位成为医团最集中、活动最频繁的地区，不仅有地方性的团体，也有全国性的组织机构。如中华医学会、中华民国医药学会、上海医师公会、全国医师联合会等都是西医界最具影响力的专业团体，而中医界则有神州国医学会、上海中医学会、上海国医公会等重要团体。这些林立的专业团体，既是医师群体专业化程度提高的标志，也成为维护本行业利益的代表。这些团体内的成员虽以上海地区执业的医生为主，但却不限于仅维护上海地区医师权益，在参与各种全国性事件中往往处于领导地位，因而在全国医界中有着极大的号召力和影响力。

职业意识的增强，专业化程度的提高，都促使医界更加重视职业规范和职业伦理。其中医事人员素质对提升整个医疗行业的水准，增强国力，至关重要。行医资格混乱，庸医横行，严重威胁到民众健康，影响了国民体质的提高，阻碍了中国国力的增强，众多抱有医学救国理想之医师为之扼腕。与此同时，医生品流芜杂的现象还损害了医界自身的利益。由于行医资格混乱，民众无从区分，对庸医的痛恨和不信任波及全体医师，医师的社会形象受到影响，医师的职业地位亦不受尊重。在医药市场上杂医伪药的坑蒙拐骗也影响到正规医师的营业，甚至"有时正式的医师反被排挤没饭吃"①。

因此，医界中不少正规医师也希望政府能取缔庸医，整顿医界秩序，建立医师职业认证制度。上海医师公会创始人之一蔡禹门就指出，"今世界之所谓强国，试入境而考其医政，则见凡习医者，其入学之初，选取绝严。凡大学预科毕业或高中毕业之颖秀者，几大半为医科所识拔。既入医科，必多其年月，严其考试。先基础课，继临床科，迨各科及格，再受国家之开业试验（在德国有虽得博士学位而未曾通过国家开业试验者，则不得代人治病），然后始可悬牌开业。其郑重者若是，此无他，以医者之责任与国家命脉关系甚重，不得不从严耳。回顾我东方老大国之新医界，则竟有所谓函授者，钞币若干，讲义数册，交易而退，稍间时日，仅得皮毛之皮毛。居然其形，悬壶问世，化学未谙丝毫而妄用剧性之剂，实习未尝梦见，遽为操刀之割。流谬种于无穷，视人民如草菅"②。

由于对西方现代医事管理制度了解的加深，医界中大多数人已经认识到政府对于规范医业的责任和权力。经历过清末医师资格考试的丁福保就

---

① 胡定安:《胡定安医事言论集》，中国医事改进社1935年版，第236页。
② 蔡禹门:《论函授医学之亟宜严禁》，《新医与社会汇刊》1928年第1集。

提出：选择医师的学识，关涉医师的准行与否，"是惟政府之责任政府之权力耳。故政府宜萃通国之医生而试验之，其试验及格者，给以文凭，准予行医。是即代齐民而任选择医师之责也"①。上海医师公会也明确表示"鉴别医之学问、干涉医之行业，惟政府之责任，政府之权力耳"②。

　　由此可见，到民国时期，无论政府、民众还是医界本身，在建立医师职业认证及管理制度和取缔庸医问题上，已存在着广泛的共识。但从后来的具体实施情况看，这一制度的建构却并不一帆风顺而且充满着争议。

二　中央政府与医师团体围绕登记之纷争

　　辛亥革命之后成立的北京政府和南京国民政府都已明确了效仿西方各国构建现代国家的目标，建立现代卫生行政体系成为其中不可或缺的内容。医师职业认证制度建立与否不仅直接关系到医疗市场的规范，国民健康的保障，而且还是其他重要卫生行政如传染病监控、生死统计、药品管理等的实施基础，因此被视为卫生行政的重要内容。北京政府时期，虽然中央还没有独立的卫生行政部门，地方的卫生机构更不完备，但中央政府已开始了登记考核医师的最初尝试。

　　1915 年左右，固安县中医张治河及前清太医院医生赵存仁先后呈文教育部，要求立即组织医生考试，考试及格者发给开业证书。随后，北京政府就是否举行医师资格考试征询中华民国医药学会的意见。该会创始人汤尔和于 1916 年呈文教育部，建议"博采东西成法制定规程，限以科目，公布海内，俾众周知，凡非学校出身必须此种试验"③。北洋政府决定采纳他的建议并着手准备工作，即进行第一次全国卫生调查，主要内容是调查医生。但是，1916 年调查表格发出后，大多省份不予理会，这次调查宣告失败，医药管理自然无从说起，中央政府也未能颁布医师管理法令。但刚成立不久的中华医学会仍为保障西医职业的合法性不断呼吁政府尽快对医师进行登记管理。1922 年，中华医学会再次为要求对医生执业进行注册而向政府请愿。④ 此时，医生人数的持续增长和卫生行政的深入也使

---

　　① 丁福保：《畴隐居士自传》，中华书局 1948 年版，第 32 页。

　　② 《上海医师公会呈内政部文》，《新医与社会汇刊》1929 年第 2 集。

　　③ 史全生：《中华民国文化史》上，吉林文史出版社 1990 年版，第 431 页。

　　④ Xu Xianqun, *Chinese Profession and the Republican State：The Rise of Professional Associations in Shanghai, 1912 - 1937*, Cambridge University Press, 2001, p. 138.

得中央政府感受到进行医师登记的必要性。因此在这一年,北京政府颁布了《医师(士)管理法令》,开始实施中央政府规范医业的第一次尝试。这套法令分中西医两套,西医称医师,中医称医士。

《管理医师暂行规则》规定凡具有医师资格者,应由内务部发给医师执照。其未经核准给照者,不得执行医师之业务。凡年在二十岁以上,具有下列资格之一者,方准发给医师执照:

（一）在国内官、公、私立医科大学及医科专门学校医科毕业,领有毕业文凭,经教育部核准注册或给予证书者。

（二）在外国官、公、私立医科毕业,领有毕业文凭,或领有医术开业证书,经教育部核准注册或给予证书者。

（三）在本规则未颁布之前,在外国私立之医学堂肄业三年以上,领有毕业文凭者。

（四）外国人曾在各该国政府领有医术开业证书,经外交部证明,认为适于执行医业者。

《管理医师暂行规则》中规定准发中医医士执照的资格为:

（一）曾经各地方警察厅考试及格领有证明文件者

（二）在中医学校或中医传习所肄业三年以上领有毕业文凭者。

（三）曾任官立公立医院医员三年以上,确有成绩及证明文件,并取具给照医师或医士三人以上之保证者。

（四）有医术智识经验,在本规则施行前行医五年以上有确实证明并取具给照医师或医士三人以上之保证者。

同时,《管理医士暂行规则》的二十五条还规定:"本规则公布满二年后,凡非合于本规则第三条一、二两项资格者,不发给医士开业执照。"[①] 即二年后中医除学校毕业或经考试外不得领证。为配合医师资格审查,北京政府还设立了医师医士资格审查会,以卫生司人员充任之。由于北京政府一直未能建立卫生部,因此中央政府决定将对医师资格考核作

---

① 《管理医师暂行规则》、《管理医士暂行规则》,中国第二档案馆藏 1001—72。

为社会秩序内容之一来管理，由内务部及其在地方上的下级机关，也就是警察机构，负责实施这一法规。

　　由于北京政府对医界现状的调查并没有取得成功，其对医师资格的规定主要是来源于对西方社会现代职业制度的模仿，以学校教育为标准，其基本精神是符合现代职业制度建构原则的。同时，政府也注意到中医的特殊性，虽然也尽力将中医的资格审核纳入到现代职业认证体系中，但还是给予了一定的变通。此法规公布后，医界内却产生不同意见，虽然也有人表示欢迎接受，但大部分人主张缓行或取消。一时议论纷纭，莫衷一是。

　　例如上海的三个中医团体公开反对这个法规，并成立了江苏省中医联合会同盟，[①] 向省政府及上海警察局局长表达了对中医资格规定的不满。他们提出，在中医学校和传习所寥若晨星之时，以学校毕业为主要的登记前提并不符合国情，同时还认为对中医的考验也应由中医团体来主持而不是官方。[②] 不过中医界虽然对条规内容反对强烈，但也没有质疑该条规的合法性，承认"考验医士，先进国早有定例，吾人似无反对之必要"，因此最终主张在普及中医学校教育之前缓行此项条例或修改相关条文。[③]

　　相对于中医界的激烈态度，西医界的反应则要温和得多。这一方面是因为此法规对医师的认定资格是仿效西方现代医疗管理制度所拟，在法理上并无不当，西医界也承认其"名为考验，实则尊崇医业；名为取缔，实则护卫民生。凡属积学医家，咸当欢迎之不暇"。另一方面，也是因为此时西医的人数尚少，专业团体的数量和规模也远未及中医界此时的水平，力量较分散。但在同年 7 月北京召开科学名词审查会[④]会议时，与会的吴济时、俞凤宾、余云岫等西医联合致电内政、教育两部，认为中央在未对各地医师状况调查完成前进行医师登记操之过急，并反对由警察部门管理医生注册，抱怨毫无医学常识的警察在执行管理当中因不明事理而蛮横干涉、滋扰医家，对此"凡受高等教育者，均不甘心"。同时，他们也表达出对政府将中医作为独立而平等的医疗职业群体的不满，提出要以科

　　① 《管理医士规则之实施》，《申报》1922 年 5 月 27 日第 4 版；《反对部管医士条例之意见》，《申报》1922 年 6 月 14 日第 1 版。
　　② 《上海中医学会宣言书》，《申报》1922 年 6 月 12 日第 3 版。
　　③ 《医界联席会议》，《申报》1922 年 6 月 4 日第 15 版；《反对部管医士条例之意见》，《申报》1922 年 6 月 14 日第 14 版。
　　④ 科学名词审查会是由国内各个学术社团发起组织的学术性团体，民国时期召开多次学术会议以确定统一和标准化科学名词。由于起源于医学名词审查活动，该会成员中西医学者颇多。

学治疗知识作为考核中医的标准。①

北京政府对于医师登记的举措本身意在尝试，缺乏充分准备，警察机构由于不熟悉相关业务，缺乏医学常识，无法准确领会法令含义而在执行管理业务时常引发纷争，登记过程不免艰难而混乱。加上国内政局动荡，政府行政力量有限，因此在遭到医界的种种反对意见时政府也没有过多坚持，并同意医界提出的缓行要求。作为对中医团体反对意见的回应，政府又于1925年出台《中医医士管理规则》，放宽了中医登记资格的限制，还特别将中医团体成员列为登记资格之一。② 但当时的北京政府已危在旦夕，这一法规也仍然只停留在公布阶段。

尽管如此，北京政府所颁布的管理医师的相关法规，是中国第一部现代意义上的医师管理条例，对于医师职业认证制度的建立，有着重要的意义。国家作为对医师职业进行认证和审核的最高机构，其在法理上的地位已得到医界的承认。只是由于北京政府既缺乏管理和规范专业职群的经验，又无法获得地方上的有力支持，其登记政策的制定只能单纯模仿西方国家，以学校教育作为资格认证的唯一（或主要）标准，在当时医学教育不甚发达的中国显然是很难实现的。因此法规公布之后就遭到医界的反对而难以顺利推行。同时，北京政府时期内战频繁，中央政府始终没能形成控制全国局势的力量，从中央到地方都缺乏直接有效的管理机构，更无法形成相应的权威及强制性制约机制，未具备有效实施医师登记的条件和能力，因此实施效果是相当有限的，只有为数不多的医师在内务部进行登记。但这一思路却在南京国民政府时期得以延续和发展。

南京国民政府成立后，整顿医疗行业作为国民政府开展的一系列现代化建设计划的组成部分，再一次提到政府的日程上。虽然由政府出台法规以确定医师资格成为政府和医界的共识，但医师登记资格的宽严，仍然成为医师团体与中央政府争论不休的问题。

南京国民政府建立的第二天，国民党中央政治会议即决定成立民政

---

① 《医学代表致内教两部之代电》，《申报》1922年7月12日第15版。

② 《中医医士管理规则》第三条规定，凡年在30岁以上具有下列资格者得呈检给医生执照：一、在各省市曾经立案之公私立中国医药学校或传习所毕业领有证书，或在内政部立案之医药会会员，有著作论文、经学会准许并有该学会之证明书者；二、曾在公私立各机关医员医官、公立医学校医科教员或官、公立医院医士三年以上确有成绩及证明文件并取具给照医士三人以上之保证者；三、有医术知识在本规则施行前行医三年以上有确实证明并取具给照医士五人以上之保证者。《中医医士管理规则》，中国第二档案馆藏1001—72。

部，下设卫生司，掌管全国卫生行政。1928 年中央又改设卫生部，为行政院之一部。卫生部成立后，采纳褚民谊等人意见，设立中央卫生委员会作为卫生决策之议决机关，并向全国征调医学专门人才，最后聘定委员 20 人，其中既有卫生部部长部员及各卫生局长，也囊括不少西医医团的主要领导人，如胡安定、汪企张、牛惠生、陈方之、颜福庆、余云岫等，均为上海乃至全国医界的著名人物。对于卫生部及中央卫生委员会的设立，医界可谓"额手相庆"，认为医学专业人员将可以影响中央政府的医事政策，中国医事必将渐步入正轨。但由于中国政府所推行的卫生行政本身即来源于对西方国家体制的效仿，以西方现代医学思想的理论与实践为基础，因此中央卫生委员会所邀请与会的专业人士，均接受过西方现代医学训练，其中并无一名中医。这一成员构成特点势必将影响到该委员会议决相关问题时的意向，并带来一些新的争议。

表 2 - 1　　　　　　　　　1929 年中央卫生委员会委员一览表

姓名	与会身份	地址
胡宣明	铁道部技正	—
余严	中华民国医药学会上海分会长	上海
林可胜	中华医学会会长	北平
牛惠生	医师	上海
颜福庆	中山大学医学院院长	上海
宋梧生	医师	上海
褚民谊	中央执行委员	上海
胡定安	南京特别市卫生局长	—
胡鸿基	上海特别市卫生局长	—
全绍清	天津特别市卫生局长	—
黄子方	北平特别市卫生局长	—
何炽昌	广州市卫生局长	—
伍连德	东三省防疫总处总办	—
周君常	医师	上海
杨懋	陆军军医学校校长	—
俞凤宾	医师	上海
薛笃弼	部长	—
刘瑞恒	常务次长	—
胡毓威	政务次长	—
陈方之	技监	—

资料来源：《中央卫生委员会第一次会议汇编》中国第二档案馆藏 1—1929。

在第一次中央卫生委员会会议上,医师的登记问题成为讨论热点。《废止旧医以扫除医事卫生之障碍案》、《医师法之原则案》、《统一医士登记办法案》、《制定中医登记年限案》等多个议案均将医师登记作为重要内容。① 经过讨论,会议最后通过了关于中西医限制登记的决议。主要内容为:从事中医者,至迟应于1930年底前登记完毕,凡已悬壶行医之中医,即给予执照可终身行医;从事西医者,应于1929年底前登记完毕,凡开业三年以上的西医,准予登记,未满三年的,须经考试方予登记,两者一经登记即给予执照,并不追究既往之资格,一旦超过此期限,中西医皆不准再登记,而改由立案学校毕业者始能开业。②

中央卫生委员会制定医师登记政策的基本精神是在完全实现西方国家现代医师职业认证制度之前,逐步限制中医并促进西医的加速发展。因为北京政府时期已将中医学校排斥在学校系统之外,在中医界根本无"立案学校"一说,所以该决议意味着1930年之后再无中医之产生。③ 这实际上是效仿日本明治维新时期所进行的废止汉医运动。为了避免引起现有中医的反对,委员会对现有中医的登记资格不做任何限定,其宽松程度甚至超过对现有西医资格的限定。

但对中医界来说,这一议案比北京政府时期的条例更为严苛,无异于吹响废止中医的号角。为反对此决议案,中医界发起了声势浩大的全国性抗争及请愿活动,给刚刚稳定大局的南京国民政府造成了较大的压力。在西医数量相当有限,中国民众的医疗主要依靠广大中医的情况下限制或废止中医,显然是不合情理的,国民政府内不少政要也明确表示不赞同这一决议,甚至对中央卫生委员会引起如此波澜感到不满。各部门主要官员对前来请愿的中医代表表示,该议案不过是几个西医的一相情愿,并不代表政府的意见,因此决不会执行,并对中医在国计民生中的地位给予了充分的肯定。经此解释,中医界的抗争活动才暂告平息。④ 但如何使中医的登记符合现代职业认证制度的标准,却一直成为国民政府难以解决的问题,因而长期没有颁布任何关于中医登记的法令,而是令各地方酌情办理。直

---

① 《中央卫生委员会第一次会议汇编》,中国第二档案馆藏1—1929。

② 同上。

③ 教育部几乎同时也颁布了"中医校改称传习所,不在学制系统之内"的公告,说明其延续了北京政府的教育政策。《国内要电》,《申报》1929年4月19日第10版。

④ 陈存仁:《银元时代生活史》,广西人民出版社2007年版,第124—126页。

到 1935 年才在中医界一再要求下颁布《国医条例》，对中医的登记资格作出相应规定，又因不久后抗战爆发，中医的登记实际上并未执行。因此在抗战以前，中央政府整顿医界的重心仍放在西医方面。

但是，西医的登记也并非一帆风顺。关于西医的登记资格，中央卫生委员会通过的议决案原本并未作严格限定，实际上可以说是较为宽松。由于参与议案讨论者不少就是中华医学会、上海医师公会的主干成员，此议决案在很大程度上代表了大部分西医医团的意见。医界主张对现有西医登记资格的限定予以放宽，一方面是出于国情的考虑，在医学教育匮乏、医疗事业落后的情况下，必须确保相当的西医数量以推动现代医学在中国的发展，因而不能过于严格地限定西医的出身；另一方面也是出于行业利益的考虑，各医团将维护其会员的利益作为自己的首要职责，更不愿严格限定西医资格而威胁到会员的职业和生计。因此，卫生委员会主张在首次推行医师登记时对非学校出身但已有一定经验的医生一概予以收纳，然后通过补习训练和考试逐步提高这部分医师的医学智识，使“过渡时期已误于不完全教育者得有出路免其相隔，而卫生行政方面亦可以增加医师多所助力”①。由此可见，各医团在医师登记资格上的意见，既反映其在理想上的追求，也包含了对自身利益的考虑。

对于国民政府而言，取缔庸医，规范医疗市场已成为卫生行政要务，更倾向于将医师登记资格的限定作为取缔庸医的标准，而不是迁就医界的现实利益。② 很显然，政府与医界之间在这一具体问题的认识上存在着明显的分歧。同时，国民政府更多的是将中央卫生委员会看作咨询和建议机构，而不是医界所期望或理解的决策机构。由于废止中医引发的风潮已不可避免地影响了卫生委员会在中央政府内的地位和威信，其对医师登记资格的决议也被认为过于维护西医自身利益而有失公允。因此，在 1929 年国民政府公布的《医师暂行条例》中对西医登记资格的规定，并不同于中央卫生委员会的决议。其中重要的一项规定是：凡在国内外有案之公立私立医学专门学校以上毕业、领有毕业证书可以免试登记，除此之外均须通过考试才能取得登记资格。③

① 余严：《急须设法增加全国医师人数　以利卫生行政之进展案》，《中央卫生委员会第一次会议汇编》，1929 年，中国第二档案馆藏 1—1929。
② 《关于医师领照问题》，1927 年，中国第二档案馆藏 2—1937。
③ 《医师暂行条例》，蔡鸿源主编：《民国法规集成》第 40 册，黄山书社 1999 版，第 253 页。

这一条例实际上是 1928 年由内政部在北京政府相关法规的基础上修改而成,仍是仿效西方现代职业认证制度,将学校毕业作为标准,并重视考试在资格认证中的作用。从制度建构的角度而言,这一规定是符合现代管理趋势的,但在当时中国的具体国情下却缺乏可操作性。西方现代医学最初是由西方传教士传入中国的,因此最初的西医大都来源于教会所办医校或医院,并逐渐成长为中国本土西医的中坚力量,在社会上已有相当声望。由于政治或宗教原因,不少教会医校也一直未向政府立案,其中不乏如震旦大学这样的名校。登记条例中对"立案学校"的限制明确将这类医师完全排除在外。同时,虽然中国的医学教育得到快速的发展,但毕竟起步尚晚,公立医学院和在教育部备案的私立医校不过十来所。据估计,历年来的医科毕业生加上归国留学生总计也不超过 2500 人。[①] 即使是在医师数量最多的上海,符合这一标准可以登记的人数也相当有限,更别提广大内地了。

因此,这一法规公布之后,便引发了西医界的强烈反对。上海医师公会、中华医学会及上海支会、中华民国医药学会上海分会等医团多次召开联席会议,不断与卫生部进行交涉,请求修正医师暂行条例,并强烈要求参与医师法规的订立。卫生部一方面表示愿意考虑修改医师暂行条例,但另一方面也认为"查医药团体,系属私人组织,并非国家机关参与立法,无法律上之根据,本部将来于医师法草案拟定之时,可于报章上先行登载,以期全国学者均得发抒意见之机会,以作审定之标准"。[②]

上海医师公会、中华医学会等医团对卫生部的回复并不满意,遂召集全国医师联合会召开专门会议,以集中全国力量影响中央的决策。经过多次执监委会的商议,医联会决定拥护先前中央卫生委员会所作出的议决案,唯将最后期限由 1929 年改为 1930 年,一方面将此决定电呈卫生部,并在《申报》及《新闻报》封面上刊登对外宣言,以期扩大影响,另一方面推选代表赴京向当局面呈,并委托褚民谊向中央卫生部施加影响。[③]

---

① 陈方之:《医药教育大纲》,《中央卫生委员会第一次会议汇编》,1929 年,中国第二档案馆藏 1—1929。

② 《新医界反对医师登记暂行条例》,《申报》1929 年 8 月 20 日第 13 版。

③ 《全国医师联合会第一次全国代表大会记录》,《医事汇刊》1930 年第 2 期;《第一次执行委员会议》,《医事汇刊》1930 年第 3 期。

　　具有深厚医学背景的褚民谊同时也是国民党中央执行委员会委员，身份比较特殊，在政坛权势颇大。他曾直接写信给卫生部长薛笃弼，指出"吾国国立医校极少，私立医校有已成立数年或数十年者，其毕业之学生，服务社会，亦已多年，倘因其为私立医校毕业，遂加以取缔，不许其登记，则此辈医生，势难半途改业，固不免有生活之恐慌，而社会亦有缺乏医生之恐慌"，因此，关于医师登记，"自应遵照卫生委员会议决案办理"。同时，他还抱怨，既然卫生部采纳他的意见成立中央卫生委员会，连这最重要的登记一事都不依议决执行，岂不是"将其决议案视同具文？束诸高阁"，不仅"使同人之精神与时间，掷诸虚度"，而且"足为执事盛名之累，而损失中央威信"。①

　　各医团反对医师管理条例如此激烈，核心问题在于是否给予私立学校及医院毕业生免试登记的资格，但实际原因除了维护这批医师的职业利益和生计外，还因为随着医师团体的力量逐步壮大，医界对由"身为门外之汉"的非专业人士制定管理医师的条例感到相当不满，迫切要求参与相关决策。《中华医学杂志》发表长篇社论，强调对医师进行管理的法规必须征求医界意见才能确定，文章语气愤懑地指责卫生部"事先毫未考虑，只凭数人意见，妄将十年前内务部条文修改数则，而骤行发表。何异冬衣夏帽，南辕北辙，欲求人群共守，岂不难哉！……今我卫生部既未召集全国医学校及医学会共同讨论，对于医学教育标准又从未规定，而竟宣布此种条例，岂非舍本求末"？② 上海医师公会组织者之一宋国宾也对"身为门外之汉，立法以绳门内之人"表示出强烈不满③。

　　对于《医师暂行条例》规定医生登记资格上存在的缺陷，卫生部官员并非全然不知，实际上也有所认识，而且在其推行各项卫生行政过程中，也经常受到卫生人才缺乏的制约，对中国"幅员辽阔，西医数量不敷全国分配"的情况深有体会，因此也倾向于放宽登记限制，促进西医人数的增加。不仅如此，在此之后卫生行政的决策和实施也离不开这些专业人士的支持，因而卫生部对于医界的态度较为客气。卫生部部长薛笃弼在给褚民谊的回信中说明，为尊重中央委员会之意见，卫生部将考虑给予

　　① 《褚民谊致薛笃弼书为医师登记事》，《医药评论》1929 年第 16 期。
　　② 《卫生部医师暂行条例之不当》，《中华医学杂志》1929 年第 15 卷第 5 期。
　　③ 宋国宾：《立法之四弊》，《医药评论》1929 年第 18 期。

私立医学专门或大学毕业者及医院出身业经开业者核予登记的机会,并表示"卓见所及,随时匡教,不胜盼幸"。① 医联会得到这一消息后,极为宽慰,并草拟了《修正医师暂行条例》送交卫生部,以期作为修改的参考,并希望"在初行登记之数年中,体察群情略为宽大,则外间阻力自可消弭",医政司也表示"尽量采纳加入修正",并将修正草案送交立法院讨论。②

从理论和制度的角度看,卫生部关于非立案学校或医院的毕业生"经卫生部查核其学术经验认为足胜西医之任者限于十九年底以前得核给西医证书"的变通条款过于宽泛,既不易操作,也难于防止滥竽充数,必然会影响医疗队伍的整体素质。作为最高立法机关的立法院,自然不会忽略这一法理上的缺陷,同时也很难接受将查核医师学术经验的权力完全交给卫生部。但对于如何兼顾法理和国情,立法院仍十分慎重,并经过了多次讨论,遗憾的是仍难以达成统一意见。③ 这实际上是体现了影响当时医师资格登记进程的核心症结问题,也确实是一个两难抉择。

因此,《医师暂行条例》所规定的登记期限日趋临近而修正条例却迟迟没有公布,医联会对于执政当局"如此固执,多引为不满",决定将已按照暂行条例领回的执照由会员自愿退回卫生部,等条例修正之后再统一领取。④ 褚民谊也带头向卫生部退还执照,意在给中央政府施加压力。这时的卫生部长已由曾任中华医学会会长的刘瑞恒接任,他随即劝慰褚民谊不必有退证之举,表示"对于此事,亦拟于最短期间内,力求圆满解决,当不至令诸同业有所相隔",并将医师登记的期限延长,以另订办法解决。⑤ 同时也建议医联会加强与立法院、行政院交涉,再进一步施加压力。⑥

在多方的催促和压力下,1930 年 8 月立法院经反复争论通过了《修正医师暂行条例》(《西医条例》)。其中对登记医师资格的规定作了新的

---

① 《褚民谊致薛笃弼书为医师登记事》,《医药评论》1929 年第 16 期。
② 《牛徐余俞诸委员复卫生部医政司函为再请修正草案内各点由》,《医事汇刊》1930 年第 2 期。
③ 中国第二历史档案馆编:《国民政府立法院会议录》三,广西师范大学出版社 2004 版,第 352—365、440—448 页。
④ 《第一次执监委员联席会议》,《医事汇刊》1930 年第 3 期。
⑤ 《褚民谊致刘瑞恒书》,《医药评论》1929 年第 21 期。
⑥ 《卫生部复代电》,《医事汇刊》1930 年第 3 期。

调整，要求不论是毕业于国内外国立或教育部备案的私立医校的毕业生，还是未经立案的医校毕业生或医院出身的医生，都必须经过检定或考试才能取得登记资格。① 立法院的出发点，乃是想在兼顾法理和国情中找到平衡点，但实际上却是明显偏向于法理一边。在西方国家中亦有以通过考试作为取得医师职业资格唯一标准的先例，立法院试图用此规范对医师职业资格进行审定，但施行于当时的中国却未必可行。或许是因为立法院急于统一内部意见，《西医条例》的审定过程过于匆忙，医师资格的相关规定并不严谨：既没有规定何项资格应受检定，何项资格应受考试，也没有规定检定和考试的内容。立法院似乎也意识到这一条例仍有值得商榷之处，因此规定"本条例施行日期以命令定之"而不是"自颁布日施行"，此后又由考试院出台《高等西医医师考试条例》来补充西医考试的内容。

医联会对《西医条例》并未采纳其放宽医师资格限制的意见感到大失所望，而且发现"本条例第一条较前条例，尤为严格，按其语气，虽具左列资格之一者，犹须经考试（或检定）合格后，始得给予证书，而于三项资格之中，又未明示何项资格应受检定，何项资格应受考试，岂非较原条例'有此三项资格之一得免试给证'者更严格吗"？"本条例第十九条，系新增的，表面看来，似能容纳全国医师联合会之意见，然玩其语气，殊为含混。请问卫生部何所根据，能查核某也学术经验足胜西医之任，某也不足胜任。条文上虽未曾明说，岂非只有出于考试之一途，然则与原条例'无此三资格之一者须考试'之规定，有何分别耶？这是不是全国医师联合会要求放宽资格，仅十九年底无条件登记的初意吗"？②

于是，全国医联会赶紧向卫生部提出交换意见，并提请卫生部修正并暂缓公布《西医条例》。③ 上海、宁波等地的医师公会也纷纷上书卫生部，力陈西医人数不敷分配所造成的严重后果，汉口市长也呈文表示担心依条例取缔不合规则的医师必会影响当地防疫大局。④ 不久之后，卫生部被裁撤，医师登记事宜转由内政部的卫生署管理，有关纷争似乎因政府机构的

---

① 蔡鸿源主编：《民国法规集成》第 40 册，黄山书社 1999 版，第 257 页；第 67 册，第 67 页。

② 宋国宾：《最近立法院通过之医师暂行条例（即西医条例）》，《医事汇刊》1930 年第 3 期。

③ 《第五次执行委员会议》、《第三次常务委员会议》、《第七次执行委员会议》，《医事汇刊》1930 年第 3 期。

④ 《变通医师给证办法行政院及内政部往来文件》，《医事汇刊》1932 年第 12 期。

这一变动出现了新的转机。卫生署虽不赞成医界无条件登记的要求，但出于推行各项卫生行政的实际需要，也不赞同立法院过于严格限定医师资格，于是绕开立法院，直接向行政院呈请医师登记变通办法，行政院也表示原则上同意"未经立案医学校毕业及医院实习出身营业多年确有医师能力之医师暂行给证"①，以满足各地社会医疗及卫生行政的需要。

1932 年，内政部针对未立案医校毕业生和医院出身的医师公布了变通给证办法:"(一)在未经立案之医学校四年以上毕业，其学校之课程、设备经本部考查认为完善，且在 1929 年医师暂行条例未颁布以前毕业者;(二)经本部考查，认为设备完善之医院实习五年以上，且在 1929 年以前开业，经所在地之该管官署发给行医执照或证明文件，且证明确有医师能力复查无异者，暂准给予证书，以一次为限，嗣后不得援以为例。"②

在内政部看来，医师变通给证办法既能甄拔出有价值的医学专才，以补充社会医疗和卫生行政中所需医师，又能够尽可能地防止庸医浑水摸鱼，也是给医界最好的交代。但这个变通给证办法也不可能尽善尽美，医界仍有人对其操作性表示怀疑。汪于冈认为，"二条变通办法，与全国医师联合会呈请之原义，可谓根本全错"，一是对于经内政部考查认为完善的未经立案的医校如何界定，"教育部既不认为完善，内政部复何可认为完善"，二是"设备完善之医院"也并无标准可言，"就沪埠之医院状况以观，我华人所办之医院而能合于标准规条者或不为少，若夫各省内地能合此标准之医院，除外国教徒所设者外，可谓寥若晨星"，而且"本办法颁布于二十一年之今日，而其法效直追溯至十八年，试问凡在十九年毕业至今二十一年已有六年新医学术之人，以及在十九年开业至今二十一年至少已有七年新医学术之人，将任其终身失业乎，抑使之另谋职业乎"。③《医药评论》甚至刊登一名在 1930 年毕业于医院的医学生，因为不能登记而准备自杀的诀别信④。这封信的真伪无处查证，但却曲折表达出上海医师公会对变通办法仍会威胁部分西医生计的担忧。

面对政府在医师资格限制上的让步，上海医师公会及医联会也给予了相当的承认和配合，不仅不厌其烦地对仍有疑惑的各地医师公会进行解

①　《变通医师给证办法行政院及内政部往来文件》，《医事汇刊》1932 年第 12 期。
②　《医师变通给证办法》，《中华医学杂志》1932 年第 18 卷第 4 期。
③　汪于冈:《内政部变通医师给证办法之效果》，《医药评论》1932 年第 87 期。
④　济计霖:《值得注意的一封信》，《医药评论》1933 年第 98 期。

答，而且当不少医师对办法中"证明确有医师能力"一文表示疑义时，医联会向内政部建议将上海市卫生局证明医师资格办法在全国推行，使得这一变通办法得以顺利实施。① 到 1933 年底，全国有两千多医师按照医师变通给证办法领到通字证书。② 实际上，由于这次变通给证办法的期限只有一年的时间，广大内地的省市政府也并不重视，很多偏远内地的医师在期限结束之后才得知此一变通办法，因此受惠者还是以处于像上海这样通商大埠的医师为主。

　　医师变通领证办法的期限结束后，上海医师公会、医联会的主要负责人仍与内政部关于救济未领证的医师办法进行磋商。1936 年，全国医联会再次向卫生署提议通过考试甄拔实用医才："各省当局同有关医学之学术团体组织专门委员会，调查全国新医之未毕业与正式医学校者，举行基础医学，及临床医学两次及格后，方发给开业许可证准许行医，此项开业检定办法，每年分学理临症两部，春秋两季举行，以为医师人数不足之补救，……是项办法，虽属权宜之计，然以国内医才缺乏之目前情形而论，亦不可谓非一时救济之方。"③ 这时，虽然中日战争尚未全面爆发，但政府已开始加紧国防战备工作，西医人才的匮乏更显突出，因此卫生署也希望尽可能扩大范围来甄拔医才，与医联会意见不谋而合。④

　　1937 年，卫生署呈准行政院后公布医师甄别办法，并决定与医界充分合作，聘定朱恒璧、牛惠生等九人组成甄别委员会，决定甄别进行程序。⑤ 按照医师甄别办法，在未经立案之医学校修业四年以上，且在此办法未颁行以前毕业者及在医院学习医学五年以上，并在此办法未颁行以前开业，经所在地之该管官署发给行医执照或证明文件者，均可参加医师甄

---

①　上海市卫生局规定医师申请核发开业证明书时，须呈缴下列各件：甲、实习五年以上之医院证书。乙、证明民国十八年以前开业的文件，包括：（一）民国十八年以前著名报馆报纸上之广告；（二）民国十八年以前所处药房，经药房配置，盖有药房配药图章、复查异者；（三）民国十八年以前电话簿上记载之诊所或医院，足以证明个人开业者；（四）领有民国十六年十七年本局所发医师执照之医师三人以上联名负责证明者。上列各项内，如一种证明文件，不足证明时，得令饬再补充数种证明件。丙、履历书一纸。丁、二寸半身相片两张。见《申报》1933 年 2 月 4 日第 16 版。

②　《邓源和医师为变通给证医师发行医学补充讲义启事》，《社会医药报》1934 年第 2 卷第 3 期。

③　《全国医师联合会呈请甄拔实用医才》，《申报》1936 年 6 月 7 日第 12 版。

④　《本会呈行政院暨卫生署请检定实用医才以利医政由》，《医事汇刊》1936 年第 28 期。

⑤　《医界消息》，《医药评论》1937 年第 149 期。

别。医师甄别须参加考试，并应临床试验，经医事甄别委员会审查认为具有医师相当之资历者，得免试一部或全部。[①] 医界对此项举措的配合相当积极，上海医师公会特组织专门委员会筹备并主办甄别医师补习班，授课内容包括甄别考试的所有科目，仅收学费 30 元及讲义费 15 元。[②]

然而，1937 年日本发动全面侵华战争，上海大部沦陷，国民政府迁往大后方，上海地区的医师甄别无法实施，此项政策遂转移至抗战后方施行，一直延续至战后，关于医师登记资格的论争也告一段落。

南京国民政府时期，中央政府希望通过对医师的资格认证来规范医疗队伍，保障医疗品质，是发展中国现代医疗卫生事业的重要步骤，出发点是好的，关于医师登记的规定也基本符合现代管理发展趋势。但政府完全依靠移植西方社会成熟的职业认证制度，希望一举完成西方社会几十年才走完的医师专业化之路，显然严重脱离了中国的实际情况。医师检定与医科学校教育的发达与否紧密相关。完备的医学教育尚需数十年的努力，而当时国内的医学教育发展程度并不具备严格限定医师资格的客观条件。医师资格认定以学校毕业为主要标准在现实上缺乏操作性，因此难以取得广泛支持。同时，相关法规也缺乏相应的组织保证。卫生部、行政院、立法院都对医师资格认定各自有着自己的看法，意见并不能达成统一。相关决策政出多门、朝令夕改的混乱局面不仅使政令本身充满矛盾和缺陷，而且也影响了政府法令的公信力。《西医条例》虽然规定施行日期以命令定之，但却一直没有命令;《高等西医医师考试条例》虽规定自公布之日即施行，但却一直没有考试过一次。医师汪企张即曾批评政府制造法令太多，使民众眼花缭乱，耳乱五声，实在无所适从。[③]

而众医团之所以坚持放宽对医师资格的限制，一方面是担心在当前中国社会西医数量本来就相当有限的情况下，对西医严加淘汰，必会加剧医疗人才紧张的矛盾，遏制现代医学在中国的发展。另一方面，也是出于维护行业利益及对西医职业和生计上的考虑，担心有医生因资格不符而

① 考试科目为解剖学（组织学在内）、生理学（医化学在内）、病理学（病理解剖学细菌学法医学在内）、外科学（耳鼻喉科学皮肤病学花柳病学在内）、眼科学、妇科学、产科学。参见《卫生署举行医师甄别》,《社会医药报》1937 年第 4 卷第 4 期;《医师甄别委员会举行第一次审查会》,《中华医学杂志》1937 年第 23 卷第 4 期。

② 《医界消息》,《医药评论》1937 年第 150 期。

③ 汪企张:《新医资格上的几个疑点》,《医事汇刊》1932 年第 13 期。

"加以取缔，不许其登记，则此辈医生，势难半途改业，固不免有生活之
恐慌"。① 但其对执业医师普遍登记的要求，实际上承认了庸医合法的地
位，显然过于顾及自身利益而违背了规范医疗队伍的初衷，并不利于自身
的发展，更不利于维护民众生命安全、促进中国卫生事业的进步。医界中
也有人较为客观地指出："年来新医界之于社会，每不能自高其地位，究
其地位，究其症结，皆由流品过杂而来，整顿自身，为向外发展之先觉条
件，若不乘此考试之机会严加鉴别，则害群之马不除，新医界之本身，将
自趋于没落之地位"。② 这种看法显然是希望医界以更为平和和客观的心
态去面对职业资格考试。

从以上海医师公会及医联会为代表的医师团体与中央政府近十年的交
涉过程来看，随着对专业化诉求的不断增强，医界专业团体希望在政府的
帮助和扶植下提高专业化程度，维护自身的职业地位和声望，同时也一直
力图树立其在专业领域内的权威，试图参与、影响决策，坚持由医学领域
的专家来决定医师登记资格的认定规则，而中央政府在整顿医界、规范医
疗队伍的同时，也将其作为社会整合的一部分，坚持法理和制度上的权威
及在政策决策上的主导地位。双方在不断的对话和互动中，不断地调适各
自的关系，合作逐渐加深，政策的针对性和现实性也越来越强。政府根据
实际需要和医界意见不断调整政策，并将医师团体中的主要人物纳入甄别
委员会，通过医师团体来推行其管理政策，而医团也在保证其在专业领域
内的相对权威的前提下更倾向于对中央政策的配合。1929—1937 年，共
有 5620 名医师在卫生署登记，其中大部分是在变通办法实施后登记的，③
政府与医界的对话与合作为建立现代医师职业认证制度奠定了基本框架，
促进了医师群体专业化程度的提高。

三　上海地方登记之具体实施

需要进一步考察的是，在民国时期医师登记的过程中地方政府扮演何
种角色？ 当时，中央政府的医师登记法规虽然一改再改，但实际的执行情
况却与各地的地方政府密切相关。具体就上海市来说，特别市政府、公共

---

① 《褚民谊致薛笃弼书为医师登记事》，《医药评论》1929 年第 16 期。
② 《甄别医师考试之宽严问题》，《医药评论》1936 年第 135 期。
③ 《卫生署历年发给医事人员登记证统计》，中国第二档案馆藏 372—863。

租界、法租界对于医生的登记并不完全与中央一致，三者与中央法规之间的冲突与磨合，医师团体的左右斡旋，则又呈现出另外一种情景。

中央政府在医师登记问题上主要着眼于医师职业认证的制度建构，力图将医师的资格认可和开业管理结合起来，规范医师的职业行为。按照其相关法规，中央政府是医师资格认可的唯一机构，通过资格审查或考试核发医师资格证书，而地方政府则作为执业认可机构，对该地具有医师资格的医师进行开业登记及执业管理，从而构成"向中央申请医师证书——向地方政府领取开业执照"这一规范的开业管理流程。在这一流程中，地方政府并没有考核医师资格的权力，只负责对已在中央登记的医师进行执业许可和业务管理。但实际上，地方政府在推行医师执业许可时往往也涉及对医师资格的认定，其规定也与中央政府不尽相同。

在1926年商埠督办时代，时属淞沪商埠的淞沪卫生局就尝试过进行医师登记。其主要目的在于对辖区内执业医师进行规范管理，取缔庸医，并借以推行居民生死统计、防疫、违禁药品管理等卫生行政事务。由于卫生局时属初创，全局人员只有8人，力量尚小，卫生行政进行艰难，对于纷繁复杂的医界状况更是"茫无头绪"，[①]迫切需要当地医界及社会名流的支持。因此，卫生局特聘定当地士绅及中西医生若干组成卫生委员会，协助处理卫生行政事务，医师登记事宜更是仰赖该会办理。[②] 淞沪卫生局进行医师登记主要侧重对医师业务的管理，因而也没有过多地从法理和制度建构上去考虑医师资格上的限制。为减小实施阻力并获得医界和社会对卫生局的支持，该局没有遵照当时北京政府内务部的规定，对医师资格的限定相当宽松，除了在内务部已领过执照者或国家认可之医校毕业生可免试登记外，其他医生只要在当地执业5年以上并通过审查也可获得登记资格[③]。其所谓审核也并不严格，如对中医的审查不过是照着几本中医团体的会员录删掉若干名声不好的江湖医生就算通过。虽然因资格审核太无原则而遭到一些正规医师的批评，但它的推行并未受到什么阻力，卫生局也因借此收获一笔不菲的登记费，"经费大为富裕，全体都加了薪"。[④] 这次登记并没有持续多久就因政局发生变化而中断，不过后来上海卫生局在有

①　陈存仁:《银元时代生活史》，广西师范大学出版社2007年版，第41—42页。
②　《沪卫生局颁布医师登记并开业试验章程》，《申报》1926年10月28日第14版。
③　同上。
④　陈存仁:《银元时代生活史》，广西师范大学出版社2007年版，第41—42页。

关政策的制定和执行上都深受其影响。

1927 年上海成立特别市后，原来任淞沪卫生局副局长的胡鸿基转任上海特别市卫生局局长。随着各项卫生行政逐渐步入正轨，对医师业务进行管理迫在眉睫，卫生局决定重新举行医师登记。由于此时中央尚未出台有关法令，上海市卫生局遂颁布《上海特别市市政府卫生局管理医师（西医）暂行章程》及《上海特别市政府卫生局管理医士（中医）暂行章程》，要求本市区内营业的中西医在中央政府未颁行医师法以前遵照此章程登记。按照章程规定，国内外医校的毕业生（针对中医则是教育部曾备案之中医学校）及以前曾领有北京内务部或各地方卫生局领给执照者都可免试登记，并领取开业执照，其余则需通过考试。鉴于医界团体在当地卫生及社会事务中巨大的影响力以及淞沪商埠时代的经验，卫生局决定委托中西医界各自的医学会推举代表组成专门委员会对医师资格进行审查和考试。[①]

为审查西医资格，上海市卫生局特别设立"医师开业试验委员会"，函请市内医学校及学术团体推举教授及监督，担任西医及助产女士试验委员。[②] 该委员会虽然名为试验，但实际上主要工作只是依照卫生局所定四年以上学校毕业的标准审查文凭而已。卫生局声明，各委员审查时，遇有疑惑情形，即按《管理西医暂行章程》办理，至于如何去取，悉由委员会决定，该局绝不干涉，以表示既尊重委员会之职权，也遵守法令。[③] 但实际上，对西医资格的审查有两点很难解决，一是所谓学校都称为四年，无法证明。二是一切医院皆称附有医校，无从驳斥。卫生局的"绝不干涉"，便是将这个难题踢给各试验委员，而委员们也没有可靠周密的办法，以至于闹出了许多笑话。据庞京周回忆，有一位西医，是李平书托张竹君办理上海医院时医院培养出的练习生的门人，可以叫做上海医院的再传弟子，他却千方百计弄了一张文凭，而又恐文凭没有价值，于是异想天开，将这张文凭请上海医院的鼻祖李平书先生鉴定，而李平书也妙得很，援笔在他文凭边上写道"某月某日李钟钰敬观"，"简直拿出平泉书屋顽

① 上海特别市卫生局：《第一次登记西医、助产、中医名录》，1928 年，第 1、43 页。
② 《上海特别市卫生局办理中西医及助产女士登记经过之概况》，《申报》1928 年 2 月 16 日市政周刊。
③ 同上。

字书的手笔来对付他,可谓是滑稽之至了"。① 更有许多因为非学校毕业
而被审查否决的人,为了通过审查,"简直天天奔走于各委员之门,或请
开苞苴之门,或竟发恐怖之论",各委员迭接匿名恐吓信,惴惴不安而不
敢继续工作。虽然卫生局将此事通报给公安局及租界当局要求调查,但各
委员还是无心工作,遂决定结束审查。自此,除审查合格医师366名及免
试医生5名外,并未举行考试。卫生局只得又函请浙江省立医药专门学校
推举教授来上海全权担任考试西医及审查助产女士之责。经过考试,仅有
数十名西医获得登记资格。② 据卫生局统计,至1928年第一次登记结束
时在上海市卫生局登记的西医师有366人,西医生31人。③ 之后由于中
央相关法令的颁布,上海市内的西医资格审查遂告中止。

　　中医试验委员会由中华医药联合会、神州医药总会、上海中医学会
等中医团体代表联合组成。④ 由于中医的审查不存在学历文凭的纷争,
因此进行得较为顺利,两月后即告结束,共有1429人登记。⑤ 由于中央
长期未颁布中医登记法规,上海市对于本地中医的登记政策得以一直延
续。1929年之后上海市政府将中医登记制度化,每年进行二次中医登
记及考试(1930年后改为每年一次),至1935年以前总共举办了十届
中医登记,每届都由数百名中医报名,到第五届就已有三千多名中医通
过审查或考试获得中医士或中医生证书。⑥ 在实际操作中,中医的登记
资格十分宽泛,只要"执业有年",或为中医团体成员,均可得以免试
登记。所以每届中医登记中,真正参加考试者的数量相当少。在第一届
中医登记中,只有77人是参加考试取得登记资格的。⑦ 第六届中医登记
时,报名者高达600多名,而经登记试验委员会审查后,只有40多名
需要进行考试。⑧ 资格考试的通过率也相当高,因此上海市内乃至周边

---

① 庞京周:《上海市近十年来医药鸟瞰》(连载),《申报》1933年7月17日第15版。
② 《上海特别市卫生局办理中西医及助产女士登记经过之概况》,《申报》1928年2月16日市政周刊。
③ 上海特别市卫生局:《第一次登记西医、助产、中医名录》,1928年,第5—55页。西医师指免试登记者,而西医生则指通过考试合格后登记者。
④ 《上海特别市卫生局办理中西医及助产女士登记经过之概况》,《申报》1928年2月16日市政周刊。
⑤ 同上。
⑥ 《中医登记月底考试》,《申报》1931年6月5日第14版。
⑦ 上海特别市卫生局:《第一次登记西医、助产、中医名录》,1928年,第5—55页,。
⑧ 《中医登记昨举行笔试》,《申报》1931年7月11日第15版。

地区的中医参与踊跃。由于这种中医登记的审查过于宽泛，导致登记之中医良莠不齐，不仅不少西医讽刺中医登记为"年年登科，岁岁及第"，① 就连中医界内的有识之士也开始呼吁要对中医进行检定。② 虽然卫生局对第一、第二届登记之中医也进行过验照，但仅仅是换发执照，检查地址变更之类，③ 对登记中医也没有什么约束。可见，上海市卫生局中医登记政策的顺利推行，是以承认中医队伍现状而放宽登记条件为代价的，虽然有利于当地政府对医疗行业进行管理，但整顿不良中医的效果却大打折扣。

在一个发达的现代社会中，医疗行业专业化通常都要求非常高，在其成熟的阶段甚至可以达到职业自治，这也是民国时期中国医界所追求的目标。但在当时的历史条件下，医界内的专业团体远未发展成熟，尚未形成行业内制度性的评核机制。因此，离开了政府行政权力的支持和监督，仅靠少数行业权威很难保证鉴定机构的公正和权威。事实表明，上海市卫生局为了保证医师登记政策的实施，完全将权力让渡给医界团体，虽然大大减小了实施的难度，但也很难取得预期的效果。

同时，不同地区、不同部门之间关于医师登记政策之间缺乏衔接和配套也削弱了医师登记政策的权威。1927 年上海卫生局与 1929 年国民政府出台的相关规定并不一致，但无论卫生部还是上海市卫生局对此都没有予以沟通或协调，仅简单地要求刚刚在上海市完成登记的西医师随即再向中央申请登记。上海市内已经经历过一次中央登记（1922 年北京政府内务部举办），二次地方登记（1926 年淞沪商埠卫生局及 1927 年上海特别市卫生局分别举办）的医师大都觉得难以接受，甚至认为"现在卫生部的临时医师登记法……也未免太把我们同志们看作天字第一号的玩物了"。④ 上海医师公会也提出"本市自有卫生局以来，一再举行登记，征收巨费，事近苛细，于情理上，亦无再去登记之必要"。⑤ 加上中央政府对医师资格的规定远比上海市严格，因此当地医师对中央登记的响应并不积极，经过卫生局的反复宣传催促，第一批请领部证的医师只有 21 人，第二批也

---

① 庞京周：《上海市近十年来医药鸟瞰》（连载），《申报》1933 年 7 月 17 日第 15 版。
② 《请速实行中医检定》，《申报》1934 年 5 月 9 日第 10 版。
③ 《卫生局函复国医会解释缴验执照疑问》，《申报》1936 年 1 月 27 日第 15 版。
④ 汪于冈：《幻术式的医师登记法：赈灾式的医生登记费》，《医药评论》1929 年第 14 期。
⑤ 同上。

只有 47 人。[①] 至 1929 年 9 月，登记总人数也仅达到 111 人。[②] 中央法规与地方法规频繁更迭且相互冲突，中央政府与地方政府的同一规章又未及时理顺关系，不仅难以避免法规衔接上的漏洞，也容易引起医师们对法规的不信任和反感。

公共租界和法租界内所规定的医师登记更是自成一套，既不同于上海市政府的规定，也不理会国民政府的法规。早在 1902 年公共租界工部局在讨论传染病通知条例及设立隔离医院时就讨论过医师登记的问题，当时的不少外籍医师提出只有对医师的资格进行限定，才能真正推进传染病人的申报制度。1925 年工部局在讨论毒药委员会时，又一次提及此计划，卫生处认为如果不推行医师强制登记政策，将无法推行毒药管理制度，因此卫生处建议由工部局同当时上海的医学团体合作进行，但由于立法权的问题没有被工部局认可。[③] 直到 1926 年，卫生处建议试验医师自愿登记才得到工部局同意，并向上海医学会、日本医学会、俄国医学会和中华医学会等医学团体咨询意见。在获得支持后，工部局试图与法租界进行合作，但经过长时间的谈判后仍然不能达成一致。[④] 1930 年，法租界继上海市政府之后也开始实施强制登记，公共租界因而决定自行推行医师自愿登记，由卫生处医官与各医学团体代表组成的上海医务委员会来负责医师自愿登记事宜。[⑤] 工部局规定，凡在各国医学校获得学位或证书，其学位或证书曾被各该国主管机关所认可者，可向医务委员会登记。工部局每年将通过审核的医师名单刊印成册，分发各处以备参考，如名册内登记医师有违规行为，则由医务委员会将其名字从名册中删除。[⑥] 登记医师之名册从 1931 年起每年出版一次。从 1936 年的工部局注册名录可知，共有开业医师 1005 人，牙医 167 人，兽医 19 人，以及上海市卫生局登记的中医

---

① 《医师及助产士领部证》，《申报》1929 年 5 月 25 日增刊第 1 版；《办理二批医药师请领部证》，《申报》1929 年 6 月 15 日增刊第 1 版。

② 《卫生局颁发医药师部证》，《申报》1929 年 9 月 25 日第 13 版。

③ 《上海公共租界工部局卫生处有关医师登记工作的早期历史文件》1902—1929 年，上海档案馆 U1—16—878。

④ 《上海公共租界工部局卫生处关于实施开业医师自愿注册（1929—1930）的历史概要等文件》，上海档案馆藏 U1—16—879。

⑤ 同上。

⑥ 《上海公共租界工部局卫生处关于开业医师注册条例与各医学团体的组成情况文件》，1926—1931 年，上海档案馆藏 U1—16—880。

100 人。①

　　由于医务委员会只是在工部局支持下，卫生处召集各个医学团体自愿组织起来的机构，并没有惩戒的权力，这种自愿登记的效果受到很多人的质疑。甚至有卫生处的官员担心，上海市政府及法租界内强制登记的实施会使得那些缺乏资格的医师转移到公共租界内执业，因此建议公共租界也实行强制登记。② 上海医师公会等医师团体中也有不少成员向卫生局建议强制登记，甚至有一位名叫崔光济的中医向卫生处长连续写信，要求租界进行强制登记，并草拟了相关法令。③ 但最终公共租界仍然没有实施强制登记。其原因有二：一是立法权的限制。在公共租界内执业的外籍医生享有领事裁判权，只受各自国家法律制约，而工部局所有权力都来源于《土地宪章》及《附律》，它们都没有授权工部局对医师进行强制的管理和惩戒，因而强制登记制度很难获得立法依据。二是工部局对于中医的管理毫无头绪。早在组织上海医务委员会时，工部局就拒绝了上海国医公会和上海中医学会的参与，认为它们组织混乱，不具代表性。④ 而关于中医的登记问题，卫生处曾向上海医师公会咨询意见，常务委员牛惠生向卫生处回信说，因为上海市政府一直在办理中医的登记，所以建议医务委员会给予在上海市或内务部登记过的中医以登记资格。但是，卫生处仍对上海市政府将中医登记资格的审核完全授权给中医团体以及登记资格混乱而感到不理解。⑤ 因此，中医登记开始后没多久也停顿下来。⑥

　　出于政治和利益因素的考虑，公共租界并不认可中国政府的法令，自行拟定了一套医师资格认证的标准，对医师登记也没有强制性要求。因而未在中国政府领证者也可以堂而皇之地在租界做"华侨式医师"。1935 年在工部局登记的 945 名医师中，在卫生署登记者只有 32 人，在上海卫生

---

① 《医界消息》，《医药评论》1936 年第 136 期。

② 《上海公共租界工部局卫生处关于医院、医师管理文件》，上海档案馆藏 U1—16—2819。

③ 《上海公共租界工部局总办处关于强制医务人员登记注册事》，上海档案馆藏 U1—4—605。

④ 《上海公共租界工部局卫生处关于实施开业医师自愿注册（1929—1930）的历史概要等文件》；《上海公共租界工部局卫生处关于医院、医师管理文件》，上海档案馆藏 U1—16—2819；U1—16—879。

⑤ 《上海公共租界工部局卫生处关于医院、医师管理文件》，上海档案馆藏 U1—16—2819。

⑥ 《市国医公会联席会议》，《申报》1931 年 7 月 12 日第 14 版。

局登记者也仅 16 人。① 可见中国政府所推行的医师登记对公共租界的影响极其有限,其权威性也不可避免地受到影响。

　　上海法租界从 1931 年开始进行的医师强制登记,主要侧重于开业管理而不是资格认定,因此部分认可中国政府的相关法令,对曾经获得国民政府卫生部部照者或上海市卫生局开业执照者,均给予登记资格,但要求不论是在法租界内开业或是至法租界出诊者必须登记,违者即严加取缔。

　　当时,医师登记资格仍处在争议中,西医师登记者尚少,中医师未取得开业执照者也还很多。营业受到影响的中西医师纷纷向各自医团求助。众医团则加紧向法租界交涉,并要求卫生局帮助解决争端。为避免与法租界当局的纷争,上海市卫生局不得不作出变通,同意在卫生署医师登记法规尚未完善之时,向中华医学会等西医团体会员发放临时证书以应对法租界的强制登记②;同时提前开办当年的中医登记,突击增加符合法租界医师登记资格的中医。甚至为了配合法租界,卫生局还专门赶制一种便携式的执照,以便医师至法租界出诊时随身携带以应检查。③ 出于稳定社会和政治局势的考虑,上海市卫生局在各种现实的考量中不断调整医师登记的具体措施,因而也无法顾及法令的权威。

　　于是,1930 年以后上海的医师登记就出现了种种互相矛盾的局面:从法理上,上海市卫生局原有的《管理医师暂行章程》已经失去效力,在上海市执业的医师,必须在卫生部(或卫生署)申请登记,被审核合格后凭部发医师证书向上海市卫生局登记,并领取开业执照,如果要在公共租界或法租界内开业或出诊,还必须到工部局或法公董局登记领照。但各级机关的登记资格并不一致,甚至相互冲突。在变通办法实施前,按照中央政府规定只有国立或官立及立案之私立医校的毕业生才有登记资格,但上海各辖区对此的规定却各有不同(见表 2—2):

---

① 《上海公共租界工部局总办处医师注册登记》,上海档案馆藏 U1—4—614。

② 《上海市医师公会二十年春季大会会务报告》,《医药评论》1931 年第 56 期。

③ 《三医团交涉法租界医生登记》,《申报》1931 年 3 月 9 日第 10 版;《法租界医生登记解决》,《申报》1931 年 6 月 4 日第 14 版;《法租界举办医生登记查罚延期》,《申报》1931 年 2 月 17 日第 10 版。

表 2 - 2　　　　　　　　　1930 年中央与上海医师登记政策对比

上海各辖区政府	实际获得登记资格的条件	与中央政府规定之异同
上海市政府	1. 学制在四年以上医校毕业 2. 在特别市成立前曾在内务部或淞沪商埠、广州、汕头等地领有执照者 3. 市政府认可之医界团体会员 4. 通过试验委员会的审查或考试合格	都以学校教育为免试登记之重要条件，但对学校是否立案未作严格规定，仅审查学制是否四年。除满足此条件外，凡属医界专业团体会员，或曾因在沪行医五年以上而领有淞沪商埠执照者，或通过试验委员会考试者等都可登记
公共租界工部局	1. 各国医校毕业，经过医事委员会审查 2. 曾领有上海卫生局执照之中医（部分）	都以学校教育为免试登记之重要条件，由医事委员会对学校资格进行认定，不考虑其是否立案
法租界公董局	领有中国官方执照	除符合中央政府要求之外，符合上海市政府的资格要求也可有登记资格

　　由表 2 - 2 可以看出，上海各辖区虽然均将学校教育作为医师登记资格的主要条件，但对于医学教育标准的认定都较中央政府宽松，对于非医校出身的医生登记也提供了种种变通的办法，因而造成"有时市政府允许他开业，卫生部又不许他做"的现象。这种情况的出现一是因为民国时期中央政权更迭频繁，中央对地方的控制力相当有限，相关政策常常缺位。此外中央法规本身存在的矛盾和缺陷，增加了地方政府的执行难度，地方政府不得不针对实际的行政管理问题采取针对性措施。二是因为较中央政府而言，地方政府更直接面对执行中的各种实际困难，更容易受到当地各种社会力量的影响，其政策的制定和执行也更倾向于实际利益的考虑。种种因素的交互影响在上海市政府推行医师登记过程中表现得尤为明显。上海市内的各个行政辖区根据各自利益推行着各自不同的医师登记政策，上海市的暂行章程并没有在卫生部医师暂行条例颁布之后失效，在公共租界或法租界登记的资格也不以上海市局或中央政府的登记为准。然而，离开对医学教育标准及医师行医资格的统一控制，医学的专业化也无法真正实现。各种医师证书、开业执照、会员证书仍然可以在上海医疗市场上大行其道，没有在任何部门登记的医生也同样可以借助政出多门的混乱公然执业。

　　登记资格的混乱增加了取缔庸医、规范医疗队伍的难度，反过来，由于缺乏有效取缔未登记医师的措施，上海市卫生局登记政策的权威性很难得到保证。早在 1929 年《医师暂行条例》颁布时即有人呈请卫生局取缔无照医师,结果只得到函复照办的纸上空谈。而后也有不少医师团体及医师个人呈请租界当局取缔无照杂医,租界当局回复说,中国法律上没有规定"哪一个许医病,哪一个不许医病",法院既不便裁制,警权也无法执行。[①] 行政权力上的不统一,加上有效配套措施的缺乏,医师登记政策的效力由此受到的限制也就可想而知了。上述情况表明,由于受到各方面因素的制约,在上海进行的地方性医师登记呈现出较为宽松和较为混乱的状况,也没有达到预期的目的。

在民国时期,中央政府、上海市政府及租界当局在建立现代医疗卫生体制或推行卫生行政时都认识到医师登记的重要性,都试图以学校教育为主要标准规范医师职业资格,并作出种种努力,为现代医师职业制度在中国的构建奠定了基础。但各方出于不同的立场对医学教育标准的认定各不相同,登记资格宽严不一,实际上大大影响了医师登记政策的实际效果:中央政府倾向从法理出发,力图构建现代医师职业制度,按照西方现代职业制度精神制定医师资格标准。但其在处理现存大量非立案学校出身之西医及地方性医师登记法规等诸多历史遗留问题上未能拿出妥善方案,登记政策在推行过程中不仅受到医界的反对,而且遭到地方政府不同程度上的架空和变通,无法取得预期效果。上海地方政府更趋向于现实的行政管理需要,让渡部分权力,放宽登记条件,尽量照顾当地各种力量的现实利益,使得医师登记得以顺利推行,但医师登记的初衷不免有所偏离。租界当局出于政治因素和自身利益的考虑,并未充分配合中国政府,而是推行符合各自情况的登记政策。几者之间法规的不一致加剧了政策施行时的混乱。这些都成为影响医师登记政策实施效果的重要因素。

纵观民国时期各级政府、部门及医界各方围绕医师登记所产生的纷争及其在现实中的实施情况,可谓纷繁复杂,起伏曲折,真实地反映出民国时期医师群体专业化进程中所遭遇的问题,从一个侧面体现了近代中国社会转型的复杂过程。在理想制度与现实利益的考量中,民国时期政府和医界为构建职业认证制度,提高医师群体专业化程度所做的种种尝试和努力都为我们提供了宝贵经验和教训。现代职业认证制度的有效运作,需要各个环节自身的不断完善及各个环节间良好的衔接,既离不开完善配套的政

---

① 庞京周:《上海市近十年来医药鸟瞰》(连载),《申报》1933 年 8 月 14 日第 16 版。

策法规及相对应的管理组织体系，也离不开专业领域内的自治机制的有效运转。这些都需要政府拥有高超的执政技巧，兼顾法理和国情，妥善解决历史遗留问题，协调各方利益关系。脱离实际的过高过快的规范化要求或者迫于现实利益的无原则妥协都有可能成为阻碍构建职业认证制度的人为因素。

第三节　专业医团的自治追求

从学会到公会，医界的专业团体逐渐走向成熟，随着实力与影响力的增强，各医团更加积极地开展专业领域内的各项事业，对社会和政府施加自身的影响。而对中国医界的自我调控和管理，成为各医团最主要的组织功能之一。

一　组织形式与治理机制

对医界中各种专业团体而言，内部的组织结构和运行机制是其存在并维系运作的基础和保证，各种组织要素，如会员、经费、会议、规章和制度等，依一定的规则有序建构，形成一个相对稳定的有机整体，为其不断扩大活动领域，发挥其调控机制和社会功能奠定了组织基础。因此，本节首先有必要对医界专业团体内部治理结构及运作机制进行一定的探讨。

（一）制度建构

与其他性质的行业团体相类似，医界专业团体的治理结构是服务于其功能的，需要承担某项功能就会发展出相应的组织。最早开始出现的医学团体，多采用会长制，如中华医学会、上海中医学会，等等。会内设会长、副会长等职，为会务的主要负责人。由于担任会长的人选多是在学术和社会上极有威望之人，因此在专业团体创立之初往往具有较大的号召作用，其声望对团体活动的展开和组织的壮大都有着重要作用。但随着团体的发展，会务的日益繁杂，专业性日益加强，会长制逐渐显现出不足之处，同时有的团体也出现"由一二人所操纵"的局面。① 为了适应发展，中华医学会设立了理事会、董事会和监察来制约会长的权利，大部分医界团体则将会长制改为委员制。以上海医师公会为例，会内设有执行委员

---

① 《市中医协会前晚大会》，《申报》1930年11月3日第14版。

会、监察委员会,执行委员会由执行委员 15 人组成,另设候补执行委员,执委中互选出常务委员,组成常务委员会总理一切会务,但关于重要事项须开执行委员会讨论。监察委员会内设有监察委员 5 人,也有候补委员,负责监察会内一切事务。[①] 其他如中华西医公会、上海国医公会等医界组织也均采用这种组织设置,只是在执监委或常委的数目上有所不同。[②] 执监委制的确立,使得医界团体的决策机构、执行机构、监察机构等都已发展完备,且分工明确,各有专责,具备了科层化的组织特征。同时,执委会与监委会各司执行及监督之责,形成权力制衡,这在制度上有利于避免学会或公会为个人所把持而保持为公益服务的宗旨,因而是较为成熟的组织形态。

(二) 组织结构

无论是会长制还是委员制,医界团体内部成员及机构的产生既有不少相似之处也有各自的特点,这里仅就主要的内部权力结构及组织关系进行剖析。

1. 会员

各类医学团体都把招收会员作为重要的会务之一,因为它既是团体维持运转的基础,也是保持并扩大影响力的保证,但招收会员的资格,却因团体而异。总的说来,中医团体招收会员的资格标准较低,多没有什么硬性规定,比较看重会员的推荐。名义上,加入学会或公会必须于医学上有一定根底,但实际上只要有两名会员介绍并证明,便可入会。

上海国医公会为了树立其为上海市中医界唯一职业团体的权威,要求凡在上海市执业的中医必须加入国医公会,而且为吸引中医入会,还开辟出专门的会员征求期,在此期间内入会者,免收入会费,逾期入会者则必须缴纳 4 元入会费。[③] 但是国医公会作为职业团体,并没有政策执行上的强制性,入会人数距离他们的期望仍然有相当距离。因此,国医公会之后不断开辟免收入会费的会员征求期,[④] 但效果并不理想。即便如此,国医

---

① 《上海市医师公会会章 (1935 年修正稿)》,上海档案馆藏 Q6—18—298。
② 《中华西医公会章程》,上海档案馆藏 U1—4—605;《市国医公会第五届执监委员就职》,《申报》1935 年 1 月 12 日第 13 版。
③ 《国医公会公告》,《申报》1930 年 12 月 18 日第 3 版。
④ 《市国医公会联席会议》,《申报》1931 年 7 月 27 日第 10 版;《国医公会开会纪》,《申报》1933 年 2 月 22 日第 12 版。

公会对于已领有上海卫生局所颁执照但没有介绍人的申请者仍然相当谨慎，① 可见其将对会员资格的审核主要集中在介绍人方面。

西医界方面，大多专业团体对会员的学历和资历都有要求，但宽严有别。最严的属中华医学会，最初要求必须是该会认可的医学校毕业的医师才有资格申请入会，因此该会早期会员大都是学界领袖或中央卫生部次长及其部员等人。② 上海医师公会也将会员资格限定为"在国内外政府立案至公私立医科大学及专门学校毕业领有毕业文凭者或在国内外未立案之医科大学及医学专门学校毕业领有毕业文凭者（但此项医校所授医学教程须满四年以上）"，③ 因此入会会员有限。为了将未能加入上海医师公会的医师悉数招收入会，中华西医公会标明凡在医学校领有证书或有政府颁给行医执照者及凡在医院实习五年或有相当医学程度曾经执行业务五年以上得由证明文件者均可入会，而且不需要介绍人，只用填写申请书即可。④ 不仅对毕业学校的程度没有规定，甚至只要证明自己执业有年便可入会。这种宽松的入会条件使其成为西医界专业团体中对会员资格要求最低的团体之一，不仅上海医师公会对其有些不屑，而且全国医师联合会也没有接受其入会申请，仅仅允许其在召开代表大会时派员列席。而中华西医公会也因为其宽松的入会资格征集了大量的会员，为其活动打下了人力和财力的基础。

当卫生部（署）和上海市政府对医师进行登记和注册之后，社会上出现大批虽然取得政府执照但却未达到上述两会入会资格的医师。为了适应形势，同时也为了增强自身的影响力、扩大财源，中华医学会和上海医师公会也不约而同地修改会章，放宽了入会资格。上海医师公会除以前的条件外，允许"以其他资格领有政府发给之医师执照并在本市主管机关注册者"申请入会，可谓放宽了不少。⑤ 不少以前中华西医公会的会员借此也可加入上海医师公会。

中华医学会更是为扩大会员作出了详细的安排，将会员分为了四种，即会员、会友、会侣及名誉会员。会友指其资格须曾在政府立案之医学校

① 《市国医公会联席会议》，《申报》1931 年 7 月 27 日第 10 版。
② 《本会之将来》，《中华医学杂志》1929 年第 15 卷第 6 期。
③ 《上海市医师公会会章》，《医事汇刊》1931 年第 7 期。
④ 《中华西医公会章程》，上海档案馆藏 U1—4—605。
⑤ 《上海市医师公会会章（1935 年修正稿）》，上海档案馆藏 Q6—18—298。

或在本会所认可之国外医学校毕业者；会员指凡会友由理事会提名经大会公举当选者；会侣指凡在政府未曾立案之医学校毕业而品行优良执行医业有五年以上并在政府登记者依照细则第六条得被选为会侣；名誉会员指凡科学家、医学教员或他界名人，其事业道德足为本会正式会员，由理事提名而经大会公举当选者。凡会友会员及会侣均得享该会之一切权利，但选举及被选举只以会员为限。① 其权力核心仍在老会员手中。

既要保证团体的专业权威性，又要兼顾团体的发展和扩大，入会资格的宽严一直在各医团内部颇受争议。团体的纯洁性和广泛性孰轻孰重，一直是各医团领导人考虑的问题。对于入会资格的放宽，伍连德曾坦然承认"本会执行部固明知此案通过后，必有多量之男女医生加入为会员。其中或有不合于本会旧时议定之标准，然而大半每一初始进步之国家，常有相同之经历，若吾人之组织能仰体政府之意旨得一比较统一普及之团体，能代表全国医学界，斯亦足矣"。② 追求代表的普遍性，这可能也代表了当时医界的主流思想。

2. 会员大会

全体会员组成会员大会，无论是会长制还是委员制，会员大会都是医界团体中的最高权力机构，主要处理有关医师切身利益的重大事件或者紧急事件，也由此可分为定期会员大会和临时会员大会。定期会员大会一般一年1—2次，总结全年或半年来的工作或布置下一阶段的工作，同时如果是学会，还是医师们交流学术的重要平台。临时大会则由一定数量的执行委员或会员提议召集，如上海公会会章规定必须经会员三分之一提议或执行委员过半数之议决时召集。③ 执委会以及监委会均要向会员大会负责，在定期会员大会上报告工作。在实行会长制的中华医学会中，则由总干事在大会上发表会务报告。

3. 执委会和监委会

在实行委员制的医团里，执委会和监委会是主要组织机关。执行委员会是医师团体的执行机构，其委员由会员大会选举，其人数依各团体而不同，多则20余人，少则数人，均有一定的任期。上海医师公会规定委员

---

① 《中华医学会章程及细则》，《中华医学杂志》1935年第21卷。

② 《本会之将来》，《中华医学杂志》1929年第15卷6期。

③ 《上海市医师公会会章（1935年修正稿）》，上海档案馆藏Q6—18—298。

任期均为一年，连举者得连任，但不得连任 2 次以上，但国医公会则无此项规定，丁仲英等人便连任执行委员多次。[①] 医团内一切会务都由执行委员处理，并在会员大会上报告其工作，可以说是医团的权力核心。

常务委员会是由执行委员会中执委互选组成的，并就常务委员中选任一人为主席。常务委员会是常设性的执行机构，行使着医团的日常管理与事务处理等会务，主席担任着协调与组织的重任，并代表公会开展外交活动。执行委员均为名誉职，不支领薪金，但因办理会务得核实支给公费。由于执行委员会担负着医团的会务和事务管理等繁重的职责，同时各自也有着自己的工作或营业，因此单独依赖于数量有限的执委显然难以尽职尽责，因此医团往往还雇用工作人员，并由组织发给报酬，这样才能保证医团的正常运作。

监察委员会是医团的监督机构，其委员也由会员大会选举，人数不等，一般较执行委员为少，其任期及选举资格的规定与执行委员会大体相同。监察委员主要负责监督、查核之责，这不仅包括对执行委员个人在办理医团事务过程中的立场与行为的监督，也包括对会员本人业务及道德上的监督。中华医学会中设立的监察，所行使的职权也与监察委员会大致相同。

4. 专门委员会

为处理特殊的学术或会务问题，医团往往还成立了专门委员会，如中华医学会就设立了各种专门委员会：医学教育委员会、公共卫生委员会、医院标准审查委员会、出版委员会、医师业务保障委员会、研究委员会、教会医事委员会，各自负责具体事务。[②] 上海市医师公会也为宣传卫生知识特别设立了审查管理及灌输民众医学卫生常识专门委员会。因为专人负责专事有利于会务的开展，专门委员会也成为医团中重要的组成部分，其在会员大会上也须报告工作情况，不少重要政策也是通过专业委员会来推行的。

5. 各地分会

对于全国性的医团来说，各地的分会、支会是其组织的重要构成。总

① 《上海市医师公会会章（1935 年修正稿）》，上海档案馆藏 Q6—18—298；《中医协会会员大会纪》，《申报》1930 年 12 月 4 日第 10 版；《国医公会改造揭晓》，《申报》1933 年 12 月 29日第 10 版；《市国医公会第五届执监委员就职》，《申报》1935 年 1 月 12 日第 13 版。

② 《中华医学会章程及细则》，《中华医学杂志》1935 年第 21 卷第 6 期。

会和分会的关系，一般有两种情况，一种是医团成立时即为全国性团体，其会员在当地超过 3 人者则可成立分会，如中华医学会、中华民国医药学会、神州医药总会等。这种情况下，总会和分会的关系是比较紧密的，各地分会直接为总会的下属机构。另外一种情况是医团的联合会，即各地的团体联合起来组成全国性的团体，如全国医师联合会、全国医药团体总联合会等。由于各地组织早于全国联合会成立，各自之间都存在着差异，与总会的联系也相对松散些。

（三）治理结构的运作机制

1. 经费来源

中西医界专业团体的经费，主要依靠会员的会费。如前章所述，民国时期医师的收入参差不等，大体上处于中等水平，而其中更有大量成员的收入中等偏下，这也导致其各类专业团体的经费一直处于较紧张的境地。

《中华医学会会章》规定，"本会会员会费与会侣每年纳会费洋十元，凡毕业未足两年之新进医师如愿加入本会只须年纳费五元，会友中一次缴足一百二十元者得为永久会员，永久会员之会费由会计照收后为本会基金，由本会保管之"[①]。上海医师公会规定会员入会须缴纳入会费 6 元，之后每年缴纳经常费 6 元。[②] 中国西医公会的会费更高，入会费为每人 6 元，此外还有证书证章费 6 元，之后常年费为每季 3 元，[③] 因此，每位会员入会即缴 12 元，之后每年也须缴纳 12 元会费，在西医团体中算是收费较高的了。中医团体的会费普遍较低，如国医公会的入会费仅为 4 元，常年费也不应高过此数[④]。中医学会则收入会费 2 元，常年费仅 1 元。[⑤]

而各团体日常须支付的费用就包括雇工佣金、印刷广告、邮电文具、舟车食宿以及召集会议时的用度等等，还不包括各项事业用费。因此，仅凭会费开支，已嫌制约，加上会费多有拖欠，所以各团体经费更嫌支绌。据陈存仁回忆，由于上海中医学会中不少会员长期拖欠会费，会内常常不够收支，主办人丁仲英每年都要贴 100 多元钱。[⑥] 上海医师公会也不得不

---

① 《中华医学会章程及细则》，《中华医学杂志》1935 年第 21 卷第 6 期。

② 《上海市医师公会会章》，《医事汇刊》1931 年第 7 期。

③ 《中华西医公会章程》，上海档案馆藏 U1—4—605。

④ 《国医公会公告》，《申报》1930 年 12 月 18 日第 3 版。

⑤ 陈存仁:《白银时代生活史》，广西师范大学出版社 2000 年版，第 42 页。

⑥ 同上。

把追缴拖欠会费作为执委会的重要议题。① 会员对于会费的拖欠，一方面是与会员的收入有限相关，当时往往一个会员参与多个团体，如一名上海医师公会的会员，往往还是中华医学会、中华医学会上海支会、中华民国医药学会的会员，光常年费就多达数十元，这对不少会员特别是收入不高的会员来说已构成一种负担。另一方面，这一时期各专业团体的组织、功能各方面还不够成熟也是其中重要原因。

为了缓解会中日常经费紧张的状况，不少团体内的主干成员常常以提供义务工作来为团体作贡献。如上海医师公会所办副刊《新医与社会》稿费一项本来由《时事新报》按月支付，但如余云岫、汪企张、庞京周、刘以祥、姜振勋、李芬等人都婉拒领取稿酬，故保障了上海医师公会的编辑经费，使得"每月均有余款"。② 长期担任中华医学会秘书长的朱恒璧更是将自己所得薪资悉数捐给中华医学会。③ 中医团体中的不少组织者不仅工作全凭义务，而且常常自掏腰包来支持团体的发展。在专业团体的萌芽和发展期，这种忘我和奉献精神成为推动团体发展的重要力量。

医团的日常费用虽说紧张，还能维持，但一旦要举办像购置会所、召开大会等事务则更显艰难。各团体为筹措经费更是费尽周折。

募捐是各团体筹集经费最常用的方法，既可向会员募集，也可向其他机构和团体劝募。中华医学会为购置会所，需费用约 3.6 万两，除暂挪历年积蓄之永久会费及向私人借贷外，仍有 2/3 须向会员募捐。除会长牛惠生认捐 2000 元外，历届会长刘瑞恒、伍连德、刁信德、牛惠霖、林可胜、颜福庆及当届书记朱恒璧都带头捐输，为中华医学会渡过经济难关作出重大贡献。但募捐并不是最有效的办法，其时常也很难达到效果。如国医公会曾向各学术团体募集资金，请求资助就收效甚微。④ 而为劝募全国新医药总会所建筑经费，上海医师公会等团体也为吃了外国药商的闭门羹而愤懑不已。⑤

广告收入也成为团体开发出来的重要收入来源。由于不少医团都办有刊物，因此刊登医药广告成为一笔重要的收入，而召开代表大会时，也可

---

① 《上海医师公会执委会记》，《申报》1927 年 8 月 23 日第 15 版。

② 《二十一年上海市医师公会年会报告》，《医药评论》1932 年第 93、94 期。

③ 《总干事报告》，《中华医学杂志》1937 年第 23 卷。

④ 《中医协会执监会议》，《申报》1930 年 6 月 14 日第 16 版。

⑤ 《上海医师公会消息》，《医药评论》1930 年第 47 期。

征集药品器械等陈列广告。这方面做得较为成功的是全国医师联合会。由于是全国性的团体联合会,其所收会费相当有限,幸有《医事汇刊》发行,上面所登药品等广告成为医联会的主要收入,而每次代表大会的陈列广告也为医联会带来额外收入,使得每年大会的收支相抵,仍有结余。中华医学会甚至开辟了售药部,既为会员营业提供便利,推广公共卫生,也能增加该会收入。①

　　寻求机构资助可能是解决经费短缺的最有效的办法。中华医学会自从接受罗氏基金委员会慨助美金 9750 元后,彻底渡过资金难关,会务也有极大发展,② 但同时也不免受到罗氏基金会的制约和控制。接受罗氏的资助后,中华医学会也受到不少非议,认为它已沦为罗氏基金会的下属机构,虽然该会也努力对外界解释,但仍没能完全澄清人们的疑虑。

　　由此可见,经费紧张一直困扰着医界团体,其组织者为筹集资金往往费尽周折,结果却或者所得不多,或者影响团体发展的独立性,大都没有取得较好的成效。这严重影响了会务的开展,特别是各类专业学术事业的开展,也成为医团发展过程中的一个严重制约因素。

　　2. 议事与选举

　　医界团体的会员大会、执监委会、常委会以及各专项委员会都依据章程和规则形成了较有效的组织运作机制,即会议制度,主要负责医团的议事及选举事宜。这种会议制度主要分为三种:大会、常会和特会。大会类似于年会,是召集全体会员参加的会议,多则一年两次,少则两三年一次,根据团体的实际情况而定。③ 会议内容主要是检查上届委员会的工作情况,选举下届委员会成员,讨论议案及下届工作计划,等等。所有委员均由大会选举产生,各医团会章均对出席会员人数作了规定,各会员按照投票选举出执监委员。常会主要是执、监委员会议或执监联席会议,一般定期举行。而执、监委会及常会的主席则由执、监委及常委互推产生。④由于多数医团的日常工作主要由常会处理,不少重要决议也往往在此作

① 《营业部启事》,《中华医学杂志》1937 年第 23 卷第 3 期。
② 《总干事报告》,《中华医学杂志》1937 年第 23 卷第 3 期。
③ 如上海医师公会这样的地区性的团体,规定每年召开春季、秋季两次大会,而如中华医学会这样的全国性的医团,因为召集不易,则定为两年一次。
④ 《上海市医师公会常务委员会办事细则》,上海档案馆藏 Q6—18—298;《医药团体总联会执常两会纪》,《申报》1929 年 3 月 30 日第 14 版。

出，所以常会在医团的运作中占有极为重要的作用。特会也称为临时会议，遇有紧要事件关系重大时或达到一定比例的会员要求开会时召集全体会员召开。

各级会议议事均遵循一定程序，一般分为提议、讨论、决议执行三大环节。如常会的召开必须执监委半数以上到会方才开始，首先由相关委员提出议题，这些议题包括报告会员大会的议决执行情况及现时需要解决的问题，如有上次会议未决或执行过程中情况有变者与新问题以期交付众委员讨论，讨论时各抒己见，可以互相辩论，然后以投票法按多数议决。如果遇到重大议题难以定夺，则提交会员大会讨论，或者通过信函咨询各会员，由全体会员投票表决，必须有大多数会员同意才能成为定案，议决产生后由执监委监督执行。会议过程均有文书记录，以备查核。如上海医师公会规定，"凡集会均有在沪会员或委员过半数到会始得成立，其动议之案亦须有到会者过半数赞成始得议决"①。中华医学会也规定，"本会如遇重要事件发生于非大会期间在理事会考虑下认为有须提交全体会员征求意见之必要时得由理事会授权于主席及总干事，将该问题通知各会员用书面表决结果由总干事汇集后通告本会，全体会员如总投票数在三百以上并投同意票者有三分之二，该表决对于全体会员即为有效，本会杂志得另辟一栏专载此项消息。无论何项问题得出席大会会员三分之二之赞同得依上条规定将该问题付复决而复决结果即为本会之定案"。②

就民国时期来说，大部分医团的议事制度和选举制度都逐渐完善，运行情况则与各个医团的情况相关。地区性的医团，由于召集便利，其常会制度相对比较完善，如上海市医师公会、上海市国医公会、神州医药总会等年会和常会大都能如期进行，并常在《申报》或会刊上公布自己的会议情况，主要通过议决案等，但效率则各有不同。有的医团常常因为到会人数过少而无法正常议事，导致会务难以进行，甚至连选举也因人数不足而无法进行。有的医团开会时议事效率不高，内容往往仅限于按期换届选举，偶有一两个议案讨论也无明确结果。有的医团由于没有对委员连任进行限制，以致委员会虽经多次换届，但成员变动较少。就连组织和制度都

---

① 《上海市医师公会会章》，上海档案馆藏 Q6—18—298。
② 《中华医学会章程及细则》，《中华医学杂志》1935 年第 21 卷第 6 期。

相对健全的上海市医师公会也曾因为到会人数不足，而将执委会改为谈话会的情况。① 全国性的医团，由于召集不易，更难维系其议事制度，中华民国医药学会便因时局动荡，长期没有召开会员大会，各委会长期没有进行换届，其会务也几近停滞。② 总的说来，民国时期各医团组织运作机制逐渐成熟，民主化程度较高，各级会议的设立和运行为医团组织的持续发展、各项会务的进行提供了制度上的保证，其运作情况则直接影响各个医团的发展势头及办事效率。

3. 奖惩与监察

由于各医界团体都属于民间性的自治性组织，本身并无法律执行权力，主要依赖于同业自觉与公信推进会务，因此，对会员及委员进行监察与奖惩是其维系组织正常运转的重要保障。

对于一般会员而言，大部分医师（国医）公会都对会员的义务及处罚作出详细规定。上海医师公会规定的会员义务有：遵守会章，爱护本会，遵守医师信条，提高医界荣誉，出席本会集会，承担本会会费，接受本会使命及答复一切咨询等，如果违反本会宗旨，或先行剥夺公权或经该会会员十人以上提出反对之事由者或不纳会费二年以上，开会时无故连续三次缺席并不委托代表者都可以由监察委员会弹劾之。由执行委员会核准后分别加以警告、停止会权、退会等惩罚。③ 上海国医学会也规定如有会员属于在篡夺公权期内者、常年费屡催不缴，满二年者；不遵守会章及不奉行一切议决案者；在业务上与学说上有不道德行为者；有精神病者之列，可由监察委员会通过，开除或暂停其会籍。④

除了对普通会员的行为进行监督，监委会对整个团体的会务执行情况、收支情况等各方面都有监督检举之责，对于执委也不例外。大多医团均规定在开执委会时，必须要有监察委员在场列席，只是没有表决权，而监委同时也受执委之监督。执、监委之间形成一定的分权制衡机制，有利于进行民主决策和防止医团领导的特权与专权，也有利于及时查究会员的违规行为，更能及时地维护团体的名誉及行业秩序。

有效的监察和奖惩，使得医界团体获得一定的权威性，能够更好地整

① 《上海医师公会执委会记》，《申报》1927年8月23日第15版。

② 《中华民国医药学会年会昨开幕》，《申报》1931年4月4日第15版。

③ 《上海市医师公会会章》，上海档案馆藏Q6—18—298。

④ 《国医学会昨开大会》，《申报》1933年11月12日第12版。

合同业力量，致力于医界的整体进步与长远发展，是实现医团乃至医界行业自治的重要保障，这在后面章节会详细论述。

从整体上而言，从零星的医学会的兴起到各种职业公会的成立，医界内各专业团体已经逐步探索出一套较为完整的组织结构和运行机制，形成了分工明确、运作有序的科层化体制。其中既有对商会等其他行业公会的模仿，也有根据自身发展的实际而作出的调整。而这种有效运作的治理结构的形成既反映了医师群体对行业自治的自觉追求，也成为日后医师群体维护自身权益、实现自身抱负的工具，是其专业化进程中的重要一环。当然，民国时期医团的发展也存在着不少问题，经费的筹集，会议制度的运作都存在着不少缺陷，这不免制约着各个医团的进一步发展和团体功能的发挥。而且，虽然各个医团之间组织形式大同小异，但治理结构的运行情况却有较大差异。相对而言，西医团体的组织性较中医团体普遍略强，而西医团体中各个医团的科层化、民主化的程度也有所差异，这也是各个医团日后发展状况和影响力有所差异的重要原因。

二　权益维护

最初成立的各个医学会虽然组织尚未健全，活动主要集中在专业知识的宣传和研究上，但也一直承担着维护同道职业活动权益的功能，而后兴起的职业公会，更是把保障医权作为团体的首要宗旨。如上海医师公会在不同场合多次明确表示，该会的宗旨在于保障医师职业上之利益，[①] 而如中华西医公会、沪西医药联合会等医团成立的直接促因便是部分医师为应对政府的管理措施，保障自己职业利益而发起的同业联合。[②] 因此，会员的职业利益维护，成为专业医团除推进医学发展之外最重要的组织功能之一。众多医团都聘有常年法律顾问，"破坏该会及会员名誉及一切损害法益者"均由其依法尽保障之责。而在民国时期，防止政府对同道权益的侵害，成为众医团主要关注点。[③]

上海医师公会及全国医师联合会在与中央政府就医师登记资格进行交

① 宋国宾：《"医师会规则草案"评议》，《医药评论》1929 年第 19 期；《大会祝词及会员题名》，《中华医学杂志》1934 年第 20 卷第 4 期。

② 沪西医药学会于 1927 年由王一仁、黄朴堂、张润生、薛亮臣等人设立，是后来国医公会的前身之一。

③ 医团在医病纠纷中对医师权益的维护将在第四章内详述。

涉的同时，也一直在为医师职业权益的保障寻求法律上的支持。在其看来，确立医师的权利和义务，是国家医师法令最重要的组成部分之一。因此，对于政府所颁布的《医师暂行条例》甚不满意，认为"该条例中只有义务惩戒，而不予保障，依据字面条文，未免有风雨摧残之憾"。① 全国医师联合会甚至召集各医师公会商议，逐条修正这一条例的条款，以期为医师群体争取更为宽松有利的职业空间。

表 2-3　　　　　　　全国医联会对《医师暂行条例》之修改

条例章节	修正后之条文	修正之原因
第十一条	医师非亲自诊察不得施行治疗或开给方剂及交付诊断书，并不得填给死亡诊断书或死产证书，死亡诊断书、死产证书之程式另定之	此条已将原条例亲自检尸字样删去，依理填死亡书时非亲自检尸不可，但照目前社会情形，有所难办
第十二条	医师执行业务时应备治疗记录记载病人姓名年龄性别职业病名病历医法，前项治疗记录应保存三年	此条例将原条例治疗簿改为治疗记录，五年改为三年，所以顾恤私人开业之难处，较原文显示宽大
第十三条	医师处方时应记明下列事项：一、自己姓名、地址并盖章或签字；二、病人姓名、年龄、药名、药量、用法、年、月、日	此条较原条例多地址、签字二项而少证书及注册号数字样，盖处方笺上必记入医师住址者，所以使调剂上有疑义时前往问也不限人盖章而许以签字代用者，所以便利医家，节省手续也。至于证书注册号数，既于方笺上记有姓名，自无繁复详列之必要。若欲防假冒顶替等弊决不在号数上辨别
第十五条	医师如诊断传染病人或检验传染病之尸体时应向官署据实报告传染病种类，应报告者另规定之	此条例较原条例多"传染病之应报告者另规则之"一语而少"应指示消毒方法"字样，其所以去指示消毒一语者，因此责任不在医师而在地方卫生官吏，至欲普及对于传染病消毒智识起见，亦不应有此规定，盖社会上先觉后觉之责任乃人道问题非法律问题
第十六条	医师当检查死体或妊娠之死产儿如认为有犯罪之嫌疑时应于四十八小时以内向该管官署报告	此条将原条例二十四小时为四十八小时而增"以内"字，所以便宜私人开业之得从容履行手续也

① 《全国医师联合会筹备会宣言》，《申报》1929 年 10 月 15 日第 16 版。

条例章节	修正后之条文	修正之原因
第十七条	医师应负填具诊断书检案书或死产证书之义务但有正当理由得拒绝之	此条已将原条例之语气倒置,其所以较原条文宽留余地者,防好事者借题发挥,故意罗织之流弊
第二十条	医师关于审判上公安上及预防等事有应接受该管法院公安局或行政官署委托之义务	此条将原条例之遵从改为接受,指挥改为委托。虽仅字面上区别,医师服务社会与官厅无统属关系,似无受任何指挥之理
第五章	保障与惩戒	原条例关于义务惩戒规定甚详,独于医师业务毫无保障最为可憾,故本章中新增一条且改总标题
第二十一条	医师于业务上发生学术的问题而出于民事或刑事的被告地位,倘该管长官认被告有嫌疑时须征求地方医师公会之意见以资参考	此条为原条例所无但事实上大有增设之必要,故列于原有各条文之首以示立法者尊重学术保障专门家业务之至意
第二十四条	医师受撤销之处分时应于十日内将证书向该管官署撤销,其受停业之处分者应将证书送由该管官署将停业理由及期限记载于该证书里面外,仍由交本人收执	原条例限三日内撤销证书事实上似乎太促,故兹改为十日
第二十五条	医师违反本条例之规定时出他条已定有制裁者外得由该管行政官署处五十元以下之罚金	原条例尚有触犯刑法时送法院办理之规定,兹以删去,刑法系公法,医非特殊人物,苟犯刑章自当受公法制裁

资料来源:《全国医师联合会所拟之医师暂行条例》,《中华医学杂志》1930 年第 16 卷 1 期。

如表 2 - 3 所示,各医师公会在强调医师权利与义务的对等的同时,也十分注重医师职业之独立性,反感官署对其的指挥和驱使。上海医师公会等一再表示,"医师为高尚职业,服务社会,权利义务似应双方兼顾",而该条例"对于医师本身太不顾到",因此呈请中央从速将医师暂行条例暂行收回,另颁医师法尤须规定如何保障医师之职业权利等。①

虽然几经交涉,中央政府对医师的权利义务始终没有明确界定,因此在实际工作中,各医师团体都十分注重维护会员的职业利益,尤其防范政府对其执业自由的干扰。

在上海市政府施行医师登记期间,上海市国医公会等中医团体便以团

---

① 《请大会电请中央俯顺舆情收回医师暂行条例成命一面从速颁布医师法明文规定医师对于国家及社会应尽何种义务应享何种权利以资职业保障案》,《医事汇刊》1930 年第 2 期。

体的名义积极向政府接洽,成为其会员全部顺利领取执照的重要原因和保
障。上海医师公会也将为会员统领取执照作为重要会务之一。而面对法租
界对界内医师的严苛管理,各医团都极力保护会员的职业活动不受其影
响。一旦有会员遭其罚款等处罚,往往由医团出面与法租界交涉。上海市
国医公会便以上海市"曾经卫生局登记合格中医所组织之唯一法定团体"
的身份与法租界当局接洽,要求发还罚款并放宽登记的时间限制,其活动
相当积极。① 上海医师公会更是要求法租界当局在管理过程中,"给予上
海医师公会会员以特殊之许可"。②

　　而在处理诊金和缴税纠纷方面,各医团的态度和行为更能体现其对医
师职业利益的维护。

　　1929 年,上海市卫生局采纳地方党部的建议,对上海市内医师医院
的诊费稍作调查后,公布了一份医师诊金之限制训令,规定市内医师的最
高诊金,以规范医药市场:

　　　　经本局征集各医院医生之诊金数目,分别考虑,取其折中,呈请
　　市政府核准公布,奉令,内开该局厘定诊金。既系折中规定,富有伸
　　缩余地,应准为暂定标准,加以审核。如确系超过普通诊例过多,既
　　饬其改订,并勉以慈善天职,毋得拒绝应诊,以重民命等因。……应
　　既遵照本市规定诊金标准,于可能范围内,力图低减,以符造福人群
　　之本旨,毋违。计抄发诊金标准表一份。(诊例)门诊 2 角至 1 元 2
　　角;出诊普通 1 元至 5 元(车资在内);特诊 6 元至十元(随请随到
　　深夜出诊之类);(手术费)小手术 1 元至 5 元;普通手术 6 元至十
　　元;大手术 10 元至 500 元;接生费 5 元至 50 元(指医师医生助产士
　　而言,旧式产婆不在此例);住院费 2 角至 10 元。③

　　从训令的内容来看,此项规定对医师诊金的限制并不算苛刻。其一,
对诊例的限制基本符合当时的市场行情,并不算低。当时上海执业中医中
名声颇大的丁甘仁的门诊也不过 1.2 元,而其余有名气的医生大多不过此

---

① 《法租界当局处罚不登记中医》,《申报》1931 年 2 月 7 日第 14 版。
② 《本社社长褚民谊致法领事函》,《医药评论》1937 年第 147 期。
③ 《对于上海卫生局规定诊金之感想》,《医药评论》1929 年第 17 期。

数，如夏应堂门诊 0.66 元，殷受田门诊 0.44 元等。而西医的门诊挂号费用大多在 1 元上下，如陈一龙、庄德、臧伯庸等名医收费不过 0.8 元。[①]出诊费也少有超过 5 元的。其二，对诊金范围规定的极为宽泛，如大手术的诊金范围规定为 10—500 元，且对大、小、普通手术的内容或项目均未具体规定，对其他检查费用也没有规定。其三，该项规定也并不具备强制性，不过希望医师于"可能范围内，力图低减"，且表明该规定"系折中规定，富有伸缩余地，应准为暂定标准，加以审核。如确系超过普通诊例过多，即饬其改订"。

　　然而，此项规定还是招致了上海医界特别是上海医师公会的反感。上海医师公会的会员，多为国内外医校毕业，自视为正规医师，在社会上收费相对较高，而所从事业务涉及卫生局所规定中的内容也最多，因此对此项规定最为忌讳，反对声浪也最高。而其反对意见，主要集中在两个方面：

　　第一，认为卫生局限制诊金的举措本身就侵犯了其专业职群的职业自由与利益。不少医师明确提出，医业不同于普通职业，医师收取诊金，所依赖的是其专业知识及技术，并不同于一般商品买卖，个人诊例的高低，取决于自身的学术水平、资历、声望及社会环境等等，无论诊金如何提高，"决不有妨碍个人之身份、社会之民生，转或可以促助同界之研求，激扬学术之进步"。[②]而政府没对律师、会计师、建筑师等其他专业职群的收入进行限制，仅对医师的诊金进行限制，是没有真正认识到医师的专业特性，更是侵犯了医师的职业自由。[③]同时，还有医师认为，按照东西各国的惯例，"医师诊金，仅有最低额之制限，所以防其滥，损其同业也，且是项规约常凭公会主张，而国家并不干涉"，政府出台对诊金的规定，实则干扰医师公会对正规医师职业权利的维护，无异于越俎代庖"。[④]因此，上海医师公会首先反对的不是规定的内容，而是制订规定的行为本身，尤其反感"政府当局，所处政令，动辄以训为前提，就其可训与否，未必悉加研究"，该项限制，更"涉有蹂躏学术之嫌疑"。[⑤]

---

①　陈存仁：《银元时代生活史》，广西师范大学出版社 2007 年版，第 33 页。
②　《论本市卫生当局之限制医师诊金令》，《医药评论》1929 年第 18 期。
③　《建议政府通令全国省市县政府不得规定医师诊金以重自由职业案》，《医事汇刊》1930 年第 2 期。
④　《对于上海卫生局规定诊金之感想》，《医药评论》1929 年第 17 期。
⑤　《论本市卫生当局之限制医师诊金令》，《医药评论》1929 年第 18 期。

第二,认为卫生局不应该也不可能仅靠限制医师诊金来减轻民众医药负担。其原因有三:一是该项规定仅针对正规医师,而大量杂医及外籍医师均不在管辖之内,对药品也没有相应限价,可谓"偏而不全",并不可能真正降低民众的医疗费用。二是卫生局没有大力发展平民医院、健康保险,而是限制医师收入来减轻民众医药负担,可谓"舍本逐末",没有找到解决民众医疗问题的正当途径。[①] 三是医疗费用高昂在很多时候是由于民众的就医观念或习惯造成的,如频繁换医、不信任低廉药品功效等。不纠正民众的错误就医观念,仅限制医师诊金只能"事与愿违"。宋国宾等人更是以法国及日本的例子告诫卫生局限制诊金的不良后果。[②]

针对卫生局的训令,上海医师公会在秋季会员大会上通过讨论作出决议:医师诊费,为学术报酬之一种,在古今中外未闻有政府加以限制者,且全国医家施惠平民,自有正当途径,如健康保险、平民医院,先进各国,均办有成效,现在上海卫生局之举动,舍本务末,应呈请卫生部令其取消。[③]因此,众医师以全国医师联合会的名义向卫生部呈请,不仅要求取消上海市对医师诊金的限制,而且通令全国地方行政机关都不得规定医师诊金。[④] 因受到强烈反对,上海市卫生局所拟定的诊金规定并没有实际执行,"故条规自条规,诊金自诊金,未曾受丝毫之影响也"。[⑤] 此后,南京市卫生局、吴县公安局都曾颁布类似对医师诊金的限定,两地医师公会均沿用上海医师公会之先例,由全国医师医联会代为向卫生部呈请取消对诊金的限制。[⑥] 因此,整个南京国民政府时期,各地政府再无出台限制医师诊金之法令。

由于受到卫生局此次限制诊金政策的刺激,上海市医师公会开始着手制定诊金规定,宋国宾首先制定出上海医师公会诊金规律的十项原则,并

① 《对于上海卫生局规定诊金之感想》,《医药评论》1929 年第 17 期。

② 《诊金规律》,《医药评论》1929 年第 17 期;《读日本的医师暴利论更觉到规定诊金之不当》,《医药评论》1930 年第 39 期。

③ 《医师公会秋季大会记》,《申报》1929 年 9 月 24 日第 14 版。

④ 《全国医师联合会执委会记》,《申报》1929 年 11 月 20 日第 14 版;《助产护士学校学生甄别考试办法》,《医药评论》1937 年第 148 期;参加医联会执委会讨论诊金议案的成员为蔡禹门、徐乃礼、庞京周、俞凤宾、牛惠生、夏慎初、姜振勋、汪企张,均为上海医师公会成员;《呈卫生部请通令全国地方卫生行政机关不得规定医师诊金由》,《医事汇刊》1930 年第 2 期。

⑤ 汤蠡舟:《诊金问题》,《医药评论》1932 年第 93、94 期。

⑥ 《南京市医师公会呈请制止南京市政府规定诊金标准文》,《医事汇刊》1933 年第 17 期;《吴县医师公会函请转呈卫生署江苏省政府制止该县公安局规定医师诊金案》,《医事汇刊》1936 年第 28 期。

与朱仰高、庞京周、吴意初、王完白、徐济华、蔡适存、徐乃礼等人组成委员会讨论制定诊金规律:[1]

(一) 凡属本会医师,俱有接受诊金之权 (说明:接受诊金为正式医师仅有权利,本会会员俱属正式医师,故有接受诊金之权);

(二) 除贫病不计外,本会视地方生活程度情形,得随时制订一最低限度之诊例,以期适应于大多数中流阶级人士 (说明:生活程度,随地而异,本会当就上海医师生活之所需,病家诊金之担负,斟酌情形以制订之);

(三) 凡属本会会员,不得低订诊例,只出于公议最低限度之下,以吸收病人,而为非道义之营业竞争,但得随其地位声誉,制订诊例,高出于最低规定之上 (说明:医业高尚,非商业可比,不能利用人们贪便宜之心理,仿效商店大减价方法,以为吸收病人之工具,本市医界中颇有因低订诊例,而营业不恶者,不可不改进也);

(四) 病情千变万化,"包医"在禁例之条 (说明:包医不合科学,易滋流弊);

(五) 诊金一律付现,至多月末结算 (说明:诊金欠而不付,付而不清,时时有之,新开业之同道,往往碍于情面,难以启齿,不肯令病家随时照付,及至诊疗结束,往索诊金,则牵丝扳藤,纠缠不已,此固吾国人之劣根性为其因,亦缘我同道立法未周之所致,今使本会制此规律,则将有所根据,易于对付矣);

(六) 特诊夜诊,照通例加倍,远诊另加旅费;

(七) 普通诊视外有须为器械之特别检查,或治疗者须加倍收费;

(八) 产科及外科手术费,事前与病家协定之;

(九) 会诊医师诊费,当较常诊医师诊费略高;

(十) 对于屡欠诊金而并非贫寒之病家,有所延请,得以谢绝 (说明:此条骤视之下,似觉有伤仁惠,然今日病家忘恩负义之可恶,实亦无可讳言,此条规定,聊示儆耳)。

经过多次执委会讨论,上海医师公会最终拟定《上海市医师公会诊

---

① 《讨论制定本会诊金规律案——上海医师公会提案之一》,《医药评论》1932 年第 93、94 期。

金规定草案》,对医师的各项收费作出最低限制,如门诊1元,出诊5元,急诊加倍,夜诊倍半,各种手术也作出详细规定,如脊椎穿刺8元,膝盖骨穿刺12元,腹水穿刺8元,胸液穿刺10元,脓疮切开3元,等等。①

上海市医师公会并没有将此份诊金标准参考表公开刊行,而是留存会中,专供会员随时参考,标明其仅将此诊金标准作为对该会会员的指导或参考,而不是强制推行。对比卫生局所公布的诊金标准,上海市医师公会对各项诊费规定的数额相差并不大,但制定标准的立足点却截然不同。其对诊金标准的规定,一方面是为了防止同业间恶性竞争而损害整个行业利益。另一方面,也是为了在政府和社会面前塑造其维护、规范全行业利益的职业公会形象,极力排斥政府对专业职群的干涉。

在政府征收税费方面,各医团对医师权益的维护显得冷静而理性,在接到征收税费的政令之后,各医团一般先交予法律顾问审核,再决定其态度,对于不合理的税收,医团坚决予以抵制。法租界初行医师登记时,欲向界内执业医师每年征收执照费,即遭到中西医团的强烈反对,被迫改为仅收一次,终身有效,每年仅收卫生捐2元。1936年,法租界又颁布《管理国医执行业务章程》,不仅将界内中医的执照费升至5元,并以5年为换照期限,更有卫生捐、调查费等收费,因而激起中医界的反对,公开指责法租界的中医登记,"其目的全在收款","倍增国医不应担负之负担,处处将国医职业自由,剥削殆尽"。为维护会员职业权利,上海市国医公会更是联合神州国医学会、上海市国医学会向法当局交涉,联名分函上海市卫生局,法租界公董局,第二特区纳税华人会,及杜月笙、张啸林、陆伯鸿、齐云青、张骥先、钱新之等,乞为援助。② 经过各中医团体多方奔走、呼号,法租界的这一系列税费的征收规定最终也没能实施。

在抵制营业税的征收上,全国医师联合会也表现出同样的坚决。由于武汉、武进等地政府向医师医院增收营业税,当地医师公会遂向上海医师公会及全国医师联合会求援。全国医师联合会则立即向财政部及卫生署申诉,呈请中央政府令各省财政厅免征医师营业税。全国医联会提出,"营业税为商业上之一种课税,商业以商品为必要工具,而医师恃劳力技能以执

① 胡嘉言:《书"上海市医师公会诊金规定草案"后》(连载),《申报》1934年3月19日第16版。
② 《法租界重行国医登记国医团体反对》,《申报》1936年7月24日第14版。

业，病人更不得为医师之商品"，况且，医师并非工商业者，其与律师、会计师、工程师等同为自由职业群体，若要对医师征以营业税，对其他自由职业群体岂非也要征收？医院诊所虽然也有药品之配给，但此类药品也是从药房购得，既然药房已征收营业税，再对医师征收，岂不是重复征收？①

在全国医联会的交涉下，内政部批准医师及医院诊所，都属自由职业群体之一种，不在征收营业税范围以内。② 医联会遂将此决议告知全国各医师公会，以免再有地方政府视医师医院视为工商业而征税。

医师公会并不是抵制一切税收，如在印花税的征收上，虽然不少医师仍觉印花税属营业税之一种，但上海医师公会在与法律顾问及政府相关部门商议后，通令会员凡收银字据都应贴印花。③ 在国民政府开征所得税时，上海医师公会也相当配合，不仅组织所得税专门委员会，讨论所得税收支簿籍格式，而且还会同会计师、律师等自由职业团体开会研究。由于所得税征收原属初创，头绪纷繁，众医师认为按月计算，未免有窒碍难行之处，上海医师公会即推派代表晋京向财政部呈请以每年年终结算缴税。获得批准后，所有划一账册也由全国医师联合会审核通过，印制成册，供会员制备之需。④ 而鄞县医师公会因为当地政府向医师征收广告捐而向全国医联会求援时，医联会以"医师虽非商人而招贴广告类似营业"为由，拒绝为其向财政部请免广告捐。⑤

由上可知，医师群体在维护自身权益时，十分强调自身与工商业者的区别，常与律师、会计师、建筑师等群体互为征引，努力塑造自身专业职群的形象，并极其重视维护其职业自由。面对政府对其职业的干预，各医团积极寻求行业自治的空间以实现对职业利益的维护。因此，维护医师职业利益，也成为各医团实现自治的重要内容。

三　市场规范

作为民间团体，医界内各专业团体并不具备法律上的强制力，但其仍

---

① 《呈财政部及卫生署请令各省财政厅免征医师营业税文》，《医事汇刊》1931 年第 7 期。
② 《内政部准免征医师医院营业税批》，《医事汇刊》1931 年第 7 期。
③ 《上海市医师公会执委会记》，《申报》1934 年 2 月 11 日第 3 版。
④ 《全国医师联合会执委会》，《申报》1936 年 12 月 22 日第 10 版；《上海医师公会二十六年春季大会会务报告》，《医药评论》1937 年第 150 期。
⑤ 《鄞县医师公会致本会函（为当地税局征收医师招贴广告捐由）》，《医事汇刊》1931 年第 7 期。

在一定范围内，力图塑造和维持行业内的职业规范，并督促和配合政府维持正常的市场秩序。

在众多医团并立的情况下，各医团对医界规范的塑造，都是从约束本团体的成员开始的。在会员的共同认可下制定各会员遵守的执业信条或公约，成为中西医职业团体的共识。上海市医师公会为了约束会员行为，特别制定出《上海市医师公会信条》，要求会员遵守，上海市国医公会也在广泛征集会员意见后公布出《国医公约》，作为中医执业规范，希望此公约能成为医界的规约，无论是否加入国医公会，都须一律遵守:①

表 2 - 4　　　　　《上海医师公会信条》与《国医公约》对照

《上海医师公会信条》	《国医公约》
（甲）医师对于自己之信条 1. 永远不用仇制医药用品；2. 不为夸大广告，不营非义之财	（甲）对于自己方面 1. 勿大言不惭，失学者态度；2. 不为夸大广告，不营非义之财
（乙）医师对于病人之信条 3. 病家延请无故不可拒绝应诊；4. 无论贫富悉心诊治无所轩轾于其间；5. 不事堕胎；6. 不滥施手术；7. 据对严守医事秘密；8. 弗徇私情发给不正确之医事证书；9. 遇诊断困难治疗棘手之病应建议病家增延他医会诊	（乙）对于病家方面 3. 急病请诊，应于可能范围内，随请随到；4. 门诊重病，应提前诊治，不得责令拨号；5. 贫病者，宜时行方便；6. 勿疾言厉色，勿草率处方，悖仁术之意旨；7. 不扬人暗疾，不得堕胎
（丙）医师对于同道之信条 10. 在非医界友人或病家之前勿任意评诋同道以损其信用而营非道义之竞争；11. 同道遇有争论之端应报告公会处理；12. 本会会员有互相遵守本会信条之义务，苟或违反当接受本会之劝告；13. 医师公会有保障会员利益之责，凡属本会开业医师不当无故退出	（丙）对于同道方面 8. 对病家切忌攻讦前医方药；9. 对友人切忌评论同道短长；10. 与同道会诊，须虚心磋商，勿争意气，坚执成见；11. 同道过有争端，不能解决时，应报告公会处理；12. 国医组织公会，所以取互助联络，保障会员之利益，凡属当地国医，皆须加入公会，遵守公约
（丁）医师对于公众之信条 14. 诊病之暇宜出其所学对于社会为医药卫生文字之宣传予以正确之认识；15. 国际战争之际宜参加救护事业；16. 传染病流行之际宜协助卫生行政机关报告及指导民众以消毒各例诸法；17. 对于贫苦病人当尽力免费诊治以补国家救济贫民之不足	—

① 《国医公会公告》，《申报》1930 年 12 月 18 日第 3 版。

续表

《上海医师公会信条》	《国医公约》
（戊）医师对于学术之信条 18. 温故知新随科学之进化而深造，毋一得自足；19. 开业勿忘研究诊病当尽量为科学之检查详细之记录，以期我国医学有独立之一日！20. 新药介绍宜出以审慎，非绝对无害者勿试用，非确有效用者勿介绍	（丁）对于学术方面 13. 潮流尚新，吾道宜益自策动，悉心研究、融会新知，发扬光大；14. 国医之针灸、伤科、外科，成效卓著，惜乎近代失传，有关国医整个存亡，宜各竭力提倡，公开秘传，俾将来国家之行政卫生以及军队救护事业，均有国医之地方；15. 诊余之暇，宜出其所学，对于社会为医药卫生之宣传；16. 中国灵验秘方，失传甚多，此后亟宜公开，筹登各种医药刊物，以广流传；17. 无国医根底，袭西医皮毛，辄自诩为国医科学化，立说处方，非驴非马，宜共起纠正之；18. 药名务须通俗，勿用冷僻别名，以免贻误

资料来源：《国医公会公告》，《申报》1930年12月18日第3版；《上海医师公会章程》，上海档案馆藏 Q6—18—298。

从表2－4两个团体所制定的公约来看，中西医界的职业公会除在职业道德上对会员有统一要求外，均致力于各会员执业行为的规范化，并明确该团体在专业领域内集管理、仲裁、调控为一身的权威地位。

在具体事务的处理上，各医团为达到此目标也作出了不少努力。如在医用处方的书写方面，全国医联会借助自身在全国的号召力，通过各地医师公会要求医师对于处方笺，除不得已暂用外文外，其调制法及使用法之说明，应照各国成例，统用本国文字，以避免病人误会。[①] 上海医师公会除遵照全国医联会的嘱咐要求会员外，还增加了一系列规定，如医师有自备配药处者所用药方须交与病家，不得收回，以备他医师诊治时参考；在处方上要明确标明"分几格每次服一格几日分服"，以规范药量标准；在本会会员处方上印明"不可重配"印章，并通函各药房遇有处方上盖有此印者即遵照不可重配，以防流弊，等等。[②] 此外，医师公会甚至商议拟定统一格式的医用各式证书，发给会员使用，以便统一格式，同时还建议全国医联会呈请中央制定并颁发各种诊断书格式，试图借助国家力量来促

① 《医师公会执委会记》，《申报》1930年2月18日第14版。
② 《上海医师公会秋季大会详志》，《医药评论》1932年第93、94期；《上海医师公会消息》，《医药评论》1930年第47期。

进医师执业行为的规范化。① 上海市国医公会还要求该会会员将药方交至公会盖明钢印,以标明为正式领照中医身份,不仅要求会员处方字迹不能潦草,还函告各药铺药包外标明"先煎后入包煎"等字样。②

但这些规定仅在会员的共同认可下有效,并没有强制的规范力,因此不少规范执业行为的举措也未能实现其预想的效果。对于会员的执业失当,各医团一般采取告诫手段。如国医公会在接受会员投诉受其他会员妨碍业务时,国医公会多交秘书处组织科召集双方谈话,劝导有过失的一方遵守国医公约。③ 有的上海医师公会会员提议,对于"一班似江湖、非江湖、不守本会信条,不顾私人道德,有害本会名誉者,应请大会公决,加以严格的处置"。④ 对此提议,医师公会虽原则上赞成,实施起来却相当有难度。当有会员向上海医师公会举报宝隆医院渎职误人时,医师公会在查明后仅向院长去函责问并警告,但这已经是医师公会所能采取的最严厉的举措了。⑤

对于众多非会员的业医者,各医团也未放任不理,而是积极督促配合政府对非法行医者进行查处。上海市国医公会不仅多次呈请卫生局取缔巫觋,制止巫觋为人开方看病,还要求会员对此留心查验,一旦发现即报告公会,以便呈请行政机关取缔。⑥ 上海市医师公会也多次呈请卫生主管机关严厉取缔冒充医师者,并希望行政机关规定非正式医校毕业者只能称医生而不能称医师,以示与医师公会成员的差别。⑦ 中华医学会对函授医校或非法招收医学生之医校或医院也十分关注,一旦发现即向教育部门举报。东亚医学社函授医学及惠仁医院非法招生等均是由中华医学会告发至上海市教育局后得以取缔停办的。⑧

民国时期,除了督促和配合政府的管理政策,医界内的专业团体试图

---

① 《医师公会秋季大会记》,《申报》1936 年 11 月 24 日第 11 版。

② 《市卫生局举行中医补考》,《申报》1931 年 7 月 12 日第 14 版。

③ 《国医公会执监会》,《申报》1934 年 7 月 12 日第 12 版;《国医公会开会记》,《申报》1935 年 4 月 27 日第 13 版。

④ 《市医师公会执委会记》,《申报》1934 年 4 月 18 日第 11 版。

⑤ 《上海医师公会消息》,《医药评论》1932 年第 47 期。

⑥ 《中医协会执监联会记》,《申报》1930 年 3 月 15 日第 20 版;《国医公会开会纪》,《申报》1933 年 2 月 22 日第 12 版。

⑦ 《医师公会昨日年会纪》,《申报》1932 年 10 月 17 日第 11 版。

⑧ 《中华医学会第二次会务报告记略》,《医药评论》1935 年第 131 期。

从自我约束出发，进而影响整个医药界，弥补或补充缺位的政府监管，力图创造并维持良好的执业环境。从根本上说，这也是为了维护整个医界权威及同业权益。其中，医界对医药广告的整顿就是一个典型事例。

　　整顿医药广告，是规范医药市场的重要内容，而在对医药广告的整顿上，充分地体现了医团在与各级政府的互动中对规范医药市场所作出的努力。

　　清末报刊业逐渐发达以来，医药广告就成为报刊广告的重要组成部分。民国以后，无论南北，报刊上的医药广告均占全部广告的大部版面，以至于不少人感叹"医药广告之多，为各种广告之冠，医药副刊之多，亦为各种附刊之首，甚至在一种报纸上，竟有医药副刊至八九种之多，实开世界之新纪录也。"① 可是这些医药广告的繁荣，并不是中国医药发展的体现，因为这些广告中"几乎无处不是夸大蛊惑的欺骗广告"：有用新法注射包治肺痨的，有毫无痛苦包治花柳的，有不用药物的祝由科，有起死回生的精神医疗家，有万能的灵子术，"不是三天包愈的白浊丸，就是五天断根的梅毒针。什么'包愈包医'，'限日除根'，什么'出立保单'，'永保不发'。五花八门，希希奇奇，无一不是离开科学的欺骗，违反事实的夸大"，"所谓某某专门等于一无所长，经验丰富就是初出茅庐，药效之能越毒越灵者，实滑天下之大稽，功效之能得于意想之外者，无异暗示其药用之不可靠，若某病之须服某药，须请某医治疗等等，尤为露骨之尤者也"。② 面对这些虚假夸大广告的泛滥，不少正规医师深恶痛绝，纷纷在各报刊上撰文告诫、批评甚至痛斥。"可是驳斥归驳斥，无耻的奸诈药商，与无耻的江湖医生，照旧的在那里大登其无耻广告。"③

　　大多医师认为，造成这种情况的原因，一是因为民众缺乏医药常识，容易受到医药广告的欺骗；二是因为政府对于广告未严加管理，未出台管理广告的相关法规；三是新闻界出版界唯利是图，为了谋求高额的广告收入大肆刊登虚假夸大的医药广告。

　　因此，医界中不少有识之士一面频频告诫新闻界，希望其"站在指导民众，矫正社会之责的新闻报界，应当拿点良心出来，对于此类欺群害

---

① 汤蠡舟：《医药与报纸》，《医药评论》1936 年第 133 期。
② 范守渊：《新闻界应有之觉醒》，《医药评论》1933 年第 97 期。
③ 同上。

众的无耻广告，应加以严格的制裁，拒绝登载",① 一面不断呈请政府出台相关规定，规范医药广告的刊登。

上海市政府早在 1930 年就出台过取缔报纸刊登违禁广告规则，规定凡属宣传淫诲书画有伤风化者；宣传药物言过其实几近欺骗者；刊登猥亵图画刺激青年视觉者；诱惑欺骗希图诈收财务者；激烈危险有妨秩序安宁者；其他经主管官署通知禁登者六项之一，均属违禁广告，禁止刊登。并要求涉嫌刊登虚假广告者，须先送经社会局核准后，方得登载。② 但是，虽然卫生局要求各报馆自行停登，但并无效果，杂医伪药之广告丝毫不见少。上海医师公会与全国医师联合会，几次具呈，"只求得一个无关痛痒的批语而已"③。面对虚假广告泛滥而无人责问的情形，有的医师不免哀叹道："若要想做官的出来取缔，恐在三十年内，是办不到的。"④

鉴于政府对医药市场的监管难以到位，上海医师公会等专业医团试图运用其专业团体的权威，去遏制虚假夸大广告的泛滥。上海医师公会首先对该会会员所刊登广告进行审查，致函该会会员主编之变相广告之医刊，劝其慎重发表；并推吴意初审查广告夸大字句，对涉嫌违规的会员进行劝诫。如顾宗文、沈奎伯、、朱霍良、唐斐礼、黄益寿（登大广告）、蒋绍宋（橱窗广告）、沈孟养（墙壁广告）、王完白（无线电广告）等都因此受到告诫。⑤ 其中，王完白可以说是上海医师公会的元老和骨干之一，因为播放无线电广告违规而被会中劝诫，可见医师公会对整顿会员广告之决心。有的会员甚至因刊登夸大广告，情节恶劣而被医师公会开除出会，当该会员表示以后决不登载夸大广告，要求恢复会籍时，仍被公会拒绝⑥。为避免新开业医师初登报时罗列名人头衔以增号召力，公会通知各会员即日起凡会员中新开业同道如欲刊登开业广告者可将拟稿呈会，由会中盖章发还自行送登各报，惟登报日期以一星期为限；⑦ 在申报的医药周刊上，医师公会的不少医师以身作则，在广告栏仅刊登以姓名、住址、科

---

① 范守渊:《新闻界应有之觉醒》,《医药评论》1933 年第 97 期。
② 《上海公共租界工部局总办处关于庸医与假药事》1933 年，上海档案馆藏 U1—4—819。
③ 汤蠡舟:《医药与报纸》,《医药评论》1936 年第 133 期。
④ 商海炘:《请卫生行政当局与报界广告经理注意》,《医学周刊集》1928 年第 3 卷第 3 期。
⑤ 《市医师公会执委会记》,《申报》1935 年 4 月 17 日第 11 版。
⑥ 《市医师公会执委会记》,《申报》1934 年 6 月 19 日第 13 版。
⑦ 《上海医师公会消息》,《医药评论》1930 年第 47 期。

目、电话五项，宣传用语则一字不用。

除了对本会会员行为进行约束，上海医师公会还通函无线电管理机关，要求取缔各播音台之介绍药品及弘扬医术等变相广告案；派员与报馆交涉，停登用报馆口气作药商与医生夸大广告，如花柳病特刊、肺病特刊等。① 为了从根本上遏制杂医伪药的广告，医师公会还是期望能督促和配合政府对广告的管理政策。因此，医师公会多次与上海卫生局、公共租界及法租界商议，出台相关管理医药广告的规则。上海医师公会专门草拟一份取缔杂医伪药广告标准案并送交卫生局参考，并与公共租界和法租界开展合作。

在上海医师公会的推动下，各行政机关开始并加快了对杂医伪药广告的取缔。针对上海医师公会屡次关于管理医药广告的提议，公共租界卫生处表示其较早就关注过这一问题，但对于违规广告的处罚，因为各国的法规不一致，因此也只能由医师理事会讨论，法规也必须得到理事会所有成员及其背后的领事馆的同意和支持才能成立。② 因此，上海医师公会决定派徐乃礼出席工部局卫生委员会议，并与卫生处共同商议公共租界医师刊登广告规则。1934年6月，医务理事会在召开8次会议后制定出《医师广告条例》:③

一、一切广告须送请医务委员会认可方得刊登。

二、医务委员会所准许之刊登广告时期为二星期，倘欲延长须再向委员会陈请。

三、送请认可之广告在译登俄文日文及华文报纸时，其措辞当与原文相同。

四、医务委员会不赞成在广告中提及所从取得毕业文凭之大学名称。

五、下列各种名称经医务委员会认可：1. 眼科专家；2. 普通外科医师；3. 耳鼻喉科专家；4. 皮肤病专家；5. 女科及产科专家；6. 精神病及闹病专家；7. 内科专家；8. 儿科专家；9. 花柳病专家；10. X 光及放射治疗专家；11. 泌尿科专家。

六、普通执业医师仅准表示精研一科。

七、专家医师不准广告二种以上之专科。

① 《医师公会明开大会》，《申报》1935 年 11 月 9 日第 11 版。

② 《上海公共租界工部局卫生处有关对医师进行登记及管理等事宜的文件》，1935 年，上海档案馆藏 U1—16—876。

③ 同上。

八、注册之执业医师倘犯有下列任何一种情形，医务委员会当认其品行有损医界名誉，并当按照医务委员会所定执业医师牙医及兽医注册条例第十九款之规定，在该委员会所保存之执业医师牙医及兽医注册簿内将其除名。

（甲）不顾上列各款规定办法而刊登广告；

（乙）本身雇用或准许雇用他人或听任他人得被雇用以任何方法在其业务方面作招徕之举；

（丙）关于其本人或其他注册执业医师之专门技能知识资格或服务刊布或准许刊布任何通告记事或论文；

（丁）注册之执业牙医无资格使用之"医学博士"或"牙科手术专家"之名称。

此项规则公布之前，上海医师公会虽与医务理事会多有接洽，但对规则的实际效果仍表示怀疑，因为在报刊上刊登虚假广告者大都没有在公共租界登记。卫生处对此也表示理解，但由于立法权的限制，医务理事会能做的处置也只能将违规的注册医师名字从名册中划去。[①]

在各医团的催促下，上海市卫生局也开始着手处理医药广告事宜。其一面加紧与公共租界法租界当局商议共同协作事宜，一面召集各医团修订管理中西医药广告规则，上海医界均表示欢迎和配合，上海医师公会派遣朱仰高，中华医学会派朱恒璧及赖斗岩作为代表，参加卫生局整顿医药广告及宣传文字会议。[②] 1937 年，卫生局规定凡在本市各报刊登中西医药广告，须于星期三六下午五时，将原稿送请新闻检查所检定后，方准登载，并召集各团体修正管理中西药商新闻广告暂行规则，[③] 但随着抗日战争的爆发，此项工作也就中断了。

虽然上海各界都试图对医药广告进行规范，但民国时期虚假广告仍然泛滥成灾，究其原因，主要有三：一是医师强制登记未能严格实施。民国时期，无论是中央政府还是上海市政府，都没能建立起严格的医师资格认

---

① 《上海公共租界工部局卫生处有关对医师进行登记及管理等事宜的文件》，1935 年，上海档案馆藏 U1—16—876。

② 《本会本年三月至六月之会务报告》，《中华医学杂志》1936 年第 22 卷第 9 期；《医师公会执委会记》，《申报》1936 年 5 月 18 日第 12 版。

③ 《沪市刊登医药广告须先经检查》，《中华医学杂志》1937 年第 23 卷第 7 期。

证机制及登记制度，这使得大量的杂医伪药因而逃脱政府的监管和制裁。正如公共租界卫生处的一位官员所说的，在没有实现对医师的强制注册之前管理广告的难度相当大①。上海医师公会所采取的一系列雷厉风行的措施也只能对该会会员起到作用，影响力是极其有限的，众多杂医伪药的虚假广告并不因医师公会会员的自我约束而有所收敛。

二是新闻广告监察制度的缺乏，使得各报刊为了营业目的可以不顾内容而任意登载虚假医药广告。医师们对民众的告诫、提醒和疾呼也被铺天盖地的医药广告所掩盖。如虽然妇女杂志的医事顾问中每一期都有警告读者切勿购用市上秘制药的文章，但妇女杂志上却"充满了有诱骗性的秘制药广告，由清道丸以至于生发水。这些还不值一钱，含有硫酸铁和糖的红色补丸，更是每次要占一个整页的广告"。② 虽然各类机关都要求报纸主动停登不实广告，但也因为缺乏有效的奖惩机制而效果不大。

三是行政权力的分散，各方力量无法配合，也为规范医药广告添置了相当阻碍。上海医界各医团并未形成统一力量，因此对整个医界的影响有限。上海医师公会与上海卫生局相互合作的步伐十分缓慢，公共租界、法租界在上海的并立，使得统一政令无法实现。上海市卫生局曾为杂医伪药滥登广告宣传而致函各租界工部局及法院，希望其能配合从严取缔。但公共租界工部局认为这一规则不能适用于租界，而拒绝卫生局的要求，仅同意如有可能，可在中国出版法规的授权下对相关报社编辑进行起诉。③

以上因素的交织影响，使得医药广告的规范成为一个难题。下面这个案例就生动展现了民国时期上海医药广告管理的尴尬局面：

《江南日报》曾因为大肆刊登性病广告而被起诉至公共租界法院，其律师为其作了无罪辩护，其理由为：1. 卫生处禁止报纸上刊登淋病及其他性病的广告，但为什么不禁止这类医生的营业和药品的售卖？2. 《申报》、《新闻报》、《时报》上也刊登此类广告，为什么没被起诉？难道这一政策不针对大型报纸？这显失公平。3. 这种广告在租界大街小巷都能看到，但从未见对那些广告进行处理。4. 现在租界内有大量治疗性病者，不可能听不到任何有关他们行为的消息。因此刊登此类广告并不违

---

① 《上海公共租界工部局总办处关于庸医与假药事》，1933 年，上海档案馆藏 U1—4—819。
② 犹先：《对于新闻界之希望》，《医学周刊集》1928 年第 3 卷第 3 期。
③ 《上海公共租界工部局总办处关于庸医与假药事》，1933 年，上海档案馆藏 U1—4—819。

法。最后，法官也不得不宣布《江南日报》无罪。①

由此可以看出，在健全医师登记制度和广告审查制度之前，无法实现对医药广告的有效管理，而在政令不一、各方力量未能通力合作的条件下，规范医药广告更成为一个无法完成的任务。但是医界并没有放弃努力，除了通过团体的力量构建医药界的规范外，还通过各种途径向民众普及知识，提高民众对医药广告的辨别力。

有的医师对广告表述的分析颇具代表性:

"优待花柳"　　为什么优待他?

"留学欧美"　　在欧美学的什么?

"医学博士"　　什么地方得来的?

"德医"　　能说几句"阿"、"被"、"柴"?

"一切代守秘密"　　子知，我知，看护知，药剂师知，过路行人亦知! 怎么守秘密? 为什么要守秘密? 为什么不守秘密?

"每针只收三元，不收号金"　　为什么不长价? 为什么不收号金?

"鸣谢×××大夫"　　这种广告费是由医生出，还是由病人出?

"手术敏捷，奏效神速"　　这是医生说的，还是病人说的?

"随时外应接生，珍重名誉，代守秘密。"　　生产的合法行为，接生亦不犯法，怎么和"名誉"、"秘密"有了关系?

"介绍人×××等同启。"　　这是好事人自动，还是被动地请出?

"专治内科，小儿科，产妇科，皮肤花柳科兼治外科、眼科、耳鼻咽喉科。"　　这位医生的医术是精通呢，还是稀松呢? 抑或是一个医生的广告，是个大医院的广告?

"悬壶多年。"　　贵甲子? 几时毕的业?

"曾任某医院医员。"　　那医院的医师录上有阁下大名吗?

"曾任某科主任。"　　一科只有一个主任，您在那科主任什么? 是主任上药呢，还是缠绷带呢?

"能保于最短期治愈。"　　最短期是多少日子? 治不愈亦有什么保吗?

"神医某大夫。"　　本着科学原理治病才是医，医上加个神字是不是骂人?

---

① 《上海公共租界工部局总办处关于庸医与假药事》，1933 年，上海档案馆藏 U1—4—819。

"治愈者奚止千万人。"　　　查查挂号簿有多少"治"的，再查查"阎王账"，"愈"的有多少？

"外病不用在身上开刀，打针，即在墙上打针，地下开刀。"　　这是泥水匠吧？

"根本治愈肺结核最难……本医能根本治愈。"　　放开全世界的医书看看，有没有把肺结核"全治"的根本法子？

"祖传奇药秘方，药品中西参用。"　　　有祖上起就能用西药，真算老资格。不过吃药的或信中或信西，哪能信西又信中，中西参用是什么意思？

"统治各科"或"内外各科"　　医生一人，张网四面，病人哪里逃走？①

医界虽然无法根治虚假医药广告所带来的社会问题，但无论是医师个人的宣传，还是医界团体的限制，确实使得虚假医药广告对社会的危害有所减轻。这一事例，也充分体现了医师群体的社会责任感和其对规范医药市场的追求。

随着业医人数的迅速增加，自我认同和职业观念的增强，医师群体对于专业性的追求愈加的强烈。普遍兴起的专业团体，不仅成为作为专业职群的医师群体形成的标志，也成为其不断追求专业性的重要工具。在会员的认同下，树立独立的专业权威，维护同业的专属利益及塑造严格的专业规范成为专业医团追求专业性的主要途径。医界内部势力的分立和矛盾，专业团体的分散及组织内部的松散，都阻碍了医界统一强大力量的形成。因此，专业医团在发展自身力量的同时，也一直力图向政府寻求支持和保障，以推动专业医师制度的建构。而民国时期的中国政府，特别是南京政府，为实现国家重建的任务开展了一系列包括医疗卫生在内的现代化建设计划，且将医师职制的设计纳入到国家的制度规范中来。这便与医师群体在专业化诉求上达成一致，成为两者对话及互动的基础。但在引进西方制度与适应中国国情，在移植西方专业体制和传承中国传统行业文化之间，中央政府始终在摸索一条最适合的路径上犹豫不决。同时，政府在进行社会整合过程中对医师群体的监管和控制与医师群体对独立专业权威的追求不可避免地造成了利益上的冲突。不统一的行政力量与不统一的专业势力之间的较量与对话始终交织着，共同推动了民国时期医师群体的专业化进程。

---

① 彗星：《医生广告里的谜》，《医学周刊集》1928 年第 3 卷第 3 期。

第三章 冲突与融合:民国时期中西医关系

当西医输入中国后，随着西医在中国力量的壮大，中国医界逐渐分裂成中西医两大不同的阵营，中医界与西医界分别创立自己的医学研究团体，组成自己的职业行会，创办各自的报纸杂志，研究各自的学理问题，力谋各自的发展。两者之间的关系则错综复杂，交流不少，冲突不断，呈现出与其他专业群体截然不同的特色。

第一节 似敌似友的同行

俗话说"同行是冤家"，但中西医之间的关系却并非普通的同行冤家关系，其间矛盾也并不仅源于同行竞争，而有着深刻的文化、社会、时代的原因。

一 学术分歧

中西医学在本质上属于两种异质医学体系。中医典籍十万余种，是中华民族自羲黄时期创立并一直延续至今的医学体系。而西医则指的是包括英国、德国、意大利等国医学在内的现代医学体系。虽然中医与西医同是人体科学，但是各自在基础理论、内容、诊断治疗方法等方面，有着本质与形式上的不同。中西医学在学术上的分歧，概括而言主要有以下三个方面：

（一）中西医存在着截然不同的理论基础

中医学是以阴阳五行、五运六气等为理论基础的，依据"天地之阴阳五行"与"人体之阴阳五行"的代名词——五脏相参相应构成的，这两个五行的相参相应，即是通常学术界所说的"天人相应"，也称"天人合一"。如中医主张：肝属木，心属火，脾属土，肺属金，肾属水，即将五脏配属五行；奇经八脉配属八卦；五脏五腑配属十干；十二正经配属十二支。几乎是言必称阴阳五行，说到脏与腑之间的关系，即认为脏为阴，腑为阳；脏与脏之间的关系则与五行生克相一致，如肾水生肝木，肝木生心火，心火生脾土，脾土生肺金，肺金生肾水。又如肺金克肝木，肝木克脾土，心火克肺金，脾土克肾水，肾水克心火。作为中医学基础理论的脏腑、经络、气血、荣卫、八纲（阴阳、表里、虚实、标本）辨证等学说，都是在阴阳五行根基之上生发出来的。尤其是对脏腑、经络的名称和功能、性质的认定，药理性能的认定等，都取决于阴阳五行八卦这个根本。由此可知，中医学是自成体系的学说，中医学术理论体系的科学依据是"阴阳五行"，中医学自成体系的特殊性也正在于此。这一特殊性与西医的科学依据是细胞、生理解剖、病理、生物化学等没有丝毫的共同点。

（二）在对人体的认识上，中西医学存在着解剖学上的差异

中医学将人体内的脏器统称为五脏六腑（只是在论述经络理论时，才称六脏六腑），认为支撑人体生命和支配人体生理活动的物质是"经络"（也称经脉）。并将人体的主干经脉分为十二条，又称"十二正经"。十二正经分手三阳经、手三阴经；足三阳经、足三阴经。它内联脏腑，外络肢节，由头走足，由足走腹，由腹走胸，由胸走手，由手走头，再由头走足。循环往复，周而复始。就像圆环一样，没有开头，没有结尾。在中医学中，根本没有现代医学中的所谓盲肠、十二指肠、胰腺、神经线之类名称，所有器官的生理、病理内容，全都包容在脏腑、经络、气血等学说之中。

而现代医学对人体科学的认识，是根据现代解剖学的发现，主要研究人体的内脏、血管、神经系统、感觉器官和内分泌器官、运动器官（肌肉、骨骼与骨连接）和人体的运动，以及各器官的构造、功能、位置和各个器官之间的关系。在现代医学的解剖学理论中，根本找不到中医的"命门"、"三焦"这一对脏腑。尤其是经络，在解剖中，根本不像现代医学的神经线一样，能够找到它的踪迹。对于人体各内脏的部位、功能，中西医学也存在着重大差异。一个显著的例子，就是心和脑的功能问题。中医认为人体的一切心智活动都源于心，而西医则提出脑是人类活动的控制中枢。

（三）在致病因素方面，中西医存在认识上的差异

中医认为支撑人体生命活力或导致人体发病的因素，是"气"的化

育功能，认为，人体五脏肝、心、脾、肺、肾，分别与四时之气直接感应，如春应肝、夏应心、长夏应脾、秋应肺、冬应肾。而且人的怒、喜、思、悲、恐这五种情志直接与五脏相通，如怒伤肝、喜伤心、思伤脾、悲伤肺、恐伤肾。肝气主宰人体"筋"的正常活动与病变；心气主宰人体"血脉"的正常活动与病变；脾气主宰人体"肉"的正常活动与病变；肺气主宰人体"皮毛"的正常活动与病变；肾气主宰人体"骨"的正常活动与病变。如果人体在春天患病，那么主要原因在肝。春天要注重肝的保养。肝气足，"筋"也柔和。肝气不调，就会出现"筋"的迟缓或者拘急，甚而萎缩。如果人体在夏天患病，那么主要原因在心。夏天要注重养心。心气足，血脉环周不休，营养全身，就会面色红润光泽，脉象和缓有力。如果心气不足，脉象就会鼓动无力，面色无华，甚而晦暗，唇舌青紫，胸闷憋气和心区刺痛等。心失所养，就会面无光泽，心悸不宁。人体的气血运行系于天地四时之气的运行。天地之气失去常规，比如春不暖，夏不热，秋不凉，冬不寒，就会导致人体的生理异常，甚至发生病变，等等。

而西方现代医学则通过生物学、病理学的研究成果认为人体致病的原因是细菌、病毒入侵人体，或免疫系统障碍，等等。

由此可见，以解剖学、生理学、病理学、细菌学、临床诊断学为特征的西方医学，与以阴阳五行、五运六气、寸关尺为理论基础的中国医学是完全不同的医学体系。两者学理上的分歧成为中西医之间冲突的思想基础。

当清季西医学输入中国之后，中医界内外即有人感受到中西医学的差异，甚至对中西医学作出了比照，对中医提出了批评，力倡"改良中医"。但此时的中国社会中对西医的认识也还相当粗浅，西医人数极少，中西医界尚未明显分化，故并无显著冲突。清末民初，西方医学作为"新学"重要科目纳入新式教育体制后，西医教育、西医理论及西医从业人数均呈迅速发展之势。到五四新文化运动之时，西医队伍基本形成，中西医学理上的差异更加鲜明地凸显出来，并成为中西文化异同的代表之一，卷入了五四新旧思潮的激烈冲突之中。

正如熊月之先生所说:"西医最得西方古典科学重具体、讲实证的精神，中医最得中国传统文化重整体、讲联系的神韵，如果在各种学科中，

举出最能体现中西文化特征的一种，我以为医学最为合适。"① 正是因为
医学的这一特点，五四之后，文化界轻而易举地将中西医学的学理差异上
升到中西文化冲突的层面上，格外强调中西医学术之间的格格不入和不可
调和，在科学主义的思潮下对中医进行全盘否定，这进一步推动了中西医
两大阵营的分裂。

五四新文化运动中所推崇的民主与科学的观念直指专制与迷信，知识
界最激越的声音是对中国传统文化缺少科学与民主精神的无情批判。如胡
适所言："这三十年来，有一个名词在国内几乎做到了无上尊严的地位；
无论懂与不懂的人，无论守旧和维新的人，都不敢公然对他表示轻视或戏
侮的态度。那个名词就是'科学'。"② 中医正是因为其与现代科学理论的
格格不入，则被列入"不科学"的行列，也被列入了被"科学批判"的
行列。

陈独秀，新文化运动的旗手，他在《新青年》杂志创刊号上发表
"敬告青年"，极力呼唤民主与科学，声讨专制与蒙昧，其中就有对中国
传统医学的批判，"（中）医不知科学，既不解人身之结构，复不事药性
之分析，菌毒传染，更无闻焉；惟知附会五行生克寒热阴阳之说，袭古方
以投药饵，其术殆与矢人同科；其想象之最神奇者，莫如'气'之一说。
其说且通于力士羽流之术；试遍索宇宙间，诚不知此'气'之为何物
也！"③梁启超，维新派的泰斗，1923 年 5 月他在《东方杂志》上发表
"阴阳五行说之来历"中，开篇就将阴阳五行说定为"二千年来迷信之
大本营"。

在这种背景下，当西医势力迅速扩大，逐渐成为足以与中医相抗衡的
力量时，西医界与中医界学术分歧也日益激烈。

1916 年，留日医师余云岫发表了《灵素商兑》，对阴阳五行、气化等
中医的理论基础进行整体否定和颠覆，特别对是中医经典《黄帝内经》
和扁鹊《难经》大肆抨击。余云岫认为："彼旧医之所述，骨度、脉度、
筋度、内景，皆模糊影响，似是而非，质以实物，闭口夺气，无余地可以
置辩也。称道阴阳、陈述五行，与祝卜星相鼓巫为伍，故古多以巫医并

---

① 熊月之：《西学东渐与晚清社会》，上海人民出版社 1994 年版，第 710 页。

② 徐洪兴：《二十世纪哲学经典文本·中国哲学卷》，复旦大学出版社 1999 年版，第
177 页。

③ 陈独秀：《敬告青年》，《独秀文存》，安徽人民出版社 1987 年版，第 9 页。

称。……阴阳之说与其纲纪万物之法至谬误疏陋，不足为精审学术之根基也明矣。……五行者，五原质也，……今则化学，明知成物之原已有八十，然则已变为八十行，非复可墨守五行之旧目矣"。①

1920年，余云岫在《学艺》上发表《科学的国产药物研究之第一步》中说："第一件失望的事情，就是中国医书的解剖学，他的十二经脉五脏六腑三部九候的学说，细细考究起来，差不多没有一字不错；第二件失望的事情就是中医的理论，他们所讲的都是阴阳五行，生理也是这样说，病理的方面也是这样说，那阴阳五行的话，是古代哲学家的一种空想，到了今日科学的时代，还有立脚的地方么？要晓得阴阳、五行、十二经络等话都是说谎，是绝对不合事实的，没有凭据的，须要'斩钉截铁地'把这点糊糊涂涂的空套，一切打破，方可以同他讲真理。"② 余云岫并没有回避中医的疗效问题，他认为，"中医底奏效，断断不是从阴阳五行十二经脉等空议论上生出来的，这种简单的思想、粗浅的证明法，是绝对不合理的。……那中医的治病，究竟是靠着什么呢？我却有四个理由，第一是中国的药品确是有用的；第二是中医用药，是全靠经验的；第三是有许多疾病，到了时日过后，自然就慢慢儿治愈，并非药物的功效；第四是暗示的效果，这件事完全是精神"。③

余云岫的发难，获得西医界不少的响应，由此也定下了西医界批驳中医学理的基调，即全盘否定中医学的理论，有限度地肯定中医的实际疗效。西医界明确地提出医学只有一种，即科学医，"他是根据最精确的物理学、化学、生理、病理学、细菌学、药物学，等等的科学合而成一个纯正科学的医学，科学是研究并说明天地间一切大自然所有事物的学问，科学是世界共有的，……不能以国界来分畛域"。④ 而中医学完全建立在玄而又玄的阴阳五行气化十二经脉的基础之上，不顾事实，全无科学的根据。

对于中医的疗效，西医界多将其归为中药的功能。虽然也有人对中医的经验有所认识，但并不将其作为肯定中医疗效的证据。其将"疗效"纳入西医的"治愈"这一"统计学的名词"的范围，"科学上的方法，大概须经过设想试验统计归纳等等手续，才能决定。某人害甲病，吃乙物好

---

① 余云岫：《医学革命论初集》卷一，艺文印书馆1976年版，第7—8页。
② 余岩：《科学的国产药物研究之第一步》，《学艺》1920年8月第2卷第4号。
③ 同上。
④ 詹世芳：《国人对于医药界应有之认识》，《医药评论》1933年第62期。

了，不能便说他发明了乙物是甲病的特效药。进一步说，比如某医院有患同病的二十个人，照进医院号数的单双，分为两组，甲组用 A 法治，乙组用 B 法治，结果甲组好得多，除非更有充足的证明，我们也不能说 A 法胜过 B 法，因为其中还有夹杂的问题，其中的一个就是机会问题"。① 因为"治愈"必须做统计学的分析，而中医显然没有这样的"科学"方法来证明自己的疗效，所以中医所谓的"疗效"也是不可信的。

　　面对西医的批驳，中医界并没有沉寂，纷纷对西医界的言论进行反击。中医恽铁樵还于 1922 年出版《群经见智录》，对构成中医学基础的阴阳五行、六气等作出了比较令人信服的解释，提出"西方医学不是学术惟一之途径，东方医学自有立脚点"②，以此批驳余云岫的《灵素商兑》。

　　纵观中医界对西医界的反驳言论，主要集中在三个方面：一是直接攻击西医学理，用中医的理论去责难西医学术。如王一仁承认西医以细菌为病源"是他的精微处"，但"中医的论病，一向是追求细菌发生的原因。细菌的发生，是由天时、地理、饮食、起居、性情等等的关系酝酿而成的。……如蚊子的生成，是由夏天暑湿酝蒸而生的……总之一句话：细菌是因酝酿而成的。只知细菌，不晓得酝酿的原因，即是倒果为因"。③ 还有不少中医指责西医学偏于物质方面，视人体如机械，不及中医"天人感应"之精妙。此类言论多出现在中西医学术论争的初期，是中医学界试图争夺学术话语权的最后挣扎，但在那个科学至上的时代，显然无法获得更多的支持，影响力极其有限。而其对现代医学知识的贫乏反而成为西医嘲笑和讽刺的把柄。1934 年傅斯年在《大公报》发表《所谓国医》，对中医进行彻底批判，天津中医公会陈泽东即写反驳文章《论傅孟真侮辱国医文》投《大公报》，被拒；又投《独立评论》，当时任主编的胡适同样拒发，其理由是："像天津中医公会陈泽东君所发表的五行六气阴阳奇偶'哲学之极顶'一类的文字，恕不发表。"④ 从此可以看出中医界的争夺学术话语权的失败。

　　二是用科学语言来解释中医，证明中医本身就是一门科学。在余云岫发难之后，《东方杂志》副主编杜亚泉通过分析认为，中医对于疾病，总

---

①　李振翩：《中国新医学的背景与前途》，《医学周刊集》1928 年第 1 卷第 1 期。

②　恽铁樵：《群经见智录》，武进恽氏 1922 年铅印本。

③　王一仁：《中国医药问题》，1927 年，第 24—26 页。

④　胡适：《按语》，《独立评论》1934 年 8 月 26 日第 115 号。

以"阴阳不和,血气不和"做解释,其实,以西医的术语来解释,就是所谓的"循环障碍",一切疾病都是由于循环障碍所导致的结果。中医讲"血气",所谓"血"就是西医的"血液","气"在自然界可以解释为"自然作用",在人体生理上可以解释为"神经作用";中医所谓"气以行血,血以摄气",实际上就是西医循环系统与神经系统互动的翻版。他提出,"现在学西医的,或是学中医的,应该把中国的医学,可以用科学说明的,就用科学的方法来说明,归纳到科学的范围以内。不能用科学说明的,从'君子盖胭'之义,留着将来研究。不但中国的医学,应该这样办法,就是别的学问,也应该这样办法。若是用现在的科学来推翻中国的学问,譬如用德皇的军队来杀中国的苦力,自然到处胜利。不过从鄙人的眼光看,恐怕胜利是假,失败倒是真的呢"。① 杜亚泉对中医的辩护,实际上开启了以西医术语框架中医医理的论战格局。② 在论争中,中医界花了大量气力去证明中医本身就是科学的,甚至不厌其烦地论证"中医的什么就是西医的什么"。在为自己的生存寻找依据时,中医抛弃了自己的话语,费力地求借另一种话语系统来证明自己的合法性,自然举步维艰,异常吃力。

　　三是干脆回避学理是非问题,仅比较实际疗效。无论是运用自己的话语还是求借西医的话语,中医界在与西医界论争的过程中都颇显被动。因此,在当时西医疗效并不占优势的条件下,大部分中医直接用疗效来证明中医的精妙,讽刺西医治疗的幼稚可笑。这种直观的方式或许更能引起大家的共鸣,于是各类报刊上连篇累牍地刊载着各种被西医治不好而被中医治好的病例。中医界的声势也因此壮大不少。然而,这却无法掩盖中医界在学理论争上的气短,庞京周就颇为自得地说,"我在上海这许多年,居然认识了一个读数百卷中医书而驳旧医的余云岫,却还没有看见一个读数十册新医书,而驳新医的旧医。足见中医书愈多读愈见其不近事实,西医书愈多读愈无可非了"。③

　　至 20 世纪 20 年代之后,中西医界为争学术上之长短,各开报纸、办刊物,互相驳难,甚至出言不逊。虽然这一时期,双方的论争仅限于学

---

①　杜亚泉:《中国医学的研究方法》,《学艺》1920 年第 12 期。

②　邓文初:《"失语"的中医》,《读书》2004 年第 3 期。

③　庞京周:《上海市近十年来医药鸟瞰》,《申报》1933 年 9 月 25 日第 14 版。

理，但硝烟弥漫的文字论战已在学术上使中西医界分裂为对立的两大医派，其斗争和矛盾也就很难局限在学理分歧的范围内了。

二　职业竞争

西方医学登陆中国之初，只有少数传教士医师单枪匹马地施医问药，并没有对中医师的营业造成多少影响。中国人的医疗主体上还是依靠着以中医为主的传统医疗资源，但随着西医在中国的势力不断扩大和西医师的数量剧增，两者在营业上的竞争便不可避免了。

当西医师刚刚进入民众视野之初，社会民众普遍对其持有怀疑和恐惧的心理，随着西医师的不断努力，西医显著的疗效和良好的职业道德才逐渐改变了国人对西医的态度。西医庄畏仲在回顾他开业的历程时曾感慨地说："当十五年前，诊所门可罗雀，三月以后，渐有下问之者，则不外皮肤病小外科及急救服毒之类，然复诊者绝鲜。一年之后，出诊稍多，然皆为重笃疾病，而病家视为死马当活马医者，其间精神上之痛苦殊多，如某病人垂危，飞足邀诊，至则已属弥留，姑以强心针注之，在未注之前，亦会恳切申明，未必有效，而病家亦似谅解也者。宜若可以无间言矣，及病人不治，则街头巷尾，纷纷哗传，某人被某人打针死矣，……止谤莫如不辨而已，清夜以思，前途千荆万棘，心灰者屡，终以吾侪内地开业医师之使命，原在于打破内地从来之习惯，故惟有反求诸己，……不问其为贩夫或为士绅，总小心翼翼为之循理医疗，以坚其信仰，十年以还，真正信仰者信仰愈坚，本不信仰者，亦稍稍有信仰心矣，降及近岁，则各科病人，轻重俱有，复诊有至数十次乃至百余次者，迥非从前可比矣。"[①] 这也真实地反映出西医师在中国医疗市场站稳脚跟的艰难历程。

上海开埠以来，西人日益增多，国人与之交往频繁，对西洋文明渐以熟悉，隔膜相对较小，对西医的接纳程度也比内地为高。因此，西医更容易在华洋杂处的上海开展营业，西式医院和诊所的数量也急剧上升，在医疗市场上逐渐成为与中医师分庭抗礼的势力。西医在上海的迅速发展，可以从上海市历年中西医生、注册医院及药铺数目的变化上反映出来（见表3-1、表3-2）。

---

① 庄畏仲：《内地开业医师之使命》，《医药评论》1932 年第 88 期。

表 3 - 1　　　上海市卫生局历年医业管理事项统计（1927—1935 年）

类别 \ 年份	1927	1928	1929	1930	1931	1932	1933	1934	1935	总计
中医士（人）*	1352	351	1271	319	497	398	503	472	502	5655
中医生（人）*	77	20	92	54	111	140	194	94		782
医师（人）			103	122	101	134	253	310	103	1126
药师（人）			15	41	5	6	4	23	40	134
药剂生（人）			22	23	11	52	149	133		390
助产士（人）			85	46	92	53	102	64	52	494
牙医师（人）*		7		1	4		8	1		21
牙医生（人）*			29	14	3		14	2		62
镶牙（家）*		93	121	45	103		29	5	6	402
医院（家）			34	4	4	5	4	5	6	62
西药商（家）				11	9	38	20	16	83	177
中药商（家）				31	18	5	2	3	11	70
医疗器械商（家）				7	8	25	16	14	24	94
制造痘苗商（家）						1				1
售卖痘苗商（家）						2				2

说明：带＊者，系历届考取或审查合格者。

资料来源：上海市通志馆年鉴委员会编：《上海市年鉴》下，中华书局1936年版。

表 3 - 2　　　上海全市注册医院及药铺数目（1932 — 1935 年）

年份 \ 项目	医院（家）	中药铺（家）	西药铺（家）
1932	31	29	52
1933	41	23	45
1934	45	36	89
1935	49	40	169

资料来源：上海市地方协会编：《上海市统计》，上海商务印书馆1936年版，第8、104页。

　　从表3-1可以看出，虽然中医在人数上处于绝对优势，但西医师和药剂生的上升速度是中医无法比拟的。而从药商的数量来看，西药商已经超过中药商2倍有余。从表3-2更可清晰地看到上海市内的医院逐年增长，西药铺增长的速度更加惊人。可见，西医已成为中医强大的竞争对手。

上海密集的医师分布也使得医师之间的职业竞争更加激烈。到了20世纪30年代，上海"医生过剩"的说法就不绝于耳，由于医师数量众多，而病人资源有限，上海还居然出现了医师雇人拉客的现象。从当时《申报》上的医疗广告看，医疗市场竞争的激烈程度也可见一斑。民国初年《申报》每日发行八至二十四版，周日或节庆可能扩展到三四十版，医药广告每一个版面上都有。戈公振曾以1922年《申报》上的各类广告为依据，加以统计分析，医药广告在数量和面积上占广告总数的34.9%，居各类广告之首。① 其中，西医药在广告宣传上的势头尤为猛烈。虽然当时的上海西医人数远远少于中医，但"在诊所广告中，西医的广告多，而中医的广告少。在广告量上中医广告大概还不到西医广告的一半"。这还不算各种西医综合或专科医院的广告。这表明，"在民国初年，较多的西医开始进入中国社会，不少的西医为了增加知名度，于是在报上大力宣传，希望能借此而招揽到更多的生意"。② 可见，中西医在营业上也展开了激烈的竞争。

医师营业成绩的好坏在很大程度上取决于民众的信仰和选择，因此民众的就医态度直接影响着中西医师在营业上的竞争格局。据黄克武的研究，社会公众尤其是上海民众的主流医疗观念有三种，第一种类型相信中医，排斥或不知道西医，这些人生病时会依一些自己熟悉的药方至药店抓药，或购买中药成药，自我治疗无效之后则向中医师求诊。这种类型在当时的上海民众中占据了相当大的比例。他们之所以排斥西医，一是出于经济原因。由于西医的诊疗费用相对高昂，动辄几元、几十元，这是一般的平民难以企及的。因此当贫民择医看病时，根本不会将西医纳入考虑范围内。二是出于习惯和自身体验。中医在中国有着几千年的经验和积累，在西医传入中国之前，一直为民众提供着所有的医疗服务，其疗效已被广泛认可。这种认可代代相传，形成较为稳固的医疗观念。因此，当他们生病时，根据自己的、长辈的或亲友的亲身体验和经验求助中医是最自然的选

---

① 戈公振：《中国报学史》，上海商务印书馆1920年版，第285—286页。
② 黄克武：《从申报医药广告看民初上海的医疗文化与社会生活：1912—1926》，《台湾中研院近代史研究所集刊》1988年第17期下。

择。三是出于对于西医的不信任。对于社会公众来说,西医毕竟是一种比较陌生的医疗方式。尤其是开刀、做手术等诊疗方式有悖于中国民众传统的观念和习惯,让很多人难以接受,认为"西法过于霸道"。还有人认为中国与西方人的体质不同,中国人不能适应西医的疗法。因此,仍然怀着对西医的疑虑,不少民众仍然拒绝用西医疗法。

第二种类型相信西医而排斥中医,这些人生病时会先到西药房购买成药,无效的话则至西医诊所或医院看病。这种类型主要集中在接受过现代教育的新知识阶层或受西方影响颇深的人群中。尤其是激进的新知识分子对西医的推崇尤为强烈,甚至在生病时拒绝请中医医生诊治。如近代地质学家丁文江,崇尚科学精神和科学方法,"信仰新医学","是一个欧化最深的中国人,是一个科学化最深的中国人",即使病重亦不肯请中医治疗。有一次他到贵州旅行,在一个地方他和他的随从都病倒了。"本地没有西医,在君(丁文江)是绝对不信中医的,所以他无论如何不肯请中医诊治。他打电报到贵阳去请西医,必须等贵阳的医生赶到了他才肯吃药。医生还没赶到,跟他的人已病死了,人都劝在君先服中药,他终不肯破戒。……他终身不曾请教过中医,正如他终身不肯拿政府干薪,终身不肯因私事旅行用免票坐火车一样的坚决。"[1] 至于说坚决不肯看中医的,在深受西方科学影响的归国留学生当中,绝非丁文江一人。郭沫若就说过,"中医和我没缘,我敢说我一直到死决不会麻烦中国郎中的。"[2] 傅斯年也说:"我是宁死不请教中医的,因为我觉得若不如此便对不起我所受的教育。"[3] 革命先驱孙中山曾毕业于香港西医书院,一生崇尚西医,对中医持怀疑态度,在其晚年患肝癌期间,北京协和医院宣告束手无策时,仍然不愿服用中药。鲁迅对此十分赞赏,他在《中山先生逝世后一周年》一文中写道:"那时新闻上有一条琐载,不下于他一生革命事业地感动过我,据说当西医已经束手的时候,有人主张服中国药了;但中山先生不赞成,以为中国的药品固然也有有效的,诊断知识却缺如。不能诊断,如何用药?毋须服。人当濒危之际,大抵是什么也肯尝试的,而他对于自己的

① 胡适:《丁在君这个人》,见《胡适传记作品全集·第三卷》,东方出版中心2002年版,第240页。

② 郭沫若:《郭沫若全集·文学编·第十九卷》,人民文学出版社1992年版,第492页。

③ 傅斯年:《所谓"国医"》,《独立评论》1934年第115期。

生命，也仍有这样分明的理智和坚定的意志。"① 就连出生于中医家庭的严复，也对中医视若畏途，他曾写信告诫其甥女："听中医之言，十有九误，切记切记。"②

当然，是否接受新式教育并不是是否崇尚西医的唯一标准。许多在政治上激进的知识分子在医疗上仍信赖中医，而一些接受传统教育熏陶的士人却只信赖西医，吴汝纶就是个典型的例子。西医庄畏仲也曾说："反对新医的人，不一定未受过教育，他们至多主张中西医并存，他们恰不主张学校与三家村私塾并立。尽多受过科学洗礼的先生们呐喊着拥护国医。赞成新医的人，不一定是受过教育，尽多不识字的乡亲，说着看病到医院去。"③ 可见，教育背景并不是病人选择中西医的绝对标准，民众的医疗观念还是与各人的经历和体验紧密相连。

但总的说来，在像上海这样的大都市中，只信任西医的多集中在社会的中上阶层，这也是西医虽然人数不多但影响颇大的重要原因之一。特别是外国医师和医院，在社会上具有极大的影响力。据金宝善回忆，在20世纪初期，"有钱的人当他们父母患病时，如果于死前不请过德医医治，那就好像没有尽到孝道似的"。④

第三种观念类型较复杂，他们并不清楚区别中医和西医，而是普遍地从外界吸收参差不齐的医疗观念，再依不同的病况采取不同的措施。比如社会上普遍流行的观念是西医擅长外科和急救，而中医擅长内科，因此一旦当病人自我诊断是肾亏之后，他就较倾向于服用中药铺药或者找中医师治疗；但如果是得了梅毒，他可能会请西医师为其注射六零六。总之，他们会记住何种方法有效，下次生病时再依样使用，若不灵则换别种医疗方法，并将自己的经验告诉亲朋好友。而且，就算患者对中医或西医有着倾向性的信赖，也不会反对试试另外一种疗法，甚至可以同时接受中西医的诊疗方式，特别是在有亲朋好友推荐的情况下。这种不分中西而追求实效的医疗观念在上海十分普遍。"在大都市里，西式医院与家传世医遥遥相望，一般人的脑子半新半旧，有的本来专信中医，但是因为眼见西医院治

① 鲁迅：《鲁迅杂文集》，河南人民出版社1994年版，第225页。
② 严复：《严复家书》，辽宁古籍出版社1996年版，第10页。
③ 庄畏仲：《请一般人认识新医》，《医药评论》1932年第66期。
④ 金宝善：《旧中国的西医派别与卫生事业的演变》，《文史资料选辑》第101辑，文史资料出版社1985年版，第127页。

好不少的人，就对西医有点容纳，家里有了病人到九死一生的光景，也得把西医找来瞧一瞧；有的受了西化，对于西医，本有几分把握，只是耳闻或眼见许多病人被中医一手救活了，所以对于中医，也就照例叩问。"[1]因此，"患病的人们，……大抵今天看中医，明天看西医，三日进教会医院，四日请中国德医"[2]，也就是很寻常的事了。

民众的这种功利性极强的医疗观念也使得中西医在职业上的竞争更加激烈，双方都迫切需要争取民众的信任。当时在客源上的争夺也造成了两种趋势，一种是为了迎合病人的口味而作出某种变通。如一部分西医，也为病人把脉，只用几种丸剂和注射药来治病。有的中医也开始用体温表、听筒，偶尔给病人打补血针和血清。有的西医"看了一个伤寒病，就代替那病家介绍一位旧医来，共同治疗。一面服药，一面注射些强心针，派一个女看护来招呼，天天也赚那病家十元八元的诊费"。[3] 这种现象极其普遍，引起了不少正统中西医不满。西医怒斥为新医的旧医化，而中医则讽刺为非驴非马。实际上，这都是营业竞争的结果。另一种现象，则是部分中西医为了争夺客源，也开始在病家面前攻击对方。蔡禹门在诊治一名患登革热的病家时，就遭到同时参与诊治的中医"西医误投表剂"的攻击。[4] 以至于病家也习惯双方的相互指责，往往在西医面前诉说中医的不是，在中医面前抱怨西医的无能。[5]

由此可见，中西医在营业方面都极力扩大自己的顾客群，因此竞争十分激烈。在这种职业竞争的态势下，中西医界的学术分歧溢出学理范围，形成对医师本身的攻击也就不足为奇了。西医仍以科学为唯一准绳，坚持"医学为现代科学之结晶，故无科学知识者，不可以为医"。[6] 在这一思想的指导下，西医师很难肯定中医师的职业行为，在他们看来"不明白解剖学、生理学、细菌学、药理学、病理学的医生怎么可以谈得到去治病呢"，[7] 而庸医横行的医界现实又加深了他们对中医师的鄙夷。济计霖就曾嘲笑，"无论什么人，只要认几个字，能够把所记得的药名乱七八糟地

① 陈志潜:《我们病了怎么办?》,《医学周刊集》1928 年第 1 卷 1 期。
② 陈方之:《诊余随笔》,《申报》1933 年 10 月 30 日第 15 版。
③ 庞京周:《上海市近十年来医药鸟瞰》,《申报》1933 年 1 月 1 日第 1 版。
④ 蔡禹门:《述旧医的谬妄以勉我新医同志》,《医药评论》1931 年第 59 期。
⑤ 胡嘉言:《病家心理之我见》,《申报》1933 年 1 月 1 日第 3 版。
⑥ 济计霖:《择医常识》,《申报》1933 年 7 月 10 日第 17 版。
⑦ 钱良:《漫话新医与旧医》,《医药评论》1937 年第 146 期。

写成一张方，便可以挂牌开诊，而不断地会有人上门来送死。……在这些刽子手——庸医中，大部分可分作两派：一派是江湖派，他们学会了几句江湖口诀，记得了风寒暑湿升降消散几个口头名词，便可以信口开河，这一派大概医外科杂症的多。一派是学究派，他们书既读不通，官又作不像，要教书又嫌束修太薄，绅士，资望不够，此外一切的事情更轮不到他做了，没法子便挂起一块儒医的招牌混混饭，这又是一派。"① 正是在这种普遍心态下，大部分西医师建议或支持政府取缔中医的营业。当中央卫生委员会通过了"限制中医登记"后，上海医师公会即高调附和，历数中医劣迹："江湖术士之流。以穿凿附会为诊断之要素，以辩给敷衍为酬应之法门，其对于疾病，既无诊断之才能，且无治疗之目标，幸而愈则贪天之工，不幸而死则诿之于命。其行为之卑劣，与此可见。"② 由此可见西医界对中医成见之深。

中医界也从不放过反击西医的机会。在众多的中医药刊物上，经常登载着西医的医疗事故或是医病纠纷。如《神州国医学报》曾载文报道胡适的病案："胡适之病肾脏炎，经西医之精密检查，开会研究，认为无可救药，改由国医陆仲安治之而愈。钱玄同夫人血海病，延留医生，群聚一堂，束手无策，改由陆仲安治之而愈。"③ 西医昂贵的医药费用和对海外的依赖性也给中医的攻击提供了口实，这些都使得中医在指责西医方面毫不落下风。

由此可见，激烈无序的市场竞争进一步恶化了中西医界之间的关系，分散了中国医界的力量，使中国医界处于长期的纷争和涣散状态，甚至促使中西医之间的冲突不断升级，一度进入政治领域，这也成为民国时期医师群体专业化的严重障碍。

三　身份定位

从学术纷争和职业竞争的烟雾中探寻中西医师对各自的角色定位并不是一件容易的事，但可以肯定的是，他们之间的交往绝非像表面上看起来的那样水火不容、剑拔弩张。

---

① 济计霖：《现社会医药状况的观察》上，《申报》1933年4月3日第15版。

② 上海医师公会：《对于卫委会议决案"规定旧医登记案原则"告国内人士》，《新医与社会汇刊》1929年第2集。

③ 苗苍霖：《读汪院长在全国医师第三次茶会演说词感言》，《神州国医学报》1934年第2卷第9期。

　　虽然中西医的理论基础相距甚远,但学术上的分歧并没有瓦解中西医师共同的职业认同。绝大多数医师都能认识到,无论各自分歧多大,但都"同是一个医,同是用的药,同是治的病,同是为人类谋幸福,同是替国人图健康"。[1] 在这样的身份认同的基础上,中西医双方即使是在论战过程中也不忘表明自己的言论仅属学理之争,并非门户之见(虽然有时事实上并非如此)。中医王一仁在抨击西医言论时,首先就表明自己"对于一般从事于西医药界的人,同为我可爱同胞,我并没有丝毫忌嫉的意见"。[2] 西医庄畏仲也曾语重心长地告诫同行要"助同道不可谤同道","一地之同业为同志也,无论为新医或旧医,应助之而不可谤之,新医同道,学识胜我者,果应与之研讨赏析,即逊于我者,亦应道而助之,旧医不知新医之理,故怀疑新学,如有机会,亦未尝不予以理解,故无论新医旧医皆为同道,万不可中伤之而低其人格……"[3] 由此可见,中医和西医的学术论争并没有影响到各自的身份归属感。

　　20 世纪二三十年代上海霍乱流行时期,不少时疫医院都是中西医并施的。如 1919 年在法租界南阳裕福里十一号设立的全民义务医院,每日上午九时至十一时中医,下午二时至四时西医。[4] 此外,中医界传统的施医组织也聘请西医,共同开展医药救助工作。如 1926 年,上海中医学会的会董夏应堂、殷受田,以时值夏令,疾病丛生,本埠城隍庙内外发生时疫,异常危险,因此以红十字会的名义组织急救时疫医院,并请西医张近枢为医务主任,蒋维康、蒋有孚、张近炽、朱善恒等担任医务,日夜分班轮流在院施救治疫,以资救济。[5] 这说明在不少医事活动中,中西医采取的是合作的态度,都共同认可医师这一职业身份。

　　即使是在中西医界毫不退让的相互攻击和竞争中,作为医师个人,在相互交往中还是恪守着中国传统知识分子一贯的客气和礼貌。无论是面对平时闲谈医理时的无法沟通,还是遭遇共同诊治同一病人的尴尬,中西医师之间也绝少当面嘲笑对方医理的荒谬或讽刺对方诊治技术的低劣。甚至不少中(西)医师也并不绝对排斥西(中)医师为自己看病,这与某些

① 汪企张:《说新旧医药间的症结》,《新医与社会汇刊》1929 年第 2 集。
② 王一仁:《中国医药问题》,王氏医社,1927 年,第 2 页。
③ 庄畏仲:《内地开业医之使命》,《医药评论》1932 年第 88 期。
④ 《平民医院施诊给药》,《申报》1919 年 8 月 25 日第 14 版。
⑤ 《沪城红分会组设时疫医院》,《申报》1926 年 7 月 16 日第 5 版。

病家"从一而终"的医疗观念形成鲜明的对比。如 1934 年，当西医界正
如火如荼地批驳中医学理、抵制国医馆之时，上海西医界名人牛惠生就因
患西医当时无法治疗的慢性肾脏炎，而延请陆仲安开方调治，疗效也居然
不错。① 而中医界内，不仅病重时请西医急救成为不少中医的选择，而且
一般内科病也不惮请西医协助诊断。如中医陈存仁在怀疑自己患有肺病
后，首先就找红十字医院的院长颜福庆联系照 X 光片，得知肺部无恙后
才安下心来自己开方调理。② 颜福庆曾任中华医学会会长，是议决"废止
中医案"的中央卫生委员会成员之一，而陈存仁则是中医界全国大抗争
的号召人和进京请愿代表之一，在政见上可谓水火不容。但私交却没有因
此恶化，陈存仁只"通过一次电话，他（颜福庆）就约了一个日期，叫
我去照一照（X 光）"。③ 可见，中西医师之间的私人关系并不一定受到其
在医学、医政上面的意见的影响。

　　民国时期，尤其是在风气开放的上海，从事中医还是从事西医，两者
之间并没有一道不可逾越的鸿沟。先学中医而后转学西医和先学西医而后
转学中医的都不乏其人。同一个家庭之内，兄弟姐妹之间，父母子女之
间，分别从事中西医的情况也不少见，有些甚至还是长辈们有意安排的结
果。选择的依据，除了教育背景和学理方面的影响外，更多的是基于执
业、经济等方面的考虑。不少世代祖传的中医家庭，为了保持业务的延续
和兴旺，常会培养某些子弟去学习西医。而有些家庭，却因为经济等方面
的考虑安排子女学习中医。在民国时期的中国，学习中医的费用比学习西
医要低廉得多。"学中医的，从一个先生，或一个中医学堂毕业，只要本
国文字清通，四五年间，用到千元，差不多连书本都在内了，加上临症工
夫，自己再肯用功，就有成为良好的中医希望"。④ 而学习西医，光一本
西医书的价格就是中医书的数倍，上大学、留洋以及以后的开业，所费更
是巨大，非中等以上家庭是不能供给的。陈存仁在南洋医科大学学习了一
年后按照伯父的意愿转学中医，一个很重要的原因就是供他读书的伯父表
示自己无力负担今后西医诊所开业所需资金。⑤ 可见，中西医师在当初选

　　① 曹伯言整理：《胡适全集·第 32 卷·日记（1931—1937）》，安徽教育出版社 2008 年版，
第 393 页。
　　② 陈存仁：《银元时代生活史》，广西师范大学出版社 2007 年版，第 254—255 页。
　　③ 同上。
　　④ 王一仁：《中国医药问题》，王氏医社，1927 年，第 54 页。
　　⑤ 陈存仁：《银元时代生活史》，广西师范大学出版社 2007 年版，第 16 页。

择职业时，并不一定建立在所谓的"坚定的理念信仰"上，私人之间的渊源也给中西医师之间的交往增添了不少人情色彩。

陈存仁在《银元时代生活史》中对自己从医经历的回忆，也给我们提供了一个了解当时中西医师之间真实关系的渠道。作为上海中医专门学校的毕业生，后来负有盛名的开业中医以及中医界抗争中的领军人物，陈存仁在报刊上与庞京周、褚民谊等人激烈论战，组织全国中医界的联合抗争，但这些丝毫不影响其与颜福庆、庄德、臧伯庸等西医名流相交，为在日本获得医学博士后回国的丁惠康接风洗尘并引为挚友，在北京游历时欣然应邀去北海医院参观开颅和产科手术。① 其初恋女友要去美国学医，他心中虽有不舍，但还是忍痛分手以成全女友的"学业前程"。② 陈存仁虽然本身是中医，但这一职业身份并没有妨碍其将"出国学习西医"看成是大好前程，甚至还有些自愧不如。而其女友及其父母也没有轻看陈存仁开业中医的职业，这在当时的上海的民众中颇具代表性，也反映出中西医师看待各自职业的平和心态。

在日常生活和营业中，中西医大体上还是和平相处，少有正面冲突，中西医师间私交甚好者也不少见，但两者之间的营业竞争依然十分激烈，使得民国时期的医界呈现出一副硝烟弥漫的紧张态势。

第二节　冲突中的发展

在整个民国时期，西医在数量上无法与庞大的中医队伍相提并论，但中央政府医药卫生政策大方向上的拟定，显然是选择了西方或现代医药的体系。对于中医或传统医学在近代医疗体系中的地位和去处的问题，政府一直没有妥善解决，这也导致了民国以来的中西医之争甚嚣尘上，甚至一度超越了学理和职业，而进入了政治领域。同时，中西医双方的反思和发展也是在相互的指责中进行的。

一　中西医之争

早在民国初建之时，北京政府拟仿照日本学系体例制定《壬子癸丑

---

① 陈存仁:《银元时代生活史》，广西师范大学出版社 2007 年版，第 34、82、150 页。
② 同上书，第 77—79 页。

学制》，其后，政府陆续颁布各科学校令。按照北京政府的设计，大学共分文、理、法、商、工、农、医七类，医学类又分为医学和药学两类，规定医科学制为预科三年，本科四年，药科三年的制度，为近代中国的医学教育，建立了一个基本的模式，如规定了医学的科目共计有解剖学等 51 科，药学分为有机无机化学等 52 科，等等。但无论是医学校的设置还是医学课程的安排，均没有中医学的任何踪迹，实际上是将中医排斥在教育体系之外，这就是著名的"漏列中医案"。

西方现代医学教育体系是整个现代教育体系中不可分割的组成部分，是以西方现代科学体系为基石，因此与中医理论无法兼容。北京政府在设计学制时对中医的忽略，并不是无意识的"漏列"，而是根本没有准备将中医融入近代教育体系之中。在现代国家制度中，专业教育几乎成为培养专业人员的唯一合法渠道，因此，政府的这一教育政策，在事实上遏制了中医群体的发展，也就成为近代史上中医界首次抗争救亡运动的导火索。①

虽经过中医界数年的奋起抗争，政府对于中医教育采取了默认的态度，但这一有限的承认依然是建立在中医能够适应现代教育制度的基础之上的。因此，在北京政府时期，教育部对于中医教育既不给予经济上、立法上的支持，但也不厉行制止，而是持一种放任并继续观察的态度。南京政府时期，政府对待中医学校的态度也更加强硬。不仅不允许中医学校立案，还频频下令各地方教育厅取缔中医学院，或勒令停止招生。1936 年，江苏教育厅命令吴县某医学校改为医学社时，还直斥其为无称校称院之资格。② 这一态度无疑进一步恶化了中西医之间的关系。

中医教育被排斥出教育体系之外，这还只是中医在民国时期境遇的一个缩影，实际上，无论是晚清政府还是北洋政府、南京国民政府在医疗行政方面都开始效法西方现代国家管理模式，医事制度的衍变也逐渐呈现明显的西化倾向。③ 1905 年晚清政府改革后，由巡警部兼管卫生事务。1906 年，巡警部改为民政部，下设卫生司，负责掌管全国卫生事务，成为中国近代中央卫生行政机构的雏形，这一形式一直延续至民国成立之后。1928

---

① 郝先中的研究对此过程有详细的论述和精辟的评析，详见郝先中《近代中医废存之争研究》，华东师范大学，博士论文，2005 年。

② 张天侨：《为中医学校进一言》，《医事公论》1936 年第 4 卷第 11 期。

③ 郝先中：《近代中医废存之争研究》，华东师范大学，博士论文，2005 年，第 76 页。

年，南京国民政府成立卫生部，负责全国卫生行政。之后，南京政府多次调整政府机构，将卫生部裁撤，改设卫生署，先后隶属于内政部、行政院管辖。刘瑞恒、颜福庆、金宝善等海归派先后主持卫生行政，署内其他官员也均有西医教育背景。政府从中央到地方逐步建立了按西医建制的医疗卫生体制，而中医行政管理从机构到职能则成为国民政府管理的盲点。从中央到地方的医疗卫生系统全由西医把持，中医师更是难以进入卫生行政系统，这也使中医在医疗卫生体系中的地位更加尴尬。"我国旧医不能为卫生行政所利用，晓然可知，所恃者独科学之新医而已。"[1] 这一看法已成为西医界和卫生行政部门的主流观念，各级卫生部门对中医的态度也明显体现出来。

1926 年，上海成立淞沪商埠卫生局之后，特延聘当地士绅和著名西医各 6 人组成卫生委员会，协助卫生局办理医师登记、卫生防疫等事宜。上海中医界为西医垄断卫生行政而向卫生局提出抗议。时任卫生局副局长的胡鸿基回复说："该会卫生委员并非中医与西医之联合会，因中医自来无卫生之一科，现在全国中医中，对于公众卫生专门研究者，尚无一人，即西医亦非尽人均是公众卫生专家。故称公众卫生专家者，更须俟西医毕业后，再事研究数年，方可养成公众卫生专家。现试就全中国合计之，如是等具有训练之卫生人员，亦不过十余人而已。卫生委员会组织法，无中医之规定者，以中医对于卫生素乏研究，此会之性质，与所为纳税义务，及中医之多寡，毫无关系，且现在所称之中医学术团体。多未经教育部立案，卫生局不能认为正式之学术团体。总而言之，中医之加入卫生委员会，非不可能，须各自奋发，勿固执成见，对于卫生一科，多加研究，俟卫生知识充足后，决无问题。……卫生局对于中医，但论其学术经验之高下，不问是中非中，是西非西也、……凡讲古董者，以愈古愈珍；至若医学系一种科学，以愈新愈佳，今尚有以四千年前之中国旧医学说，不加研究，夸为希世之珍，是自己证明其识见之浅薄。"[2] 胡鸿基的答复代表了大部分西医界的看法。他们认为，在效仿西方建立现代的卫生体系之中，并无中医的位置，中医没有现代卫生知识，对传染病防治、公共卫生等卫

---

① 余严：《急须设法增加全国医师人数以利卫生行政之进展案》，《中央卫生委员会第一次会议汇编》，中国第二档案馆藏 1—1929。

② 《沪卫生局长致淞沪居民解释中医试验登记理由》，《申报》1926 年 11 月 13 日第 15 版。

生行政毫无作用，自然应摈弃于卫生行政之外。

　　正是基于以上认识，1929 年在南京举行的第一届中央卫生委员会上，中医在医疗体系中的地位和去处的问题成为主要议题之一。在全部由西医参加的卫生委员会上，余云岫等人秉着一向激进的态度将中医视为阻挠中国卫生行政现代化的障碍，主张废止中医。余云岫提出的《废止旧医以扫除医事卫生之障碍案》成为当时"废除中医"的纲领性文件。

　　余云岫认为，中医在卫生行政上没有价值，因此应当立即废止，并提出四条理由："今旧医所用者，阴阳五行六气藏府经脉，皆凭空结撰，全非事实，此宜废止一也。其临证独持桡动脉，妄分一部分之血管，为寸关尺三部，以支配藏府，穿凿附会，自欺欺人，其源出于纬候之学，与天文分野，同属无稽，此宜废止二也。根本不明，诊断无法，举凡调查死因，勘定病类，预防疫疬，无一能胜其任，强种优生之道，更无闻焉；是其对于民族民生之根本大计，完全不能为行政上之利用，此宜废止三也。人类文化之演进，以绝地天通为最大关键；考之历史，彰彰可按；所谓绝地天通者，抗天德而崇人事，黜虚玄而尚实际也；政府方以破除迷信，废毁偶像，以谋民众思想之科学化，而旧医仍旧持其巫祝谶纬之道以惑民众，政府方以清洁消毒训导社会，是人知微虫细菌为疾病之源，而旧医仍旧持其冬伤于寒，春必病温，夏伤于暑，秋必痎疟等说，以教病家，提倡地天通，阻碍科学化，此宜废止，四也。"[①] 这几点理由基本上囊括了中医界废止中医的主要观点。

　　西医界在多年来与中医界的学理论争和市场竞争中，多将中医学视为现代医学的对立面，在废止中医问题上所持态度是大体一致的。只是在轻重缓急上有所不同。因此在讨论提案时，对废止中医的原则并没有异议，仅仅对废止的步骤有所讨论。最后，中央卫生会议通过之废止中医案——《规定旧医登记案原则》。该议案规定了废止中医之三条原则："甲：旧医登记限至民国十九年为止；乙：禁止旧医学校；丙：其余如取缔新闻杂志等非科学医之宣传品及登报介绍旧医等事由，卫生部尽力相机进行。"[②] 这便是著名的"废止中医案"。[③]

　　① 《废止旧医以扫除医事卫生之障碍案》，《中央卫生委员会第一次会议汇编》，中国第二档案馆藏 1—1929。

　　② 《规定旧医登记案原则》，《医界春秋》1929 年第 34 期。

　　③ 《中央卫生委员会第一次会议汇编》，中国第二档案馆藏 1—1929。

正如左玉河的研究所指出的,余云岫等人力图极力推进中国医疗卫生事业的发展,其良苦用心是毋庸置疑的,但"其将中医理论全部否定,断定为'凭空结撰,全非事实',并非科学态度;其根本否定中医临床治疗之实效,将中医诊断视为'纬候之学',系'穿凿附会,自欺欺人',难以令人信服;其将中医混同于"巫祝谶纬之道",视为封建迷信和神坛医药,也是片面的极端之辞;其将中医与近代卫生行政对立起来,并将中医视为卫生行政之障碍,更是武断之语。至于利用政治势力强令废止中医、禁止中医宣传等办法,不仅难为中医界接受,而且也不易令社会各界赞同。这些认识上之误区及措施上之失当,为中医界之反击提供了借口,也使社会各界对其废止中医之言行产生了某种怀疑"。①

因此,当中央卫生会议所通过的议案及余云岫之提案公布后,立即遭到了中医界的强烈反抗,也引起社会各界的强烈反响。上海市中医协会首先发起召开上海医药团体联席会议,邀集神州医药总会、中华医药联合会、医界春秋社等40余个中医药团体代表商讨对策。会上讨论决定,组织上海医药团体联合会以统一行动,议决3月17日召开全国医药团体代表大会。中医界普遍对西医界将学术论争上升至政治斗争层面强烈不满,认为西医提出废中医论已离开医学家立场而站在政治家立场。中医谭次仲就尖锐地批评西医界说:"医为学术问题,不当离开学术的立场,而支节于存废等人事问题。"②

中医界之抗议举动,得到了舆论界和其他社会团体的同情。从3月初开始,中医界开始在上海《新闻报》、《申报》、《时事新报》上发表在上海召开全国医药团体大会之通告、通电。这些报社也陆续发表社评,跟踪报道中医界抗议集会动向,并给予舆论支持。对于社会民众来说,西医或者中医不过是两种不同的医疗手段,两者在理论上的差异并不重要,能够花最少价钱取得最佳的治疗效果才是关键所在。所以当西医公开宣称要废止费用低廉的中医药之后,大部分民众是不赞同的。上海有许多社会团体,"激于义愤,都有通电发表,是一致拥护中医中药的"。③尤其是商联会及国货会之通电,对卫生部及中央卫生会议猛烈抨击,促其收回成命。

---

① 左玉河:《学理讨论,还是生存抗争——1929年中医存废之争评析》,《南京大学学报》2004年第5期。

② 谭次仲:《附中医存废问题之商榷》,《社会医药报》1936年第3卷7期。

③ 陈存仁:《银元时代生活史》,广西师范大学出版社2007年版,第77页。

　　上海中医界之抗议、抗争举动，带动了全国中医界的声援活动，也引起了社会各界之关注。天津、杭州、苏州、南京等地中医界纷纷发表通电，支持上海中医界抗争举动，派人参加全国医药团体大会，并致电国民政府卫生部，请求取消决议案。3 月 17 日，上海中医界发起的全国医药团体代表大会如期举行。为了表示对大会的支持和拥护，上海中医、中药两界分别停业半天，各中药店门前张贴许多醒目标语，如"拥护中医药，就是保持我国的国粹"、"取缔中医药，就是致病民的死命"、"反对卫生部取缔中医的决议案"、"罢工半日，表示我们的力量，是否有影响与民众"等。会场上悬挂着"提倡中医以防文化侵略"、"提倡中药以防经济侵略"的巨幅对联。为了将抗争进行到底，大会推选代表组成赴京请愿团，张赞臣、岑志良为随行秘书，分别向国民党第三次全国代表大会、国民政府、行政院、立法院、卫生部、教育部等单位请愿，要求撤销废止中医提案。

　　中医界掀起的全国性抗争活动，引起了全社会的关注，也影响着社会安定与政府威信。刚刚统一全国之南京国民政府，不愿意因为一些无关紧要的事件而引起社会较大之动荡。故当中医界掀起大规模抗争后，出于政府统治稳定之考虑，国民党多数政要对西医界利用中央卫生会议废止中医案之举异常不满。林森在接受请愿书时对请愿代表的一番话，很能说明问题："这件事荒谬得很，都是卫生部几个西医和褚民谊搅出来的，相信全国人民都会反对，国民政府定都南京之后，第一件引起全国反对的大案件，就是你们这件事情。昨天四川方面有过一个电报到中央，说四川的经济以国药出产为大宗，要是一旦废止中医药的话，就会失去四川民心，现在中央正在拉拢四川归附。所以这个电报，力量大得很，对你们是绝对有利的。"① 因此，国民政府从维护社会安定、稳固政府统治角度出发，表示"撤销一切禁锢中医法令"。

　　从表面上看，这似乎是中医界取得了重大胜利。但实际上，中医之生存危机并没有消除。不仅西医界及政府轻视、歧视、排斥、打击中医的政策并未根本改变，政府及西医界对中医的打压之势亦未根本减弱，而且中医界谋求 10 多年的将中医学校纳入学校课程体系的努力并未能实现。当中医请愿代表返回上海仅仅一个月，国民政府教育部便发出布告，通令中

---

　　① 陈存仁：《银元时代生活史》，广西师范大学出版社 2007 年版，第 86—87 页。

医学校一律改称传习所。不久，卫生部亦通令将中医医院改为医室，并禁止中医参用西法西药。故又引发了 1929 年 12 月的第二次抗争风潮。中医代表再次赴京请愿。随后，中医药界集会、抗议、请愿、游行、罢市、绝食，为中医药之生存延续而斗争风潮，不绝于耳。国民政府对待中医的态度也一直飘忽不定。直到 1936 年，才出台了一部《中医条例》，在法律上肯定了中医的地位，但也徒具形式而已。随着全面抗日战争的爆发，中西医之间的纷争才暂时告一段落。

综观民国以来中西医之间的纷争，可以看出，在医疗卫生近代化的过程中，西医界明显掌握了卫生行政的话语权和主控权。为了全盘复制西方的医疗卫生体系，片面地将中医视为卫生现代化的阻碍，甚至试图利用行政权力压制、废止中医。中医界不得不为自身的生存展开了殊死抗争。鉴于国计民生，政府没有完全罢黜中医，并试图将中医纳入新式管理及建立中国医政体系的一部分。但正规约束管理中医中药的努力，实为开创之举，实行起来，困难重重，政府内部的西化势力也一直占据主流，他们通过各种方式，向政府施加压力，极力压制中医进入卫生行政系统，这使得政府对待中西医的态度也一直游移不定，反而加重了中西医双方的隔阂和纷争，使中西医之争从此卷入了政治纷争。

二　西医的本土化

民国时期，在唯科学主义思想的影响下，西医界中大多数人在内心深处都是轻视中医的，但主张立即废止中医的只是其中一部分激进派。中医界为维护生存权奋起抗争，博得了社会上普遍同情。而西医的来势凶猛，倒让民众不由得联想到帝国主义势力的在华扩张，加上中医界因势利导的宣传和对西医"舶来品"的抨击，西医界的处境反倒有些尴尬。

西医界内不少人对废止中医派的行为也有所不满。有西医对要推动中国现代医学发展必须用行政力量废止中医这一命题表示怀疑，认为西医界还是应把注意力放在如何完善自身发展上，而不是去攻击中医。[1] 而在中西医论争中，中医对西医界的攻击，虽然充满意气和曲解，但客观上也指出了西医在中国发展过程中存在的不少问题，迫使西医界对自身进行反思，并加快了本土化的进程。

---

[1]　李涛:《现在我国医界应有之觉悟》,《中华医学杂志》1930 年第 16 卷第 4 期。

相较于中医界，西医界中的洋化倾向是比较明显的。由于大部分西医师都是由西方或日本学校培养出来的，更有不少医师是从英美德日法等国留学归来的，深受各该国生活习惯的影响。有些英美系的医师不但在学校、医院用英语，甚至日常生活也惯用英语，在公开的学术团体活动场合，多用英语作报告。其中也有一些人因受到西方文化的影响反而对本国的文化产生疏离感，民族意识淡漠，甚至甘当帝国主义的走狗。这也是中医界和社会民众最为诟病的地方。

但这只是西医群体中的极少部分，西医界中的中坚分子，大多是抱着"医学救国"的理想，自然不甘于"舶来品"的地位。在中医界的刺激下，西医界更加重视西医的本土化，极力推动西医的社会化、平民化。

宋国宾在《中国本位之医药建设》一文中提出，西医界的当务之急是"以中国为本位，而建设中国之新医"，并具体提出了医学之中国本位建设、医育之本位建设、医政之本位建设、新药之中国本位建设四项基本内容。① 而医界也确实在各方面作出了自己的努力，极大地推动了西医本土化的进程。

一是加强了中国西医发展的独立性和自主性。中国的西医界一直致力于壮大自己本土的力量，与外国势力抗衡。1886 年外国传教士医师在上海成立的博医会是中国最早的医学会，其成员为在华的外国传教医生，把中国籍医生排除在外。1915 年，伍连德、朱恒璧、俞凤宾等热心于我国医学独立发展的 36 名医师在上海集会筹备成立全国性的中华医学会，会上推选颜福庆为首任会长。首届会员有 232 人，主要成员是留学欧美和国内英美系统的医学校毕业的西医师。大会通过了《中国医学会章程》，并成立了编辑部、医学名词部、公众卫生部等。通过了条陈内务部，拟定促进公共卫生之方法；条陈政府特设机关，统辖医学事项；编辑卫生教本及教授法，送部审定，以备列入小学课程……从成立之初就体现了很高的起点，是中国医学史上浓重的一笔，不仅大大推动了中国医疗事业的现代化，也促进了中国西医的本土化。

同时，医学和医育的本土化也是西医界努力的重要方向。正如有人指出的，"过去和现在的中国的医学教育，大半受着外人的支配，纵然外人所不能干涉的，但一般主持医育的人，他们的头脑，多少是受着外人的麻

---

① 宋国宾：《中国本位之医药建设》，《医药评论》1936 年第 134 期。

醉。五十年来中国医育的问题，可以说都是被动的，异化的，而不是自动的，同化的。说得明显点，中国的医育，简直就是外国的医育。分析的说，不是英美的典型，就是法国的窝臼，也可以说是德日的模样"①，不仅教学使用的都是国外的教材和病例，就连教学语言也都是外语。宋国宾就呼吁"先从事于广收中国病症之材料，以科学之方法，记录其症状，观察其症结，远溯其病因，研究其疗法，以为编订中华病症全书之预备，同时将现在通行之各科译本，重加审核，以中国病为主体，以中国语教授之，他如学术讨论之语言文字，亦以中文为主"，并督促政府收回教育权，使中国真正拥有自己的现代医学教育和学术。②

中国早期的西医人才和有识之士，怀着医学救国的理想创建了各级医学教育机构，自主培养本土西医人才，并促进医学教育的本土化发展。到1934年，教育部承认的31所医校中，教会及外人设立只占11所，③与早期的一统天下相比已显出明显的预势。从医师人数上来看。按照朱席儒和赖斗岩1935年的统计，在全国5390名医师中，外籍医师只有752人，而在4638名本土西医人员中，毕业于本国医校的有3843人，毕业于外国医校的795人，加上在国内各医院实习培养出来的西医生，国内西医界中本土医生在数量上已占有绝对优势④。因此，当时甚至有外国野心家哀叹，"在不久的将来，在中国医学将完全落于华人之手，好坏与我们无关，但是我们的文化势力，如何发展呢?"⑤

二是增强西药的自给性。西医药对国外的依赖使不少西医界内的有识之士痛心疾首，并谋求改变。有人感叹道"新医药在中国的历史，已有百年之久，而进步则迟滞得可怜，内部则纷乱得可怕，药物和一切医疗的用品，仍然要取资于舶来，这样一年一年的过去，真是危险堪忧，不待他人的侵略，自身终有崩溃的一日的。……国产药物的自制和医疗器械的仿造，实为急不容缓之事，最当前的一个重要问题了!关于国产药物，虽然有人在提倡，但是个人的，小组织的，力量很小，出产很有限的。现在所需要的是医药界全体合作来办这件事。一方面由政府提倡和奖励，一方面

① 志功辑:《最难解决的几个问题》,《社会医药报》1935年第2卷第4期。
② 宋国宾:《中国本位之医药建设》,《医药评论》1936年第134期。
③ 江晦鸣:《一年来之中国医药卫生(一)》,《申报》1935年1月7日第15版。
④ 参见朱席儒、赖斗岩《吾国新医人才分布概观》,《中华医学杂志》1935年第21卷第2期。
⑤ 菊人:《外人眼光中之中国医界》,《申报》1934年11月5日第15版。

由医药界同心合力的去研究和制造。原料大半是中国固有的产物，哪有不能制造的困难呢?"① 因此，西医界不仅不断呼吁实业界投资医药用品及药品的自制工业，而且还积极参与到国产药品的研发中去，力图减少国外对中国医药市场的控制。

九一八事变之后，浙江省立医药专科学校特别组织抗日救国会，并向全国医药界发出与日本经济断交的公电："一、中国为日药唯一销售市场，苟能永久抵制足以制日本药商之死命，愿医药界同志永远拒用（现在固宜抵制即东三省问题解决后仍宜抵制）；二、日药品名及商标列表张贴于各医药机关；三、医师处方须避用日药；四、药房不得再售日货；五、不卖药品之原料与日人；六、一切刊物拒登日商广告，一切场会不得陈列日商样品；七、不投宣传日药之文稿于各种杂志；八、自制医药材料须竭力提倡，尽量采用，如无相当国货，宁用欧美出品；九、医药卫生机关拒用日人并劝令国人自动退出日本机关；十、促进各地卫生试验所从速制造各种血清疫苗；十一、组织救护队赴战场服务。"②

各医界团体也纷纷通令会员抵制日本医药。如上海国医公会通过抵制日货冒充国药案，以公会名义函知国药同业公会，"说明日货冒充国药，非但有损经济，抑且有妨人命，请为转告各药铺，切实勿以日货冒充"，并通告各会员，永远勿与日人合作，停止一切关系及往来，且于方笺上加盖对日经济绝交之木戳。③ 上海医师公会则联合全国医师联合会、新药业公会编制日药参考表，列出与日药成分完全相同或相近可以代用品，呼吁医师优先用国产品，实无可用时代之英美出品，决不用日品。④ 中华西医公会也宣布对日永远经济绝交，通告该会会员一律停用日货等药品，并劝告病家，虽在痛苦，毋忘仇敌。⑤ 新药界也响应医师公会的号召，表示不用日药，倘处方中夹有日药，则药房用电话知照医师，得其许可，改用代替品。⑥

三是推动中国民众对西医药的了解和信任。在与中医界的论争中，西

---

① 保默：《二十五年医药界之展望》，《医药评论》1936 年第 133 期。
② 《浙江省立医药专科学校抗日救国会电告医药同志》，《医药评论》1932 年第 66 期。
③ 《国医公会积极抗日》，《申报》1931 年 10 月 31 日第 14 版。
④ 《医师公会支委会纪》，《申报》1931 年 10 月 27 日第 16 版。
⑤ 《中华西医公会议案（各界抗日工作）》，《申报》1931 年 10 月 3 日第 14 版。
⑥ 《中国医学院学生投军》，《申报》1931 年 10 月 7 日第 13 版。

医界也深感民众信仰的重要性。他们深刻认识到,要推动现代医学的发展,取得社会民众的普遍信仰,就必须缩小西医与普通民众距离,渗透到民众的日常生活和医疗意识中去,因此格外地强调西医的社会化、平民化,呼吁西医"到民间去"。不少人认识到,高昂的医药费是阻碍民众接受西医的重要因素,因此呼吁西医师多设立平民诊疗所及慈善性质的医院,让社会民众普遍享受到现代医学的利益,同时还呼吁有志促进中国医学发展的西医师们,深入到广大的乡县中去执业,"也向国内各省、县、镇,分工合作的去做医药革新的工作:即一方在省县筹设专门医药学校,广育人才,一方则在较大的乡镇,组织规模稍备的医院药方,我相信不出数年,当有斐然的成绩,而得一般民众相当之认识与信任"[1]。为了最大程度地普及现代医学,西医界不仅积极探讨如何深入民间,还相当重视开发民智,灌输、传播现代医学常识。有人建议,"我们如其希望科学的医药浅易切实灌输到民众头脑里去,就是要把艰深的学识用浅近的譬喻来帮助说明,对于新医药的推行,一定可以发生伟大的效力。……医学的通俗化,第一要注意到民间通常最易遇到的各项疾病,名称上先把从前惯用的加以修正,能够保持俗名的病,那么如其遇到这种病的时候,就把俗名告诉人,他们听到了惯用的病名至少已经发生一种明白的印象"。[2] 不少医师身体力行,放弃了大城市里的优越条件,深入到艰苦的内地开办诊所或医院,为传播、普及现代医学作出了自己的贡献。庄畏仲在回忆自己在内地开展业务时,便感叹当时时常要面对乡邻的不信任和中医同业的攻击,"其间精神上之痛苦殊多","清夜以思,前途千荆万棘,心灰者屡,终以吾侪内地开业医师之使命,原在于打破内地从来之习惯,故惟有反求诸己",不仅坚持精心为病患治疗,还坚持向病人宣传医学常识,救济贫病,辅助当地卫生行政等,并以自己的例子鼓励其他医师深入内地执业。[3]

　　受当时的政治环境和社会经济条件的制约,西医界为西医本土化所作出的努力取得的成效有限,许多计划都没能付诸实践,但这种意识却因此不断得到强化,在一定程度上推动了现代医学在中国的发展。

---

[1]　石解人:《我们医药界也要提倡到地方去》,《医药评论》1931年第59期。
[2]　坚垒:《医药通俗化的效力》,《医事公论》1936年第3卷第11期。
[3]　庄畏仲:《内地开业医师之使命》,《医药评论》1932年第88期。

三　中医的"科学化"

近代以来，科学主义以其强大的冲击力，撼动着传统医学的历史地位，中医被带入了以科学为准绳的话语体系，科学与否成为衡量中医的唯一学术标准。同时，随着现代国家体制的建立，中医能否满足以西方现代医学为基础的现代卫生行政的要求，成为衡量中医价值的现实标准。中医学术与西方科学体系的差异，成为西医界攻击中医的根本原因，而中医不能适应现代卫生行政的需要，则成为西医界中激进派要求废止中医的核心理由。废止中医之争促发了中医界的紧迫感，中医界不得不谋求自身的革新与改良，自觉进行科学化的尝试，逐渐走上科学化的道路，这对中医界的影响可谓是相当深远的。

（一）中医学术的改良

早在西方解剖学、生理学传入中国的明末清初，中医界内就有人开始尝试与西医进行学术上的沟通。例如，王宏翰在学术上全面接受西洋医学的内容，并试图与中医学进行沟通，因而被认为是"清初积极接受西医的第一人"。他曾以西方的胚胎理论来解释中医中的"命门"学说："夫男女之交媾之始，皆动元火元气，而后精聚，两火气感，则两精渗洽，凝于子宫，如炉炼金，如浆点腐，两精凝结细皮，即成胚胎之胞衣矣。……此细皮不但为胞衣裨益凝结之体，更为胚胎脉络之系，乃先生一血络与一脉络，以结成脐与命门。但脐络乃九日后结成，而脐系于胎，以代口之用，吸取母血以养，渐化为胚胎也。……命门者，立命之门，乃元火元气之息所、造化之枢纽、阴阳之根蒂，即先天之太极，四行由此而生，脏腑以继而成。"①

鸦片战争以后，随着洋务运动和维新思想的产生，中医界出现了一些潜心探讨西洋医学的人，并提倡中西汇通，被后人称之为"汇通学派"。最早提出中西医汇通思想的唐容川就提出取长补短，通过汇通寻求中国医学发展。② 他客观地指出，"西医亦有所长，中医岂无所短？盖西医初出，未尽周详；中医沿讹，率多差谬。因集灵、素诸经，兼中西之义解之，不

---

① （清）王宏翰：《医学原始》卷一，上海科学技术出版社 1989 年版，第 51—55 页。
② 赵洪钧认为，李鸿章关于汇通中西医学的提法至少不晚于唐氏，王祖望也有类似的观点。参见赵洪钧《中西医汇通思想初考》，《中华医史杂志》1986 年第 3 期；王祖望：《第一个议论中西医学的是谁》，《江苏中医》2000 年第 11 期。

存疆域异同之见,但求折中归于一是。"① 在他之后,罗定昌、朱沛文、陈定泰、张锡纯等人也对沟通中西医学作出了尝试。

表 3-3　　　　　　　　　　早期主要汇通著作及首刊年代

作者	书名	首刊年代	成书年代
陈定奉	《医谈传真》2 卷	1875	1844
罗定昌	《中西医粹》8 卷	1887	1881
朱沛文	《华洋脏腑图像约纂》4 卷	1892	1892
唐容川	《中西医汇通医经精义》2 卷	1892	1892
	《本草问答》	1893	1893
	《金匮要略浅注补正》	1894	1894
	《伤寒论浅注补正》	1894	1894
周振武	《人体通考》3 卷	1882	1882
刘廷桢	《中西骨骼辨正》、《中西骨骼图说》	1897	1897
刘仲衡	《中西汇参铜人图说》	1899	1899
王有忠	《简明中西汇参医学图说》	1906	1906

资料来源:赵洪钧:《近代中西医论争史》,安徽科技出版社 1989 年版,第 82 页。

进入 20 世纪之后,中国列强环伺的局面加深了思想界的危机感。在"医学救国"的呼声中,中医学界一批有识之士主张借鉴西方医学,利用西医知识来"改良中医学",这一思路也成为近代之后中医学变迁的总基调。面对西医界和学术界中西化派的冲击,中医界的危机感尤为深刻。一些有识之士意识到,中医必须革新整顿以抵制西医侵夺之势。1929 年 3 月 28 日,在全国医药团体总联合会上,丁仲英的发言极具代表性:"中医之改进,责在中医自身,若不自己奋发,必无好果。"② 即使那些同情和支持中医的政府官员也承认中医理论不符合科学原则,希望中医能够自我改良。身为卫生部长的薛笃弼在对中医请愿代表的谈话中就坦言:"现业中医药者,除少数明达者外,类多故步自封,不能为精进之研究与改良。值此科学进步,瞬息千里时代,尚仍因循坐误,而不急起直追,吾恐

---

① (清)唐容川:《自序》,《中西汇通医经精义》,引自任应秋《中医各家学说》,上海科学技术出版社 1980 年版,第 162 页。

② 《全国医药请愿团报告结束》,《申报》1929 年 3 月 26 日第 5 版。

知识落后，终难逃天然淘汰之公例。"因此，"改进中医药之要则，中医药在中国虽有悠久之历史与应用。然理论或涉空言。尤须引上科学轨道，方可图存。此等觉悟，早为现业之著名中医所公认，今后为调节国民经济计，为改进中医药计，应即引导业中医药者，分别研究解剖学、生理学、化学、病理学、药物学等科目，将中国旧有之医药典籍，为一有系统的整理，以期适合现代国人之需要。"①

在科学主义盛行的年代，科学化已成为中医界寻求生存和发展的唯一出路，而前提则是承认中医理论的非科学性。1930 年，上海中医药界在招待国联卫生部长费尔柏时就明确表示："中国医药是实际应用的医药，故治疗仅有奇效，理论反多不合时代之言词，世界医学学者，因不信任不合时代的理论，连带不信任有效的治疗法，这是我们很惋惜的一件事，现在中医界中，有科学知识的人，正努力用科学解释其治疗法，同时取消一部分错误的理论，国内的中医学校，渐渐趋向这一路来，将来此种学说公布出来，定能与世界医学共同进步。"② 为了得到国联的支持，中医界不惜完全否认中医的理论基础以迎合西方的现代科学观念，仅仅承认中医的疗效。而费尔柏也仅表示，"希望中医用创造之精神，力求改进，须与世界医学逐渐接近"，③ 实际上也是以西方医学为参照物去要求中医与之"逐渐接近"。这表明无论是中医界自身还是外界，都将中医理论是否科学化作为中医学术有无价值的前提。

中医必须科学化似乎已经成为社会上的共识，但如何科学化，怎样才算是科学化却是摆在中医界改良派面前的一个难题。首先，如何将中医理论进行科学化整理，中医界内就存在着不同的意见。

以恽铁樵、祝味菊为代表的一方强调中医理论的改良要以中医为主体，吸取科学方法加以整理改进。他们强调中医学的主体地位，力图发掘中医学术本身的科学性。恽铁樵主张在继续发展中医的过程中吸取西医之长；祝味菊则更进一步，主张吸取西医生理、解剖及病理等学科来补中医之不足，利用西药研究方法来研究中药，并逐步推及方剂学、诊断及治疗学，等等。④ 他们的观点与早期的中西汇通学派比较接近，即坚持以中医

---

① 《薛部长对于中医药存废问题之谈话》，《申报》1929 年 3 月 22 日。
② 《国医药界昨午招待费尔柏》，《申报》1930 年 10 月 26 日第 13 版。
③ 同上。
④ 参见祝味菊《改进中医程序之商榷》，《神州医学报》1924 年第 2 卷第 4 期。

理论为主体,去吸纳现代西方医学的有益成分。

而陆渊雷、施今墨、谭次仲、张赞臣、余无言等人则更加鲜明地提出了"中医科学化"的口号,并成为20世纪20年代后中医界改良派的主流。陆渊雷肯定中药的疗效,但主张用西方科学方法来研究中医。他认为,中医学应该以西医学作为参照物,并提出中医科学化之目的是"第一步使此后业医之士,渐成科学化;第二步,使世界医学界,得明了国医学之真价值;第三步,使国医融合世界医学,产生一种新医学,而救死去疾之法益臻完善"。① 陆渊雷等人改良中医学的思路是以西医作为价值和评判标准,用近代西方科学方法及科学原则整理中医理论,将中医纳入到近代科学体系中。问题在于,中西医学分属两个不同的文化和知识体系,用西医方法和近代医学标准促使中医科学化,又如何能保证中医学科的独立性和完整性呢?也就是说,科学化后的中医是否还能称之为中医?当时的中医界内也对此争论不休。而且,大多数改良派自己都没有机会系统接受近现代自然科学的训练,所提出的科学化理论与中医临床实践往往相脱节,使得不少中医科学化的方法和步骤在事实上很难实现。

国医馆成立后,中医科学化运动从理论探讨发展到实际尝试。国医馆的宗旨之一是"采取科学方法整理中国医药,改善疗病及制药方法"。② 在馆长焦易堂提议下,国医馆下设"学术整理委员会",对于中国医药学术以科学方法归纳、解释之,使理论及临床均可形成一系统组织,而与世界学术相并立。③ 其后,国医馆以焦氏的言论为蓝图,不久便颁布《整理国医药学术标准大纲》,使中医的学术改良有了依据。国医馆之后颁布的《中央国医馆整理国医药学术标准大纲》中已融合近代解剖生理、卫生学的新观念,固有的诊断学加入新式机器检查的项目,应用学科大致延续固有的分类标准。而且,为了配合现代卫生行政,大纲还特别加入了防疫法,以回应西医界对中医阻碍卫生事业的攻击。这标志着在理论上中医改良已跨出了第一步,远远超出了早期"中西汇通派"的程度。

在应用学科方面,国医馆着重于对病症叙述的科学整理,第一步就是统一病名。学术整理委员会于1933年6月拟就的草稿,提出《中央国医

---

① 参见马伯英等《中外医学文化交流史——中外医学跨文化传通》,文汇出版社1993年版,第570页。

② 参见《国医公报》1932年10月创刊号。

③ 焦易堂:《告全国医药界同人》,《国医公报》1932年第1卷第3期。

馆学术整理委员会统一病名建议书》，多以西医病名为主，引起多数中医的反对。《医界春秋》为此出版"统一病名讨论号"，一些医家在肯定这项工作的必要性的同时，也指出草稿的弊端，如依傍西医病名，则中医的诊断、治疗、处方、用药将无所适从。建议应以中医病名为主，保持中医药学术的系统性。对热性病应另行讨论，从实践中开创一条出路。① 国医馆表示采纳，于1934年3月另行成立编审委员会，推该馆理事陈无咎担任主席，聘黄竹斋、周柳亭、郭受天等为编审委员，重新编写。② 为提高效率，由陈无咎与张赞臣、余无言分工拟定内科器官系、组织系和外科的病名，都以中医病名为主。于1934年11月正式公布，征求意见。因中医病名以"证"和"病"为名，较难统一。统一病名的计划最终失败。

国医馆对中医学术的改良，手段还比较幼稚，取得的成果不多，即使在当时也遭到了众多批评。西医界多认为其科学化并不彻底，而中医界内部也有不少人认为其改良方案中西杂陈，不中不西，不伦不类。甚至有人戏称，"国医国药不沦于西医之手，将亡于整理国医国药之辈"。③ 虽然如此，但国医馆的成绩也不可完全否定。他们倾向于用近代科学理论和方法研究中医或以近代西医解释中医，已经突破了早期"中西汇通派"的局限，为中西医的融合和发展打下了一定的基础。他们在吸收西方医学及科学知识的基础上，不断丰富、充实中医学，使中医向着系统化、专门化、科学化的方向发展，对中医发展也是有利的。在当时整个西医界都不屑于研究中医的情况下，他们无疑是代替了对中医感兴趣的西医，在极其艰苦的氛围里作出一些努力，以推动中医学术的发展。

（二）中医形态的变革

除了在学术上与西医进行沟通，中医界自身的发展也因受到西医的影响和刺激而发生了变革，更加积极地效仿西医界，组建专业团体、出版中医刊物，创办中医学校。在严峻的生存危机面前，中医界意识到，各自为

---

① 《医界春秋》1934年第89期。
② 《医界春秋》1934年第93期。
③ 民国时期"中医科学化"的思路一直延续到现在，成为改革中医的核心思想。1956年创建中医高等教育时，西医基础医学的全部课程以"医学科学"的名义被纳入中医教育之中，但有人认为这就使学生从进入中医大门之时，便踏上了"西化"中医的误区。中医科研实际上是实行的"双重学术标准"：既承认中医是科学的，又将中医自身的发展与完善寄托在西医学术观念和方法上。而近50年来"发掘"、"提高"中医的主流，其实就是由"双重学术标准"所铸成的"中医西医化"。当今，医学界对目前中医学的发展是否合理仍存在着争议。

政、孤军奋战不利于事业发展，只有像西医那样利用职业团体和组织的力量，才能增强与废止中医派相抗衡的能力，于是在全国范围内先后组织了各类中医学会、协会、公会、研究所等共计100余个，不断壮大自己的力量。① 如1929年3月在上海成立的"全国医药团体联合总会"，参加者有全国15个省132个团体，人数众多，一说83万。② 作为医界活动中心的上海，不仅有众多中医学术团体如上海医师学会、神州医药总会等，还有中医职业公团如上海国医公会，如第二章所述，这些团体的组织结构、运行机制完全仿效西医界的专业团体。虽然这些团体的组织性和专业性还远不如西医团体，但仍然促使中医界内的同业互助精神和专业精神大大增强。

　　西医培养人才的模式对近代中医教育同样产生了示范效应。中医教育开始模仿西医的组织形式，并逐渐移植西医的教学内容以及理论和实践上的学术规范。中医蒙志明对开办中医学校的必要性曾作过较深刻的评述："古时候中医传授方法都是靠祖传、自修、或拜师做学徒。做学徒或靠祖传，从师一人，一人之智识有限，而且师生须花费大部分时间做生意，若从事学徒三年，实际实习时间恐亦不过一年，所以能够学到的实在有限。西医进入后与中医竞赛，且大肆攻击中医。靠学徒、家传等方法学医，中医本身也知道不可靠，故有谚曰'医非三世不服其药'。尤其中医的学理复杂，更须设校教学以求完备。"③ 虽然教育部一直明令中医学校不能纳入教育体系，但中医界仍然坚持维持着中医学校的运行。仅在上海一地，就有中国医学院、上海中医专门学校、浙江中医专门学校、上海国医学校等多所中医学校。虽然教育部一再要求中医学校改为传习所、学社，这些学校仍一直以中医学校名义在报纸上做着招生广告。④

　　由于中医学校教育一直"无行政上的支持和组织，近代史上并未出现全国统一的教科书，各地的教材也因时而异"，⑤ 中医界也尝试着以西医学校的教学体系为模式探索中医的教学体系，第一步就是统一学校教

　　① 《中国医学百科全书·医学史》，上海科技出版社1987年版，第96页。

　　② 同上书，第97页。

　　③ 蒙志明：《开办中医学校之必要》，《医学报导》，中国医药改进会编辑发行，1946年，第29—30页。

　　④ 《申报》1930年7月1日；《申报》1930年7月3日。

　　⑤ 赵洪钧：《近代中西医论争史》，安徽科技出版社1989年版，第167页。

材。1928 年，中医教育界第一次聚首，试图协调立场，尝试统一全国教材，但与会者终因意见不一，未达初衷。据当事者蒋文芳回忆："民国 17年召集全国中医教育学校教务负责人员，组织全国中医学校教材编辑委员会。到者 11 校，愚主其事。《伤寒今释》作者陆渊雷先生与《包氏医宗》作者包识生先生各持一端，争论三日而不能决。"① 陆渊雷是主张采用西医理论的激进派代表，包识生则是力主中医体系保持完整的正统派。虽然中医界暂时达成了"整理固有医学之精华，列为明显之系统，运用合乎现代之理论，制为完善之学说"② 的基本原则，但统一课程、统一教材、统一学制等问题一时无法解决。

　　1929 年 7 月，九所中医学校的代表齐集上海，再次召开中医学校教材编辑委员会。到会医校有：广东中医药专门学校、广东光汉中医药专门学校、上海中国医学院、上海国医学院、上海中医专门学校、苏州中医学校、浙江中医专门学校、兰溪中医专门学校、河南中医专门学校。广东中医药专门学校校长陈任枚主持会议，上海中国医学院秦伯未为文书。此次会议制定出《全国中医学校规程》，规定"各学科授课时间占 70%，实习时间占 30%。授课时间分配为生理、解剖、病理、诊断、药物、国文各240 小时，内科 780 小时，幼科 200 小时，医经、医学通论 140 小时，外科、妇科各 120 小时，党义、军事、卫生、眼科、伤科、喉科、产科、花柳、理化、细菌、医学史各 80 小时，方技、医化学各 100 小时，外国文160 小时，针灸、推拿、法医各 40 小时"③。将该教学规程与教育部 1929年 4 月公布的《大学组织法》比较，可以明显看出中医学校规程是完全仿照而立，且把西医的生理、解剖、病理、细菌等科目均列为基础课程，显示出其与西方专业教育体系的靠拢。这两次全国性教材编辑会议，由民间中医团体自发组织、联合起来完成的，这"在统一中医教育方面迈了一大步，标志着近代中医教育已经成熟"。④

　　此外，西医专业制度的文化权威也对中医形成了潜在的影响，甚至成为自己追求的目标。雷祥麟通过对 1932 年在上海出版的《国医名录》进行研究，就发现了这一有趣的现象。1932 年，上海市国医学会为了打破

① 蒋文芳：《本院教育方针及今后之改进》，《国医文献》1936 年第 2 期。
② 同上。
③ 《全国医药团体总联合会公告第七号》，《申报》1929 年 8 月 8 日第 2 版。
④ 赵洪钧：《近代中西医论争史》，安徽科技出版社 1989 年版，第 169 页。

传统医生相轻的陋习，提倡互助合作之精神，使在沪的国医师组织化，特此编纂了《国医名录》，其中载有 729 人。在资格一栏中，有 226 人是空白，非空白的 503 人，其中有 107 人列入毕业的中医学校名称作为执业资格，他们中的大多数毕业于谢利恒主持的上海中医专门学校。有相当多的中医生，将"上海卫生局中医登记委员"列为主要资格。①

雷祥麟的研究指出，在当时医学界的各种正式资历已成为填写"资格"时的首选。而"中医学院毕业"、"任教"、"中医医院工作"、"中医公会委员"、"国医馆任职"等头衔几乎全是引自西方专业制度下新兴的产物。而那些没有任何学术头衔可以填写的中医师们，就不得不填入"世传"、"父传"或"执业若干年"等字眼了。在 729 人中，有 134 人的资格是"父授与世医"，172 人为"执业很久"了。在《国医名录》中可以看到，中医师的自我分类已经由非正式的"名医'、"儒医"、"世医"、"铃医"、"江湖医"等向正式的、有团体基础的各种学习经历和职称移动了，虽然"这种移动距西方社会学家定义的专业化体制还离得非常远，……但无论如何，它已经明确地走上了以专业团体为基础的方向了，因为许多中医界夙负声望的医生都已在投身中医校、医院、公会、医团的组织与领导，而他们也将由之得来的各种头衔列为最重要的行医'资格'。"② 显然，西医的专业制度开始为中医师们所欣羡，并作为目标追求而尽力仿效。

由此可以看出，在西医的冲击下，中医界专业程度得以相当的提高，其清醒地认识到中医群体发展中存在的不足及与西医同行之间存在的差距，并有意识地进行变革，努力使自身更加符合现代社会专业制度的要求，也使自身更加适应现代国家建构的需要。可以说，正是通过与西医界的论争，中医群体的专业化程度得到了极大的提升，这也从整体上推动了医师群体在民国时期的专业化进程。

民国时期的医师群体是当时较为特殊的一类专业群体。在它的内部，既包含着西方现代社会专业制度培养出来的西医，也包含着中国传统社会孕育出来的中医。两者同属于同一职业群体，却分属于完全不同的医学体

---

① 雷祥麟:《负责任的医生与有信仰的病人——中西医论争与医病关系在民国时期的转变》,《新史学》1995 年第 6 期。

② 同上。

系和文化背景。因此,两者之间不可避免地发生了冲突和纷争,甚至超越了普通学术分歧和职业竞争而上升到了意识形态及政治斗争的层面。但是,西医并没有像律师之与讼师,会计师之与账房那样,能够完全取代中医。当西医界举着科学主义的旗号,希望通过政府的强制力量取代中医的地位时,中医界也奋起反抗,以民族主义为工具向政府施压,终于捍卫了生存的权力。既源于当时中国社会的实际国情,也源于医学专业的特殊性,终民国一世,中西医界始终在相互斗争中并存和发展。在医界的纷争中,中西医双方都有意无意地受到了对方的影响,西医加速了本土化的进程,而中医也力图使自己适应现代社会的专业制度。医师群体正是在内部中西文化的冲突和融合中经历了一段特殊的专业化进程。

第四章　责任与信仰:民国时期的医病关系

医病关系是指从事医学职业的人员与患者在医学实践中形成的各种关系的总称。医病关系有狭义和广义之分。狭义的医病关系，指医生与病者之间的关系。广义的医病关系中的"医"不仅指医生，还包括护士、医技人员与医务管理人员；"病"也不仅指病者本人，还包括病人的亲属、监护人等。因此，医病关系不仅是医病个体之间的关系，而且是以医生为主的群体（医者一方）与以病人为主的群体（患者一方）的医学活动过程中所建立的相互关系。① 医师与病人的关系是整个医疗中最本质的东西，正如著名医史学家亨利·西格里斯特指出："医学的目的是社会的，它的目的不仅是治疗疾病，使某个机体康复；它的目的是使人调整以适应它的环境，作为一个有用的社会成员。每一个医学行动始终涉及两类当事人：医生和病人，或者更广泛地说，医学团体和社会，医学无非是这两群人之间多方面的关系。"② 因此，医病关系是医师群体最主要的社会关系，可以说，医师群体本身就是对应于病人而存在的。民国时期，传统的医病关系也在西潮的冲击下显现出不同于以往的新的发展趋势，这种转变以及医病双方对此的态度及努力，充分展现了医师群体在民国转型社会中所表现出的时代烙印。

第一节　现代医病关系的构建

自从出现专门从事医疗活动的医生以后，医病关系就作为一种特殊的

---

① 孙宝志、刘国良主编:《临床医学导论》，高等教育出版社1999年版，第127页。

② ［美］H. P. 恰范特:《医学社会学》，蔡勇美、刘宗秀、阮芳赋译，上海人民出版社1987年版，第67页。

社会关系而存在。由于人类社会在不同历史阶段，社会经济、政治、文化、思想及医学发展水平不同，医生的地位不同，医疗模式不同，这些都直接影响到医病关系的性质。进入近代之后，传统的医病关系受到冲击，新兴的医师群体开始尝试建立一种"现代"医病关系。

一　医病关系的近代转变

进入近代以后，中国传统社会中所传承的医师的社会地位，医疗空间，医疗模式都或多或少地发生了新的变化，这直接影响到传统的医病关系。

（一）医师的社会地位日渐提升

在中国漫长的历史中，在不同的历史时期，由于社会经济条件、思想意识以及统治者的态度不同，医师所处的社会地位和职业态度是不同的。但总的说来，在以儒家学说为主导思想的传统社会中，医师由于医学的技术性及某种程度的类似商品交换性质也完全被视为"工"，其社会地位不高。儒家思想重视人文伦理知识而轻视科学技术。对知识分子来说，出仕是唯一正途，具有科学认识价值的知识如医学、天文等，则被认为是"小道"、"方技（伎）"。在作为儒学启蒙教材的《三字经》中，医也赫然与卜算并称，所谓"医卜相，皆方技"。这一传统一直延续至明清时期，儒家思想作为封建社会的正统思想，其地位不断得到强化与巩固，其影响深入到社会骨髓。社会及官方对科学技术的轻视，直接影响到对医学的态度，而医生的社会地位也就无法得到保障了。

在正统思想的氛围中，医师乃至医学都受到轻视，无论医业上取得怎样的成就都无法与士人的文治或武将的武功相提并论。如名医张仲景，著有《伤寒杂病论》一书，奠定了中医辨证论治的原则，对中国传统医学的发展作出了不朽的贡献。而当时的正史中竟无一字记载，以至于后人不禁感叹说："然读者推为医中亚圣，而范晔《后汉书》乃不为仲景立传，是故君子有遗憾焉。"①

不仅社会导向如此，很多医家对自己的职业态度也是如此，很多医家并不是原来就主动或自愿从医的，大都因习经文走仕途之路受挫而被迫投身医学的。明代最著名的医药学家李时珍也不例外。李时珍本生于世医之

---

① 俞鼎芬、倪法冲、刘德荣：《李镰医史》，厦门大学出版社1992年版，第101页。

家,祖父为铃医,父李言闻也是当地名医。但因当时医生地位卑贱,李父不愿李时珍以医为业,而要他走科举道路。李时珍 14 岁考中秀才,其后三次赴武昌乡试均不第,23 岁后才不得不放弃科举而决心跟父亲学医。由于医师地位低下,不少行医者也深以操持医业为憾。东汉名医华佗,即使在医术绝伦、名满天下时,仍为自己行医而后悔,"佗之绝技,凡此类也。然本作士人,以医见业,意常自悔"。① 由此可见医师在中国传统社会中的尴尬地位。

鸦片战争之后,医师的社会地位也随着社会的转型,政府与民众的认识转变而悄然发生着变化。在亡国灭种的危机中,清政府和士大夫阶层中的有识之士都开始注重向西方学习,既学习其科学技术,也学习其各项制度。在向西方学习的过程中,西方现代医学的知识、医疗管理制度、医学教育体系及公共卫生制度等一系列前所未闻的知识进入到他们的视野中,中国社会视医学为"小道"的传统观念开始有所转变。

维新运动时期,医学的地位进一步提高,医学维新甚至被视为救国济世的良方。在进化论思想的影响下,梁启超等维新人士提出了医学维新,强身保种的思想。梁启超甚至提出,"强国必先强种,强种必先强身,强身必先强医"的口号,医学救国成为当时影响颇广的思潮,这使医学正式成为知识分子实现"治国平天下"的理想的途径之一,无形中大大提高了医师的社会地位。

在医学救国思想的影响下,政府对医学人才也十分重视,清政府不仅在国内开设高等的医学堂,还向国外派遣了留学生,去学习西方的现代医学。光绪三十二年(1906)九月赐游学生毕业出身时,就有谢天保、徐景文等赏给医科进士,曹志沂、李应泌、傅汝勤等赏医科医士。② 给医学生由于在医学方面的学识授予士大夫们梦寐以求的功名,这可能是华佗、李时珍们在他们的时代里所无法想象得到的,这一行为无疑确立了医师与士人同等的社会地位,也给社会起到极大的示范作用。清末以后,送子弟学医已成为不少官宦或富裕家庭的选择。这一风潮在民国之后更是达到了顶峰。

近代以后,主要资本主义国家已相继确立"国家医学"的思想和建

---

① (晋)陈寿:《三国志》卷二十九,中华书局 1982 年版,第 802 页。
② 陈邦贤:《中国医学史》,商务印书馆 1937 年版,第 231 页。

立现代化的公共卫生制度。"国家医学"是 19 世纪在欧洲和北美逐渐发展起来的观念，它的主要思想是国家对保障公众健康负有主要责任，为了全民利益，国家有权利和义务将卫生学的观念及公共卫生措施加于个人身上。① 这一指导思想自然也深深影响到处处以西方为效仿对象的民国政府。其在迫不及待地学习西方的医学学科模式和卫生管理体制的过程中，对医学人才的需求和依仗也激发了社会上学医、业医的热情。

当时的医师们常常受到世人的羡慕："你们学医的好，不必去求别人，还要别人来求你，一天坐在家里不必去东钻西钻也有饭吃，无论政治潮流转到什么地方去，你们的行业终不至于受到影响。"② 中华医学会、各地医师公会等将医师组织为具有专业特征群体的组织机构的出现也提高了其成员的职业意识和社会声望。医学功能的社会重要性，以及培训成为医师的人数的有限性，加上医疗职业本身的组织与权力，都成为医师职业优势的判断标准，给医师带来了较高的社会地位，稳定的职业环境加上优厚的经济收入。

医师也不再为业医感到自卑或惭愧，而以身为医师而自豪，并深感医师的责任重大。刘永纯就自豪地说，"医师者……无卫生人员之权势，而能具其实力，无大学教授之清廉，而负同等之使命，以责任之大小论，医师与大学教授，卫生长官殆不相轩轾"。③ 医师朱季青也认为，"医与人类的关系比任何职业都要密切，……学医者的责任也就比学农、工、商、教育、政治、经济者较为大"。④

随着职业意识的提升，医师对传统医病关系中医师的"应召"地位日益不满，并开始寻求建立在专业权威下的职业尊严和地位。特别是受过现代教育和职业培训的西医，更是明确地向世人表示其专业人士的身份：不是"学书学剑不成而学医"的"蠹食之辈"，而是经过多年教育和严格训练的精英分子，在他们的专业权威面前，只有病人，没有权势，这是任何社会阶层都应尊重和服从的。在民国时期的小说和随笔中，延请医师之恭敬，不再仅限于平民百姓，出入官宦富贾之从容，也成为医师执业中之常态。

---

① 余新忠等：《瘟疫下的社会拯救——中国近世重大疫情与社会反应》，中国书店 2004 年版，第 275 页。
② 《医生与做官》，《医学周刊集》1928 年第 2 卷第 2 期。
③ 《医师与社会》，《医药评论》1929 年第 24 期。
④ 《医生与医学·病人及社会》，《医学周刊集》1928 年第 1 卷第 1 期。

对于病人,医师也不满足于治疗其疾病,强调还要向其指示预后,灌输卫生知识,指导消毒方法,革除迷信思想,等等。实际上,医师主张对病人的治疗已从身扩展到心,从治病向治未病努力。在医病关系中,医师已处于高高在上的启蒙者的地位,而病人则处于被启蒙、被治疗、被拯救的地位,医师与病人在地位上的转变,深刻地影响着医病关系,成为重构现代医病关系的一个重要因素。

(二)　医疗空间逐渐由病人家庭转移到医院或诊所

在西方的近代医院还未被传教士带入中国以前,中国社会的医疗空间主要是由私人运作的。明代以后,随着中医"世俗化趋势的全面渗透,中医全面流入民间,成为每个人都可研习的一门技术,但护理空间仍以家庭为单位"。[①] 医生多以个体上门施诊,"家庭"则是原始的医疗单位和护理空间。医生对病人的诊治、把脉、开方以及病人家属照方抓药、全程护理等过程皆在家中完成。在诊疗过程中,医疗的主体是病人,病人可以择医而治,对医生招之即来,挥之即去,医生只是被动地提供医疗服务。病人家属都会参与医疗活动,且握有决定权,医生对病人的整个诊治过程也是在病人家属或朋友的目光监控下连续性完成的。[②] 当病看完了以后,医生就不必再去病人家了,他没有继续关照病人的责任,他很清楚如果他的药方没有很快见效,病人自会另请高明;如果病人的病有所缓解,病家自然会请他再次上门诊治。

因此,当传教士在中国尝试建立近代的教会医院时,中国民众对将医疗和护理过程转移至家庭以外的医院有一个艰难的适应过程。[③] 在此过程中,近代医院制度很快就显示出其规模化,集约化及专业化的优越性,医院在技术、设备、管理上的优势也逐渐被国人认识到,越来越多的由中国政府和民间人士开办的新式医院也在迅速增加。就上海而言,在 1910 年仅有中西医寓、诊所三四百家,医院 19 所,病床 2100 余张。至 1936 年,上海辖区内已有医院 108 所,病床 9000 余张,比 1910 年增加了 4.7 倍和

①　杨念群:《杨念群自选集》,广西师范大学出版社 2000 年版,第 406 页。

②　雷祥麟:《负责任的医生与有信仰的病人——中西医论争与医病关系在民国时期的转变》,《新史学》1995 年第 6 期。

③　杨念群对此有深入的研究。参见杨念群《再造"病人"——中西医冲突下的空间政治(1832—1985)》,中国人民大学出版社 2006 年版。

3.3 倍。[①] 到民国时期，至少在上海、北京等这样的大城市里，新式医院已经取代传统"医家"，成为医疗机构的主体部分。"提到医院这个名字，差不多人人都知道那是一群众就医的地方，病人可以住院调养。这点常识在今日中国人脑子里，无论男女老少，可以说也已打定根基。"[②]

医院相对于个体医师的优势，时人已了解得相当清楚："'医院'方面，设备较多，人数亦众，故有一人之所不能治者，医院则可以行之，如大割症以及各种复杂之化验等等是也。有个人诊所无力供给之仪器或治疗品，则医院亦可筹措，如'爱克斯光'器及雷锭治疗等等是也……医学愈精，日新月异，一人之脑力，难以兼长一切，'医院'内人才不同，各有所长，故遇危难之症，可以彼此相商，俾得尽善之法。……住院病人得由医士及看护时时诊查，察其病状之变化，以定治疗之法，在病人家中，则一日一诊，多至一日两诊，诊后即由家人自己监护与负责，在险要病或急性病，颇感不便。各种传染病，住在'医院'，方有相当隔离及消毒方法。在家庭则虽明了其传染关系及预防方法，但因日常习惯，及缺少实施之经验，而不能收效，于是乎一人有病，阖家相染之事，亦数见不鲜矣……个人医师，每遇特别状况，不得展用其才。"[③]

随着医院的普及和民众对医院的认同，国人的医疗空间已逐渐发生了转换。而这种医疗空间的转换，不仅带来了医疗习惯和医疗观念的变化，也给传统的医病关系带来了重大转变。

在中国传统社会中，病人仍处在家庭环境内，保持着原有社会关系，身体的治愈依靠外请的医师，护理程序则完全在家庭空间内完成，无论是医疗方案还是护理程序，病家都掌握着充分的自主权。而在医院的环境下，在病人接受医院日常的规章制度的过程中，病人的自主权实际在被削弱、在被治疗的同时，也在被管理。

首先，医院按照制度使病人脱离过去的个人生活，病人自己的衣服被拿走，换上一套睡衣，不管这套睡衣是病人自己的还是医院的，穿睡衣作为病号服的简单事实就让人们把他们界定为病人，而且只能在医院得到认可的范围里活动。探视制度不仅控制病人会见探视者，而且还约束那些来

---

① 《上海卫生志》，上海社会科学院出版社 1998 年版，第 84 页。
② 《医院浅说》，《医学周刊集》1928 年第 2 卷第 2 期。
③ 《医院在社会上之地位及其与开业医师之关系》，《医学周刊集》1928 年第 4 卷第 4 期。

探视的人,监控探视的过程(不允许在探视过程中多说话)。医师们反复强调探视给病人自身给医院带来的不利,实际上进一步割断了病人的社会联系,使病人脱离了原有的社会身份。其次,医院控制了病人在医院中的一般社会生活行为,监督着病人的饮食,决定病人的睡觉和醒来的时间,限制着病人的活动。医院认为只要没有出院,就要对医院内所有的病人随时随地地"负责",因而对所有病人的活动进行监督和控制。最后,病人的治疗和护理也全由医护人员护理,大部分病人对自己的病情毫不知情,对医疗状况的了解仅来源于医师和护士的查房和诊查,病人需要做的就是合作、不抱怨、不惹麻烦。而医师强调的是对病人全权负责,包括社会活动和生活内容。如姜霆就明确地讲:"诸位请想病家拿一个病人托付了医生,那一位医生,既然受了病家的托付,对于这一个病人,当然有处理的全权。"因此强调对于探病等一类不合医院规章的事,"医院的医师,为了他的责任起见,当然要加阻止"。① 对于治疗,医师不厌其烦地教导病人,要顺从医院的一切安排,要忍受诊查的一切麻烦,"病是最讨厌的,但病已在身,无可如何,诊断上麻烦一点,算得了什么? 况且麻烦在这里并无坏意,有什么受不了? 有什么值不得"?② 而正规医院引以为自豪的,就是它绝不会像私立医院或医师那样讨好病人,"那样使病人高兴",在它们眼中,病人的感受是无关紧要的,只要疾病治愈便是达到了目的。

在民国时期,有人甚至用警察局和保镖的关系来比喻医院与个体医师的区别,③ 虽然这一比喻并不准确,但它却直白无疑地表露出医院的高度组织性及权威性带给民众的直接感受。当时的医界,有些人承认医院给予病人的治疗程序并不注重病人自身的体验,而认为这是无法避免的。④ 对于病人来说,进入医院可以得到较好的医疗条件,但绝得不到愉快的治疗体验。相较于个体医师,病人在医院的环境里自主性更容易被剥夺,传统医病关系中病人自我表达的途径被有意或无意地忽略了。

综观民国报刊所登载的小说随笔,在涉及医院场景的表述中,作者们

---

① 姜霆:《探病的一个问题》,《医药评论》1931 年第 54 期。
② 陈志潜:《医院浅说》,《医学周刊集》1928 年第 2 卷第 2 期。
③ 言者:《医院在社会上之地位及其与开业医师之关系》,《医学周刊集》1928 年第 4 卷第 4 期。
④ 同上。

尤其喜欢渲染病房里孤苦凄凉的气氛，刻画病人无助痛苦的心态以及医护人员冷酷漠然的态度。特别是在病人社会地位并不高的情况下，他们在病房中的地位尤其显得卑微。不少病人称医师为"大人"，甚至对护士称为"小姐"还唯恐不敬，[1] 将医护人员的地位视为高高在上。虽然在高等病房或疗养院与三等病房里的病人所面临的情况存在很大区别，但在医院这一特定的医疗空间里，病人不得不承担类似病人角色的制度角色，无力感被进一步强化则是普遍现象。近代医院可以说是医疗制度进入现代工业社会的主要代表，医院结构的科层化设置，疾病治疗的精确分科，病房的集中管理，都剥夺着病人的主动权，使其在与医师的相互关系中更倾向于依赖和服从，这或许是医疗空间转换带给医病关系最深远的影响。

（三）医疗模式发生显著变化，直接影响到医病关系

在中国的医疗传统中，医疗的主体是病人，病人自由地择医而求治，医师被动地提供医疗服务。正如胡美医师在他的书中的某一章标题所示，"家属控制了医疗"，病人这方全家都会参与医疗过程，而且握有最终决定权。因此，在中国，医疗过程便变成一个全家参与，又同多位医生磋商协调的复杂过程，病人及其家属主导着医疗过程，决定参与治疗医师的人选和最终的医疗方案，而参与医疗过程的医师们的工作则是提供可供选择的医疗方案。因此，医生对"病家"一词的使用除了与医家一词对应外，似乎也增添了新的含义，因为在医师诊疗过程中，其需应对的不仅是病人，还包括病人亲朋好友在内的群体。直至民国时期，病家主导仍是中国医疗模式的特色。

寻找值得信赖的医师，选择治疗方案，一直是病家在治疗过程中最主要的工作。由于病家一直在寻找的是可以信赖的医师，因此必须在有多位医师参与的治疗过程中展开。换言之，治病的过程势必同时就是择医的过程。病人的求医往往并不局限于一位医师，有点家底的，慎重点的，则"只要稍稍有点名气的医生，通通请到。一个方子，总得三四个先生商量好了，方才服下"。[2] 一般的病家，也多是"不特新旧医通通请到，就是按摩吞符拜斗，以至一切仙方，恐怕处处都照顾。越是病生得凶，或病人

---

① 《医室中的一幕》，《申报》1932 年 7 月 12 日增刊第 1 版。
② 儒林医隐：《卫生小说——医界镜》，上海商务印书馆 1908 年版，第 72 页。

在家庭地位重要, 这种把戏玩得最多"。① 更有性急的, "大抵今天看中医, 明天看西医, 三日进教会医院, 四日请中国德医"。② 由此可见, 病家在治病过程中, 并不是完全无知与被动, 更没有完全放弃个人所有的判断与知识, 而是积极地去"试医"、"择医", 通过不断地"换医"来寻找真正能治愈其疾病的"良医"。

医师们似乎也习惯了病人多方寻医的行为模式, 病家前后所请医师济济一堂的情形并不少见, 医师之间相处也甚融洽, 后来的医师反而会从先到者获取病者病情。一般诊病者也会向病家"索取前医诸方", 甚至大加品评。

在所请医生观点各异, 又相互毁谤的状况普遍存在, 病者在莫衷一是的情况下, 往往自作主张, 或自阅医书, 以掌握一定医理去判断医生诊断高下, 或更改药方, 以求妥善。医师为求自保, 取信于病家, 诊病开方往往迎合病家心理。

19 世纪以后, 传入中国的现代西方医学加剧了医师对于传统医疗模式乃至医病关系的挑战。早在之前的一百五十年间, 西方现代医学已由"床边医学"、"医院医学"而发展到"实验室医学"。在此同时疾病的定义也由病人自感的症状转变为医师透过各种仪器测得的病征, 甚至是显微镜下可见的病菌。即便对一个充满爱心的医生而言, 他的专业训练也将迫使他将注意力集中在人以外的病征、数据与检验报告上, 病人自感的症状不再是医疗的重要依据, 而医师日益专门化的术语更完全脱离了病人日常生活的世界。③ 这种现代西方医学的特征投影在医疗模式乃至医病关系上, 更不可避免地带来了震荡。不仅受到西方现代医学训练的西医师开始抨击传统的医病模式, 就连中医师中的改革派也因受到西医的影响而对传统的医病关系而频频发难。

对于受过严格医学专门训练的医师来说, 让毫无医学知识的病家主导医疗过程显然是可笑的。他们提出, 病人在医疗过程中如医药杂投、频繁换医、自以为知医等一切自作主张的行为对医疗效果有弊无利, 甚至是中国死亡率高涨的重要原因。

---

① 胡嘉言:《病家心理之我见》,《申报》1933 年 1 月 1 日第 3 版。
② 陈方之:《诊余随笔》,《申报》1933 年 10 月 30 日第 15 版。
③ 雷祥麟:《负责任的医生与有信仰的病人——中西医论争与医病关系在民国时期的转变》,《新史学》1995 年第 6 期。

　　在传统医疗模式中，病家依靠自身的医学观念来主导医疗方向、决定医疗方案，而这种"自以为知医"、"久病自成医"却是现代西医师最为痛恨的现象。在现代医学已经发展成为一门专门高深的知识与技术之后，医师的专业素养强调每一个执业者的自我决策，排斥任何来自于专业之外的控制，因此，携带着各式各样的医学观念的病人对医疗决策的干涉自然被视为对正常医疗过程的阻碍。在医疗传统中，病人这个角色是由病人或家属确定的，甚至在对疾病的诊断上，病家仍有一定的决定权。因此，令将诊断病名作为第一要务的现代西医师十分诧异和愤慨的是，在医疗过程中首先要进行的工作居然是与病人争夺对疾病的诊断权。某医师曾记述过一场他与病人关于疾病诊断的争论：当他诊断病症为疟疾后，竟被病人矢口否认，一定坚持自己的病是"气上得的"。而这样的情况并不少见："对于来就医的病人，照例我是要先问他'您是怎么呢？'或者说'您是怎么不舒服呢？'我总也不问'您得的什么病？'但是许多病人却回答说：'大夫，我有胃病'，或说'我有肺病'，有的说'我受了湿气'，有的说'我上焦有火呀'，有的说'我这病是由气上得的。我这人肝火太旺。'"以至于不少医生不由得感叹，"他们（病人）对于他们的病，似乎是知道得很清楚，而且自己已经诊断得很明白，……他们来就医不是要医生作主诊断他们的病，乃是来告诉医生是什么病，要吃什么药。"① 因此，在西医师看来，首先要让病人们明白的是诊断病情是医生"做主"的事情，而不能由病人"做主"。在医师的专业权威面前，病人要做的只是向医师毫无隐瞒地陈诉自身的症状，然后静候医师的诊断。任何对病情的妄自揣测除了显示自己的无知，就是干扰医师的诊断。

　　为了确立医师在医疗过程中的主导权，西医师不断地强调保证自身决策的独立性和权威性，尤其是不能迎合病人。庄畏仲就颇具苦心地告诫新开业的医师，"病家之湿热温凉，常以为口头禅者，新医万不可一味敷衍，而逢其遇也，应以科学详细揭示病情，使病家粗知科学之医理，诊病既竟，披纸处方，主药佐药，应告以中华药典之名称，及分量性质，病家有嫌忌手术及注射等者，医师应婉告以非此不足以收效，万不可一时敷衍其要求，而仅与内服外敷诸药为尽人事也。非然者，医之实效不收，安贵

_____

① 猷先：《国人医学观念之分析》，《医学周刊集》1928 年第 4 卷第 4 期。

有医,安贵有新医,有违于吾侪之使命矣"。[①] 无论病人态度如何,也要坚持"申之以简明之理论,持之以坚忍之态度"。同时,中医师也开始抨击以往医家对病家百般讨好的传统,逐渐开始强调病人意见之不可信。在《国医开业术》中,作者胡安邦就直陈:"患者之主张,决不可信。"[②] 在对患者意见存疑的同时,中西医师们都十分注意减少同行之间的相互讥诋,无论是在《上海医师公会信条》还是在《国医公约》中,防止同道相互攻击的条款都占据了大量的篇幅。中西医师们都希望通过对同道执业行为的规范,来共同确立医师在病家面前的专业权威。

在将病人的主张逐一从医疗过程中排斥的同时,西医师也从根本上否认病人评价医师的资格和权力。大多医师都抱怨,"患病的人们,若稍有性质严重与时间久长的疾病,信仰一个医生到底的,真是百不得一","到了结果病好了,也不知究竟怎样好的;坏了,也不知是哪一个诊错的"。[③]

20世纪以来,医师们对病家不绝于耳的批评,根本上是来源于对病人在医疗模式中主导权的质疑。在医家不能强行主导医疗方向,病家对治疗方式握有最终决定权时,医师无法负起治疗的责任。正如不少医师抱怨的"医师想负完全责任而办不到,甚至再误三误而不治。其结果医师对病家责任心一天比一天减少"。[④] 因此,西医师们力图在病人面前树立现代医学所赋予的绝对的专业权威,实际上是在与病人争夺掌握治病主体的权力。他们通过强化医师在医疗模式中的主导地位,将病人的主张、感受、意见一一摒弃于医疗过程之外,医病关系也发生着转变:伴随着传统病人角色的消失,一个全新的、被动的现代"病患"诞生了,他/她对自己的病情完全无能为力,唯一能做的是等待与忍耐。[⑤]

可见,民国以后,医师社会地位的提高,医疗空间的转换以及医疗模式的变化,深刻地影响到传统的医病关系。医师群体追求医疗过程中绝对的权威地位,而病家在面对更多更新的医疗选择的同时也仍然希望保持原

① 庄畏仲:《内地开业医师之使命》,《医药评论》1932年第88期。
② 胡安邦:《国医开业术》,胡氏医室1933年版,第81页。
③ 胡嘉言:《病家心理之我见》,《申报》1933年1月1日第3版;陈方之:《诊余随笔》,1933年10月30日第15版。
④ 胡嘉言:《病家心理之我见》,《申报》1933年1月1日第3版。
⑤ 参见雷祥麟《负责任的医生与有信仰的病人——中西医论争与医病关系在民国时期的转变》,《新史学》1995年第6期。

有的就医习惯，两者关系也因此出现微妙的变化，成为医病之间紧张关系的重要来源。社会民众对于医师的负面评价随着医疗技术的提高反而增多。如果说，在中国传统社会中，民众对于医生中的儒医还表现出一份对士人的尊敬，那么在民国时期，视医师为"商人"却成为一般民众的普遍观点。在各种报刊或小说中，无论是中医还是西医，常常以一副为富不仁或是虚伪势利的面目出现，面对贫病无动于衷，行道几近诈骗，对医师的指责不绝于耳，甚至有人将医师视为比妓女更势利，"无罪亦可杀"。[①]连当时的医师也不由得感叹道，"在中国的小说戏剧，以及近几年自制的影片里，凡有医师这个角色的地方几乎全是丑角"。[②]

医师的社会形象如此恶劣，一方面，缘于民国政府和医团都未对医疗队伍实现有效的规范，导致医界中鱼龙混杂，既损害了病人的切身利益，也败坏了医师的名誉。加上部分医生唯利是图，视行医为敛财之道，对病人肆意索取，甚至坑蒙拐骗，导致病人往往敢怒不敢言，进而对整个医师群体都产生不信任的感觉。

另一方面，更是因为受到西方现代医学本身学科影响，医师关注的目标由病人转移至"病因"上，容易忽视病人本身。专业的医学培训促使医师形成对待病人非人性化的态度，医师仅成为感情控制和商人风度的角色模式，[③] 医师用高深的专业知识将自己与病人隔离开来，用一种超乎现实的、冷静的态度去看待病人，将病人的意见、感受一概排除到医疗过程之外，阻碍了医师与病人之间的良性互动，医师对病人的态度也容易倾向冷漠，由此引发病人的不满。民众普遍认为医师对经济利益的追求高于对救死扶伤信念的追求。这种看法严重恶化了医师群体的社会形象和医病关系，加深了病人对医师的隔阂。

在大多数医师心里，病人对医师的劳动缺乏应有的理解和尊重，社会舆论对医师的评价更有失公平，这已成为医师执业艰难的主要原因。在医师眼中，病人也并非那么无辜，饱含心机和算计的自私心理者为数不少。"忘恩负义"、"坚吝狡诈"、"愚昧无知"、"自以为是"等形象代表了不少医师对病人的看法。

---

① 《妓女　律师　医生》，《益世报》1933 年 6 月 15 日。
② 《关于"医师之妻"》，《医学周刊集》1928 年第 1 期。
③ ［美］威廉·科克汉姆：《医学社会学》，华夏出版社 200 年版，第 187 页。

　　病人对支付诊金的恶劣态度尤为引起医师们的不满。汤蠡舟就抱怨:"世风不古,刁滑成俗。当求治之初,无不至情至谊。如能回生有术,救治有方,尽可与取与求,结草衔环。其如病症稍愈,既起调医之念,或竟借故中辍,背出恶言。如能于病愈之后,虽置诊金于不顾,而能面申谢意者已为难能可贵者焉。世俗之视付现,认为最失体面,故不论至医院或诊所诊病,好似医师应该为社会服务,为贫病诊治而可置自身之衣食住行于不顾。天下不平之事孰有愈于此者乎?"① 为了减轻报酬,有的疾病痊愈的病人还故称疾病未愈,有的家境颇丰的病人故装贫病,还有的病家甚至因病人病情恶化或病故拒付诊金,不然就加医师以故意杀人的罪名。② 这类现象必然削弱了医师对病人的同情心理,而换以怀疑和警惕。就连当时一些报刊所刊行的通信问病栏目都被不少医师认为是"给了病家一个狡猾的鄙吝的有病不求医的机会"而呼吁停刊。③

　　在诊疗过程中,受到传统医病模式的影响,病家往往下自我的诊断,常定自我的疗法,对于医师的诊断和处置,常常不予信赖。如果医师的诊断和处置不合心意,动辄换医,如果诊治效果不理想,则常归咎于医师,或于公众之中菲薄医师名誉,甚或将医师告于公堂之上。陈方之曾在宁波诊断出一名病人的癌症,推荐其去上海医院照射雷锭,本出于十分好意,但病人不治身故后,几乎病人所有的家属都四处宣扬他良心不好,故意送病人去外地死,弄得陈方之有苦难言。④ 几乎每个医师都曾经历过病家的不信和诽谤,往往对此"切齿愤慨"。不少医师对病人热切之心也因此受到减弱,而仅视病人为生意主顾,视诊病仅为养家糊口之术。

　　因此,在民国时期,一种对立情绪在医病之间有意无意之中滋长起来,昔日仁爱为怀的医师和痛苦待拯的病者在对方眼里沦为"心肠狠毒"与"刁滑悭吝"。这种情绪缺乏互相认知和理解的基础,充满了道德义愤和非此即彼的价值判断,严重影响了医病关系。相对于社会民众无意识的发泄和抱怨,医界中有人则开始有意识地对此进行调整,希望能构建正常和谐的医病关系。

---

①　汤蠡舟:《诊金问题》,《医药评论》1932 年第 93、94 期。

②　宋国宾:《最后病的诊金》,《申报》1935 年 6 月 10 日第 13 版。

③　宋国宾:《通信问病之利害》,《申报》1933 年 3 月 13 日第 15 版。

④　陈方之:《诊余随笔:求全之毁》,《申报》1933 年 9 月 4 日第 18 版。

二　建设现代医德

　　面对社会民众的种种抱怨，医界自身也进行着反省。医界已明确认识到"一般的医德没有修立，医师的人格在法律上便没有较优异的保障"。① 一名优秀的医师不仅要有高超的医术，更要有济世的仁心。而医师群体的社会形象如此恶劣，在很大程度上是因为部分医师毫无职业道德的行为所造成的。正如有人指出的，"即今之悬壶问世者，惟以一得之技术自炫，而毫无道德观念，动辄以索取金钱为目的，利欲熏其心，日习与机械险诈，以售其获取金钱手段者，比比然也。所谓见人之病，如己之病，不以贫富而歧视，不以病难而厌恶，不以病轻而疏忽，抱完全救世宗旨，治疗重任者，实不多观。固无怪乎不为世所尊敬也"。② 因此，不少医界人士都把提倡医德放在重要的地位，以扭转民国医界中的不良风气。

　　褚民谊列举了医界中存在的种种不良行为："一则唯利是图，而骗诈害人矣，二则趋炎慕势，而贵贱殊视矣，三则性情骄纵，而举措轻妄矣，四则感情用事，而成见固执矣，五则故步自封，而难疑莫辨矣，六则惑于私欲，而学殖荒落矣。"③ 他认为这些行为都是医德上的缺陷，既损害医师个人及群体的名誉，也危害了中国国民的健康，因此必须加以纠正。有医师提出一个完全的医生，必须具备高尚的人格，真确的学识与经验与合作的精神。④ 在二三十年代的各个医学刊物上，关于医德的文章层出不穷，或为分析检讨医界心理和人生观，或为揭发批判医界种种不良现象和行为，或为探讨医德规范的意义及范畴，医界内出现一股探索现代医业道德规范的热潮。

　　尤为值得一提的是时任上海医师公会领导人之一，震旦大学教授的宋国宾。他是最早关注现代医德建设的医师之一，并对此投入了极大的热情和精力，不仅不遗余力地为号召医界关注医德问题大声疾呼，而且积极探索现代医德规范的构建。他在各个报刊大量撰文，还借《医药评论》发起医德讨论专号，号召医界同道共同探讨构建医德规范的标准，同时身体力行，为上海医师公会起草《上海医师公会信条》，为震旦大学医科毕业

---

① 云：《要复兴民族必须提高医师在社会上的地位》，《医事公论》1933 年第 2 期。
② 朱培章：《医生与道德》，《医药评论》1929 年第 8 期。
③ 褚民谊：《论医德》，《医药评论》1933 年第 100 期。
④ 谷韫玉：《医人与医医》，《医学周刊集》1928 年第 3 期。

生订立《震旦大学医学院毕业宣言》，还撰写出《医业秘密》、《医业伦理学》等著作，对我国医德思想的发展和职业道德体系的建立产生了深远的影响，被视为近代医学伦理学的先驱。特别是其撰写的《医业伦理学》一书，从医师本身、医师与病人、医师与同道三个部分"确立医家道德之标准，举凡良医之素养，应诊之规律，莫不详述靡遗"，建立起一整套现代医业道德规范和标准，成为我国医学伦理学的奠基之作。朱恒璧、颜福庆、胡定安、庞京周、汪企张、丁福保等医界权威纷纷为此书作序，高度肯定了其学术价值和现实意义。在宋国宾的推动下，医界不断深化着对医德的认识和追求，各地医师公会、中华医学会、国医公会等医界团体都出台了医师信条或公约，对会员的道德规范作出了规定，医界的职业道德规范体系初步建立起来。

在中国，传统医德源远流长。在朴素的人道主义思想和儒家"仁义"思想共同推动下，中国传统医学将医德与医术融为一体，一直具有鲜明的道德特征。唐代名医孙思邈在其编著的《备急千金要方》中就明确地将医术与医德联系在一起，系统地阐明了医者对事业、对病人及其家属、对同道的道德原则。这些论述是我国传统医德的集中表现。仁是自汉代以后中国历史上一直占据统治地位的儒家思想的核心概念，而"医乃仁术"的定义，决定了对医学的伦理功能的表述，历代的医德典籍无不渗透着儒学思想的汁液。传统医德认为，负有"济世活人"责任的医生，必须具有清廉正直的高尚品德和医疗作风。古代医家认为医生是仁人，为人治病应不计报酬，不贪财色，不畏艰险，不求名利，对病人一视同仁，尤其对贫苦百姓更应给予特别的关照。[①] 这一思想不仅影响着世人对医师的评价标准，也给现代医德模式的建立提供了丰富的养分。

在民国时期关于医德思想的表述中，处处可以看到中国传统医德思想的影子："医乃仁术"仍然是医德最核心的内容，"慈善为怀，一视同仁"也成为大家对医德最基本的认识。胡定安明确提出"所谓医德也，盖医者之天职，应具仁心，施仁术，尤必有医德而后可以完成人格，有伦理而后可以克己复礼"，[②] 显现出传统医德与儒学思想的鲜明印记。宋国宾也提出医师的行为应符合"仁"和"义"的标准，要慈悲为怀，不抱金钱

---

① 李瑛:《医学伦理学》，法律出版社1991年版，第5页。

② 胡定安:《医业伦理学·序三》，见宋国宾《医业伦理学》，医药评论社1933年版。

主义，不含营业性质，并特别将徐灵胎在《医学源流论》中有关医德的论述作为《医业伦理学》的附录列出，并对其中有价值的观点加以提炼，可见传统医德思想对其影响之深刻。

民国时期的医德思想并不仅是传统医德思想的传承，它更充分地吸收了西方现代职业道德原则的核心精神。在各类医药杂志上，外国医师道德原则被频繁转载，各医师们在探讨医德规范时频频引用外国案例，向《巴黎医师公会信条》、《美国医士信条》等职业道德原则寻找依据和灵感。① 宋国宾的《医业伦理学》更是将西方社会的医师行为规范作为主要参考来源。因此，这一时期形成的医德规范与传统医德思想相比更加全面和系统，具有可操作性的评价体系。更重要的是，它已从传统的个人道德修养转变成为现代职业道德规范。这主要表现在以下几个方面。

（一）兼顾医学的慈善性与职业性

在传统医德思想中，医学是儒家思想实践于社会治理的工具和手段，所谓"以医为孝"。因此，医是一种慈善的仁术，应凭借其"行道"而不是"谋利"。不仅世人普遍鄙视以医为职业之人，医生本身也"耻"言业"医"，尤其讳言索要诊金，以影响其清誉。近代以来，这一思想仍然盛行，世人对医学的理解仍侧重于医学的伦理功能，因此不理解医师强调职业收入的言行，尤其当其所收诊金较高的时候，则多视为"见利忘义"、"道德败坏"。正如有人呼吁的："医德好的医生，此后勉力服务社会，诊金之收入，只求能维持布衣粗食的生活，医德坏的医生痛改前非，以造福人群，'救人命'已'值千金'，何须多求代价？"② 这种仍希望医师仅将行医作为提高个人道德修养的途径而非用以谋生的职业的思想在社会民众中非常普遍，这也是病人与医生之间常常发生诊金纠纷的潜在原因。医界中也有人仍持这一立场，强调"医学是由'爱、怜'产生的……'医'不是营业，也不是'求富之道'，不能带有丝毫的'图利性质'"。③ 但更多的医师明确地认识到"医生不仅是一种职业，而且是一种自由职业"④。

---

① 施锡恩：《"定量分析"与"定性分析"》，《医学周刊集》1928 年第 2 期；《巴黎医师公会信条》，《医药评论》1933 年第 98 期。

② 宁青：《还是先医自己的心肠》，《申报》1933 年 12 月 9 日增刊第 2 版。

③ 朱季青：《"社会化"的医学》，《医学周刊集》1928 年第 1 期。

④ 宋国宾：《职业医学》，《医事汇刊》1934 年第 19 期。

宋国宾明确指出,凡社会上的一切事业,人们一方面拿来做谋生的工具,一方面借以服务于社会,皆可以说是职业。只要是正当的,就很光荣、很冠冕而无须"讳"也无须"耻"。医师正是这样一种高尚的职业,与其慈善的本质并无冲突。"医者清高自守,慈善为怀,不抱金钱主义,不含营业性质,固非惟利是视者,然而医亦职业也,个人恃之以生存,家属赖之以赡养,则其需要索酬金亦是自然之理。"① 道德的含义有"为人""为己"之分,而两者必须兼顾,没有高谈仁义而枵腹从公,使家室有冻馁之虞的道理。②

医界内也有不少人提出不能将救济贫病的慈善事业与医师的职业混同。谢筠寿就提出,"现在生活和环境,真是和以前大不相同,以前学医的人,只要随着先生做了三年或是五年的学生,丝毫用不着什么费用,学出以后,就在家里挂一块招牌,自岁首以至岁尾,也用不着什么费用,所以医生心平的人,对于就医的病人,所要求的报酬,一角也好,二角也好,如果家里富有,宅心仁厚的人,看到病人苦恼,连药也送给他,这样的医,真做到'医仁术也'的态度了。可是目下的医生,有很难做得到的地方,第一就是他学成的时候,已经耗费了许多的金钱和光阴,毕业悬壶以后,又要消费许多关于医的设备,还加上了目下高贵的生活,医生已经成了一种营业了。倘使也要做到'医仁术也'的态度,实在是事实上所要求不到,目下更加不得了了"③。汪企张也认为,"一般经济上落伍之平民,救济职责,虽难言绝不在医师,而究其症结之所在,则决不在是"④。在医界看来,对贫病的救济,主要责任在于政府,医师出于慈悲之心也应在可能的条件下对其进行力所能及的帮助,但绝不能将此作为对医师职业的要求。医师的天职,包括解决自身生计和服务社会、造福民众的义务,因此,一方面应保证自己固有之衣食,另一方面亦须顾及群众之疾苦,两者并不矛盾。有的中医还在谈到收入问题时也提出,假如对病者"只许以诊治疾病之义务,而不许以自定诊例之权利,人又何乐而为医? 恐医早已绝迹于人间矣","家中

①　宋国宾:《职业医学》,《医事汇刊》1934 年第 19 期;《医业伦理学》,医药评论社 1933年版,第 114—115 页。

②　宋国宾:《医德与医权》,《医事汇刊》1934 年第 19 期。

③　谢筠寿:《谁来救济贫病》,《医事公论》1933 年第 4 期。

④　汪企张:《论本市卫生当局之限制医师诊金令》,《医药评论》1929 年第 18 期。

之犬马,尚须饲养,医生之起死回生,独不可以饱食暖衣,岂医生反犬马之不若耶"?① 这也代表了中西医界的普遍看法。因此,民国时期的医德思想,并不局限于"仁义礼智"的个人修养,而更关注于职业行为上的规范。

(二) 坚持权利与义务的对等

民国时期的医师们,不仅强调对自身修养和行为的规范,还将医生的正当权利纳入到医德的范畴,坚持权利与义务的对等。宋国宾表示,医德中"德"字的含义,并不是"迂腐的仁义之谈",也不是只有牺牲而没有代价的纯粹慈善性质。医德与医权相须而成,相辅为用。"道德之修养不足,则作奸犯科,无所不可;而权利逐出应由应得之范围,权利之订定不明,则刀俎鱼肉,人强我弱而道德乃反为处世之大累",故"舍德无以言权,舍权无以护德"。② 在《医业伦理学》中,宋国宾也花了相当篇幅论述医师、诊所应享有的权利。这一思想得到医界的广泛欢迎,成为不少地方医师公会积极争取医权,理直气壮地回应损害医师正当权利的行为的理论基础。

为了更好地维护医师所享有的医权,宋国宾进一步明确了医师所享有权利的基本内容,提出了正式医师应享有自由开业、加入公会、接受诊金、保持病人及介绍药品等五项特有的权利,而非正式医师则不得享有③。对此,汪企张又有所补充,用戏谑的口吻提出医师还应享有使用麻醉品、使用利器切割人体、监禁并侵犯人自由、堕胎及猥亵行为之权。④宋国宾的所指医权,主要是从医师的职业权利的角度而言,而汪企张所提出的医权,则是从法律特许的角度而言,但都对医权的重要性给予了充分的肯定。

在这一思想的指导下,不少在传统医德中没有厘清的问题也有了明确的准则。如关于诊金问题,医界明确提出"不付诊金斯为贼"的观点,宋国宾指出,"医者既有索酬之权,当思所以索酬之法,为法至多,要以不伤清廉不害慈善为主,故最好令病者于诊病后随纳诊金。否则诊病结束之后,于最短时间开账寄索。如病家不肯照付,则当请医师公会处理,如

---

① 《论医生之义务与权利》,《杏林医学月报》1932年第40期。
② 宋国宾:《医德与医权》,《医事汇刊》1934年第19期。
③ 宋国宾:《医师之五权》,《医事汇刊》1934年第19期。
④ 汪企张:《医权申义并补遗》,《医事汇刊》1934年第19期。

仍属无效,则虽诉诸法院不为过也","法律对于此种病人,亦须加以严厉之处罚,始足以服人心而保医业"①。一扫传统社会中医生讳言诊金而屡遭病家拒付的尴尬。再如关于常引发医师之间互相推诿责任和互相攻击的换医问题,有医师提出,"虽病人有自由选择医师之权,然医师不可夺取他人诊治之病人。若因友谊而访病者,不应讨论病情,而暗伤他人之信誉。即当病势紧急或主治医师请假时而诊视病人不可乘机夺取病人。且对于自己的病人,切不可有轻蔑他人治法之言语"。② 宋国宾也给出指导性意见:"病人固不得私自易医……医师与病家来诊之先,可郑重声明此点,若病家不能遵守,则宁可拒绝于前,而同道有意攘夺,则亦可诉诸公会",③ 并对医师之间在各种情况下的相互关系及应遵循的规范作出了明确的规定,以此避免有损道义的同道竞争。④

（三）强调医师团体在规范职业道德上的作用

在职业道德的建设中,包括有形规范和无形规范两种形式,"自律性"的无形规范来源于个人的道德修养的磨炼,而"他律性"的有形规范通过对特定氛围、环境的营造,将职业行为置于一定程度的强制之下并加以熏陶、训练,长期以外部作用对人的内部意识施以影响,并化为无形的约束和规范来提高职业群体的职业道德水准。医界的专业团体的规范功能得到肯定。宋国宾提出,公会的设立,"固在于联络同道之感情,谋医业之进步,而明定其规律,以为同道遵守之资,则尤重要之条件"。如果没有公会的设立,就会"因为同道之间每每有着非道义的竞争,会诊是可以不受规律的,诊金是可以随意高低的,病人是可以任意攘夺的,广告是可以尽量狂吹的",强者得志而弱者备受摧残,于是公会"本着为团体谋幸福,为职业解纠纷的宗旨,一方宣传道德的信条,一方明定权利的界定,使得大家皆指导对己对人的正当方法,庶几可收互不侵犯的效果"。⑤

而实际上,各个医团都将对会员职业行为的规范作为自身宗旨的重要内容。不少医团都出台了会员信条或公约,用以规范会员的行为,并将自

① 宋国宾:《医业伦理学》,医药评论社1933年版,第116页;《医师之五权》,《医事汇刊》1934年第19期。
② 龚振东:《行医道德之三要纲》,《中华医学杂志》1932年第1期。
③ 宋国宾:《医权申义并补遗》,《医事汇刊》1934年第19期。
④ 参见宋国宾《医业伦理学》,医药评论社1933年版。
⑤ 宋国宾:《医师之五权》,《医事汇刊》1934年第19期;宋国宾:《医权申义并补遗》,《医事汇刊》1934年第19期;《职业医学》,《医事汇刊》1934年第19期。

己作为协调会员争端的组织，如上海医师公会信条就规定，"同道遇有争论之端应报告公会处理"，"本会会员有互相遵守本会信条之义务，苟或违反当接受本会之劝告"；上海国医公会也规定，"同道或有争端，不能解决时，应报告公会处理"。① 对于会员的不当行为和争端，公会也积极地去纠正调解。② 在对待同道相处的规范方面，中国历代医家所提出的医德规范多建立在医生个人的修养上，完全没有建立共同行为规范的企图，更不要说建立现代西方的专业团体。而在民国时期，无论是西医还是中医，都将公会作为建立新的行为规范的组织模式，有助于改善医生相轻的传统而培养出互助和合作的精神。而这一精神正是现代职业道德规范的重要特征之一。

（四）强调对社会的责任

无论是陈实功的《医家五戒十要》还是龚廷贤的《万病回春》，历代医学典籍主要强调医生对于病人的责任，当时医生的主要职责也仅限于为病人解除病痛。而随着西方现代医学的引进，人们开始认识到医学不仅指代治病，而是包含治疗医学、预防医学、个人卫生与公共卫生在内的一整套医学体系。因此，医师对于社会的责任和义务越来越被看重。不少医师都清醒地认识到，医药事业关系到民族的复兴，社会的发展，因此有道德的医师要"力谋卫生之普及，以跻我民族于康健之域，一洗从前东方病夫之耻"，③ 这才是医师最根本的使命。宋国宾也指出："医生不是专替人诊病就算了事的，在国家方面，一切的卫生行政，在在与医生有关。在社会方面，一切的卫生事业，亦无一不与医生有关。医生本身的团体，则同道之间，无时无地没有纷繁的密切的接触。至于民众的寿夭与强弱，那更不必说了，所以医生不单是民众健康的导师，实在是民族强弱的操纵者"。④ 因此，医德高尚的医师，一定要在预防医学和公共卫生方面承担起对国家和社会的责任，履行自己应尽的义务。宋国宾就将疾病与死亡之预防、疾病发生后之补救及致死原因之研究都列为医师对社会应尽的义

---

① 《本市国医公会昨开四届大会》，《申报》1933 年 12 月 25 日第 10 版；《上海市社会局关于医师公会备案及中华美协申请经费补助的文件》，1936 年，上海档案馆藏 Q6—18—298。

② 详见本书第二章第三节内容。

③ 朱培章：《医生与道德》，《医药评论》1929 年第 1 期。

④ 宋国宾：《医德》，《医药评论》1933 年第 100 期。

务,① 大多医师公会也将协助地方卫生行政的实施、启发民众医学知识作为自身的宗旨之一。医师职业规范的范畴也随之从治疗医学领域扩展到防疫医学、公共医学领域中来,强调医师对于预防保健、医疗卫生知识的宣传普及以及协助卫生行政的义务。

在以宋国宾为代表的一大批医师的积极推动下,中国医德思想从内涵到外延上都得到了极大的扩展,已从传统的医生个人修养准则发展成为医学领域内的初步完善的职业道德规范。这种发展不仅有助于规范医师的职业行为,树立医师高尚的社会形象,更有力地推动了医师群体的专业化进程。在专业的诸多属性中,专业服务于社会的性质具有特别的意义,即某专业的伦理要求或相关的职业道德要求,是某职业能否成为专业的重要属性。这种伦理要求或职业道德作为一种专业的存在,是基于专业必然包含着对于社会某一方面利益及其保障负有义务的承诺。专业者必须实践某种义务的承诺以及根据这一承诺必须遵循的行为方式和规范就是职业道德。民国时期的医师群体也意识到要确立医师职业的崇高地位,就必须规范医师的职业行为,明确医师的职业价值,确实承担起对社会的责任与义务。其构建现代职业道德的尝试,也大致遵循了这一思路,其专业特性由此得以彰显。

直至今天,医学领域内的职业道德规范也是发展得最为完备的职业道德规范之一,这是医师群体作为专业性最强的职业群体之一的重要基础。按照当今国内通行的《医学伦理学》教材的定义,医生的权利包括:独立、自主的诊治权,宣告病人的死亡权,对病人的隔离权,医生的干涉权;医生的义务包括治疗疾病的义务、解除病人痛苦、帮助患者康复的义务、尊重病人权益的义务、医疗保密的义务及医生的社会义务(主要为预防保健义务;宣传、普及医学科学知识的义务;发展医学科学的义务等)。② 从中我们不难看出,这些内容大部分都是在民国时期已被提及甚至确立了的。可见,民国时期医师们构建现代医德规范的努力是卓有成效的。

但我们并不能以此高估民国时期医德规范的现实作用,医学伦理学的成形、医业道德规范体系的成熟,并不代表其能有效地发挥作用。职业道

① 宋国宾:《医业伦理学》,医药评论社 1933 年版,第 113 页。

② 李珑:《医学伦理学》,法律出版社 1991 年版,第 35—41 页。

德规范作用的发挥，主要通过有形规范和无形规范两条途径。职业道德的有形规范，属于一种管理途径，它有相对的强制性，以成文的制度反映出来，必须有操作程序，有应变措施，再加上一个能统一协调且能始终如一进行操作、执行和仲裁的管理机构，才能逐渐显露出规范性的作用。职业道德的无形规范则是在建立强烈的道德自律、自我悟性的基础上，去发现、加强自身需要以外的精神品质（如同情、爱心等），以便与其他社会成员进行更广泛的协调与联系。它强调道德秩序中的自我调节，不是指令的规范，而是相劝式的，具有启迪性、导向性，要求规范的对象先建立起理性的认识，然后再内化为自发的行为。只有在有形规范和无形规范两者相互作用下，共同纳入社会的、行政的、经济的、舆论的管理轨道和普遍心态后，才能真正成为指导职业者职业道德的有效手段。

但是在民国时期，政府并没有有效的相应措施去整顿鱼龙混杂的医界、对非正式医师进行有效的取缔，就更谈不上建立具有操作性的监督系统及奖惩系统去规范医师的职业行为。医界内的各专业团体也试图实施种种规范控制的措施，但其力量尚小，仅仅限于自身会员的效力也缺乏强制力，无法在医界里广泛确立仲裁的权威。因此医界一直希望政府能订立导向明确的政策，确立医师在社会中的职业地位，明确医师的权责和义务，建立硬性控制的管理机制，扫除医界内的不正之风，但始终未能如愿。失望之余，不少医师也将医德无法修立归咎于"政治未上正轨"了。在医界的职业道德一直缺乏强制力的规范下，医界只能依靠医师的自我调节。《医业伦理学》在1933年出版之后，医界为之振奋，不少医师都提议将此书作为医师职业行为的规范和准则，每个医师都应放在手边时常翻阅，以检讨自身的道德行为。[①] 但这也只是希望而已，并没有将这套行为准则强制推行的手段和措施。实际上，当时医业道德规范在现实社会中所起作用是有限的，医师的社会形象也没有因为医界内对医德范畴的讨论改观多少。

三　培养"现代"病人

在不少医师看来，仅仅从医师自身找原因，并不能解决医病之间的隔阂，因为"病人者医师之对象，疾病之治愈，医师与病人，各有其应负

① 宋国宾：《医业伦理学·序》，医药评论社1933年版。

之责任。有良好之医师，而无良好之病人，亦犹有有为之政府而无可教之民众也。其不能收相须以成之功，而致两败俱伤之地，可断言矣"。① 在不少医师眼中，"中国病人之多，称雄世界，到处都是病夫；但，真正够得上资格作病人的，却又实在太少了"。② 特别是对于西医师而言，训练中国人如何扮演一个"现代病人"的角色，也是构建和谐医病关系、发展现代医学的主要途径。

在历代医学典籍对医病关系的论述中，也不乏医师对病人的要求。如龚廷贤在《万病回春》中曾提出病家十要：一择明医，二肯服药，三宜早治，四绝空房，五戒恼怒，六息妄想，七节饮食，八慎起居，九莫信邪，十勿惜费，③ 借以劝导病人积极配合医生的治疗，促进康复。但民国时期医师对病人的要求并不仅限于此，因为民众的医疗观念和医疗习惯在他们看来，存在着大量误区。

一是偏听偏信，盲目择医。不少病家心里并没有选择医师的明确标准，不是道听途说，就是想当然，往往以病人多少、名气大小作为衡量良医的标准。社会上流传的各种医师开业术，都是教导医生如何制造名气，如何营造病人众多景象的技巧，以迎合病人心理。不少医术不精之人因为精通这些技巧而成为名声显赫的时医。但许多病家对此仍执迷不悟，引得不少医师对此愤慨不已。汪企张曾讽刺民众对名医的崇拜："待久的病人，只要得到医生（名医）一触其脉，一开其方，已经心满意足，方的对不对，和药的灵不灵，他们也不问了。一般社会的心理，不是他们心目中的良医，开了一方，服了一药，仍有许多的批评和指摘，轮到他们心中的良医的身上，便有差误，丢了家人生命，他们不但不有半声一句的怨言，还死心塌地地替他们辩护，说是经某某良医治过，都治不好的，真叫做犯了死症，没法的了。也并没有人要去研究研究病人的病，和他们所开的方，所用的药。"④ 民众对外籍医师的盲目迷信，更受到不少西医师的猛烈批评。西方现代医学传入中国之初，不少外籍医师高超的医术让不少病家为之折服，久而久之，对外籍医师的盲目崇拜由此而生。不少民众认

① 恪三：《良好之病人》，《医药评论》1936 年第 134 期。

② 雷祥麟：《负责任的医生与有信仰的病人——中西医论争与医病关系在民国时期的转变》，《新史学》1995 年第 6 期。

③ 何兆雄主编：《中国医德史》，上海医科大学出版社 1988 年版，第 180 页。

④ 汪企张：《我辈心目中的良医和一班心目中的良医》，《申报》1932 年 12 月 19 日第 14 版。

为，既然中国的西医是从国外学习而来，那么外籍医师之医术自然更加地道、高明。一些病家由此形成"不论其医学知识与技术如何，凡具碧眼红发者，皆视如天之骄子，以一亲颜色受顾盼为荣"的医疗观念。这种心理，往往给医病关系带来影响，使病人常常对不是心目中良医的医生不信任，实际上并不利于疾病的治愈。宋国宾就指出，"每见所谓时医者，其所治之病人，往往较普通无名之医收效为速，此未必纯由于其学术技能之过人，亦由病人坚决信仰之心理足以影响于其健康之恢复也。今若举棋不定，二意三心，则因疑惧之妄涉，必至忧虑之丛生，固足以阻碍医药之进行，更足以增加疾病之枝节"①。

二是缺乏医疗常识，迷信愚昧。中国民众对医药无正确认识，直接导致不少患病者常常不求治于医生，或者乞灵于木偶，以符箓仙方而误其宝贵性命，或者采用各种土法，"喝姜汤吃大黄，扎针拔罐，一味滥求，不闹得危险难治地步不止"。② 更为普遍的则是四处问病讨药。民国时期社会民众不注重医师的诊断，而迷信药力的风气极为普遍，民众"听惯了'对症发药'的口号，见惯了'看病取药'的事实，所以相信药是万能的。医生诊病不给一瓶黄汤黑水，这必是庸医"，③ 甚至无须看医生，只要找到对症的药物就可百病全消。因此，病家常常向卖药的伙计说明病象而买药；托人向医生复述病症来讨药；依照药品广告去购买成药或者向医药报刊写信问病讨药等等。在医师看来，这种方法虽然也有不少例子幸中偶合，得到良好的效果，但是流弊太大，实在应该制止。庞京周指出，"耳闻怎比目见，而况疾病里面，如猩红热与痧子，风疹、第四种疹子，在比较症断上相差有限，用药大异，恶性癌肿，与善性肿疡，吉凶大不同。胃癌、胃溃疡与神经性胃病，又复类似之处甚多，……皮肤病更千奇百怪。一切症象，岂是病家所能描写陈述得尽的。毫厘千里，人命关天"。④

三是频繁换医，医药杂投。令很多医师头疼的是，一般的病家，"心性太急，信仰力不足，总想着多请几位医生，多吃些药品，疾病总会好得快些。所以张医生方上了车，李大夫又进了门。药刚下肚，又有人送来灵

① 恪三（宋国宾）：《良好之病人》，《医药评论》1936 年第 134 期。
② 余贺：《对于病家积习之感言》，《医学周刊集》1928 年第 3 卷第 3 期。
③ 陈志潜：《"我们病了怎么办?"》，《医学周刊集》1928 年第 1 卷第 1 期。
④ 庞京周：《问病讨药之不当》，《申报》1933 年 12 月 11 日第 13 版。

药神丹，说得功效非常，赶快得吃下。还有那亲友举荐来起死回生的名医，本家转请来装神弄鬼的香头，真是五光十色，灿烂盈门"①。陈志潜也曾回忆他的一个亲戚生病，全家老老小小弄得手忙脚乱，亲朋中有些自告奋勇的，不揣冒昧，就张大夫、李大夫，那个博士、这个专家，都荐举起来，半天里就弄了一个洋医六个中医，"洋医或者因为语言上的障碍，未说病理，这六位中医就有六个说法，有的说是大热，用上犀角羚羊，有的说是极寒，加重附片××。病家听见医生各说各有理，所开的药方又寒热相距，各走极端，真不知要怎样办才好。人到了这个地步，求医无路，只得呼天唤地，求神拜福，迷信不迷信，哪里还顾得着"②。正在治疗的病人，一旦病情未缓解或恶化，病家往往怀疑医生的诊疗有误，立即更换医生，往往一病数医，结果"轻病就要转剧，重病就借以致命。虽然患者一个随着一个死，偏是病家一个放着一个学。天经地义，总不觉悟。不说受了医药杂投的害，却认定死生有命无力回天，就是亲友也另有一副眼光，见了对父母如此的，便谓之孝子，对儿女如此的，便认为慈亲。所以彼此效仿，相习成风，只图虚名，不管实害"。不少医师为之痛心，并提出病人的这种不良的医疗习惯和心态如果不改变，医师建立起对病人的责任心，病人建立起对医师的信仰，都将无从谈起，更别提疾病的治愈了。

这些病人自以为知医、干预医师治疗过程的种种行为，都被受过现代医学熏陶的西医师们视为"不配作病人"的表现。因此，他们也花费大量气力，来教导民众怎样择医，怎样就医，怎样成为一个"现代病人"。

医师们认为，民众医药知识的缺乏是导致病家形成不良医疗习惯，不理解医师医疗行为的根源："医生与病人智识不同，所以见理也不一样。要旁人了解医生的办法，病人平时当然要有一种相当的智识，在中国今日近世医学智识全未普及的时候，病者对于近世医生有不了解的地方，当然要求明白，在没有明白之先，智识相差的地位太远，如何彼此能够了解。"③ 因此，他们大力提倡对医药常识的宣传普及，同时尤为注重培养病人正确的就医常识，试图建立现代的疾病观念和治疗观念。他们试图让民众明白"病不是一概都治得好的。病者亦应当知道医师不是万能的，

① 余贺：《对于病家积习之感言》，《医学周刊集》1928 年第 3 卷第 3 期。
② 陈志潜：《"我们病了怎么办？"》，《医学周刊集》1928 年第 1 卷第 1 期。
③ 陈志潜：《呈请变通药师公会组织人数文》，《社会医药报》1937 年第 5 期。

并不是什么医师都能治一切病。……很多的病，学理上还没有明了，还有的病到了某种程度，医师也没有办法了。这许多原则和复杂的情形，病家都应该知道一些，才不至于吃亏。高明的医师，他决不会随病人喜欢不喜欢"①。不少医师希望，病者应对疾病有一定的了解，要理解医生的问诊和检查，不要怕麻烦，越详细越利于疾病的诊断。

　　陈志潜更是花了大量篇幅指导民众"病了怎么办"，从如何选择正确的医生，到如何认识吃药和打针，都不厌其烦地给出指导性意见。他特别强调，"医生的本领在能够说得出来这种病象的性质，再本于学理经验，替病人指出一条接近自然界保障的方法，所以……药只是帮助自然界的，万不可信'每病必药'的俗理。西医的药分两种，一治本，一治标。……可惜因为近世医学幼稚，现刻治本的药，一共只有几样，治标的药就不下千百种。所以我们今日找医生不要希望样样病都有治本的药，也不要以为一瓶一丸的效力，就可以代表医生的本领。更不要以为不愿给治标药的医生们就是'别驾'"②。不少医师认为，只要病人能够树立起现代的医学观念，就能认同现代的医疗模式，就能理解医师的一切治疗行为。但让"民智未开"的社会民众具备如此专业的医学知识，并如同医师般冷静理智地看待疾病和治疗，这本身是极不现实的。而仅依靠通过医药报刊的宣传，在一个连识字率都相当低的社会中能够起到一个什么样的效果，也是很值得怀疑的问题。

　　为了选择真正的良医，医师们还希望病家能掌握识别各种医疗骗局的知识。胡嘉言就告诫病家，越是诊断容易越靠不住，越是广告宣传得厉害，越是要留心。各种医药刊物都竞相刊登各种揭露医药骗局和虚假医药广告的文章，希望引起民众的注意和警惕。不少西医更是希望病家能以诊断治疗是否符合科学作为选择医师的标准，免受庸医的欺骗，这一建议自然也暗含了对中医的攻击。虽然也有西医承认，"一般自称国医者，其间不乏优秀分子"，但强调其间"借祖传之名，为招徕病人之术者，颇有其人"，因而告诫病家，"无识之流，以为苟非良医，焉能一传再传，讵知彼辈所谓祖传者，乃祖非天纵之圣，其于治疗疾病，岂能尽操左券耶？况医药事业之进步，与时代相推移，昔之目为妙术秘方，岂可陈陈相因，永

---

① 不平：《忠告病者》，《医学周刊集》1928年第4期。
② 陈志潜：《"我们病了怎么办?"》，《医学周刊集》1928年第1期。

久不变乎"?①

病家的就医心理，是现代西医师们着力训练的部分。对西医师而言，一个现代病人，必须要具备以下条件：

一是对医师绝对地信仰。他们提出"病者有幸，能延一学验兼优之医师，即须加以绝对之信仰"，决不可再存怀疑之念，更不应延续频繁换医、择医的恶习。② 一方面，疾病本有一定之经过，鲜有一药而愈者，如果日易数医，药石杂投，"人体系有限量之生物，岂可为药石之试验场所，往往不因病而殆，因药而殆，比比是也"。③ 另一方面，病家随意聘请多数医士为其诊治，使得医士对于病人除开药方及陈述自己意见外，无所谓责任，好也不知道是谁医好的，坏也不知道是谁医坏的，医界由此也慢慢养成卸责诿过的风气。这与现代医师的责任制相违背，并不利于病人的利益。

二是要对医师绝对地服从。病家以往对治疗的主导深为现代医师所诟病，认为医为至专门之学，非尽人所能了解，病为至变化之事，非至慎不能奏功。此医师之言语，病家所以必须绝对服从也。谚有之曰："三分医生，七分病人"非谓疾病之愈，在病人而不在医师；亦非谓有病可以不医也。其意若曰，"病人无医药常识，其所恃为南针者，惟有医师，医师诊病之际，必告病人以所应遵守及禁忌之点，病人苟绝对服从医师之言语，则不患病之不愈，不然，则师心自用，枝节横生，岂非病人所负服从之责任，大于医师治疗之责任乎？余每见一般不守规则之病人，往往一知半解，自命知医，受诊之际，则妄与医辩，既诊之后，又故违医言，卒致病生变化，甚至有不起之危险，此不能服从之过也"④。一个良好的病人，决不能违背主治医师的医嘱，更不能擅作主张，去干预诊断和过程。有的医师还强调，治病不只是吃药算完事，饮食温度空气阳光都能治病，有时药不能治而专靠这些得愈，所以对于医师的忠告一定要尊重，切勿滥用药石。⑤

三是要对诊疗过程绝对地忍耐。余云岫曾公开批评中国病家"不能

---

① 济计霖：《择医常识》，《申报》1933 年 7 月 10 日第 17 版。
② 同上。
③ 同上。
④ 恪三：《良好之病人》，《医药评论》1936 年第 134 期。
⑤ 杨济时：《病者和治病者》，《医学周刊集》1928 年第 1 期。

忍耐"。他直言，"余在日本，见治水鼓涨，穿腹放水，施术至百二十次，为日一年有半，竟至治愈，吾国人其能忍耐如此乎"?[①] 宋国宾也指出："大凡一事之成，无不植基于能耐，盖成功虽有迟速，惟能耐者始不功亏于一篑焉。病人于治病之际，最须忍耐。安心定气，一意从医，勿以病久而生躁意；勿以效缓而有怠心；如是则终有治愈之一日。每有病人，性情暴躁，求医治疗，望收速效，或药未数投，已嫌其迟缓，或沉疴累载，望愈于崇朝。谚曰：'病急乱投医'，乱之所由，由于急也。"[②] 在医师看来，无论诊疗过程多么痛苦多么漫长，病家也决不应失望，哪怕是在目前医学所无法解决的病症，也应镇静地接受医师的诊疗。医师的目标，实际上是将病人塑造成为冷静的无情绪的病人角色，与其超乎现实的和感情控制的现代医师角色相一致。

　　四是对医疗规章要绝对地遵守。在西医看来，病人遵守医院、诊所的规矩是诊疗得以正常进行的重要保证。各医院都对病人遵守医院的规章制度的要求非常严格，甚至可以以不遵守院规为理由将病人赶出医院。开业医师也要求病人遵守一定的就医规则，如诊金之缴纳，诊时之遵守，诊室之安静，诊疗之秩序，等等。若有违反，"不亦等于故违法纪乎"。[③] 余云岫则将病人守法与整个社会秩序联系起来，指出，"嗟乎，通观吾国社会，上下大小人物，其能岸然以轨物自励者，鲜矣，皆逾闲荡检，无规法之可言矣。乃至疾病求医，亦不欲绳绳于规矩之中，以自速其死，可为痛苦者矣"。[④] 可见，训练出守规矩的病人在西医看来，只是现代社会多种规训中的一环而已。[⑤]

　　综上所述，医师（尤其是西医师）在对自身行为进行规范的同时，着重对病人进行规训，力图建立一个能体现"责任—信仰"的良性互动的医病模式。在这一模式中，医师视病人为"私有物"，对自己医疗行为及病人的康复负有完全的不可推卸的责任；病人对医师则应坚定信仰，有绝对服从医学治疗之义务。在医师看来，这种"现代"的医病关系，不

---

① 余云岫：《箴病人》，《医学革命论选》，台北艺文出版社 1976 年版，第 137 页。

② 恪三：《良好之病人》，《医药评论》1936 年第 134 期。

③ 同上。

④ 余云岫：《箴病人》，《医学革命论选》，台北艺文出版社 1976 年版，第 137 页。

⑤ 雷祥麟：《负责任的医生与有信仰的病人——中西医论争与医病关系在民国时期的转变》，《新史学》1995 年第 6 期。

仅可以消除医病之间日益严重的对立情绪,也有利于推动现代医学在中国的发展,中华民族整体素质的提高。从理论上讲,责任—信仰模式的医病关系的构建,是医师群体专业化的必然要求。医界努力提高自身的专业素养,培养职业道德,普及医药常识,纠正民众不良的医疗习惯和观念,无疑具有相当的积极意义。

　　然而在实际上,医界构建现代医病关系的尝试并没有取得预期的效果。第一,这种医病模式本身并非尽善尽美。医师群体力图建立自身绝对的专业权威,加强专业人员的工作规范,强调每一个开业者的自我决策,排斥任何来自专业之外的控制。但民众在对他们自己的健康问题方面,他们确实相信他们能够理解也能够提供一些和医生一样的知识。他们希望他们的人格和意见能够受到医师的重视,能与医师合作,参与医疗过程。两者之间的矛盾在这种主动—被动的医疗模式中无法化解。让病家机械的、毫无疑问地听从命令的过程,并不一定就能加速疾病的治愈过程,反而容易招致病人对医师提供的信息和治疗适宜性的质疑。即使在现代社会中,这种主动—被动模式的医病关系的适宜性也越来越多地受到怀疑,并不一定是解决中国医病矛盾的仙丹灵药。

　　第二,这种医病模式,是与现代工业社会高度组织化、标准化、专业化的特征相适应的,是现代社会机制下的产物,但对民国时期的中国社会来说显然并不现实。在医疗职业的专业化程度有限、缺乏统一的公认的衡量医术的标准的条件下,病人的试医和择医可能是最无奈的办法。医师一方面用几乎近似于专业人士的标准去要求民众,希望他们掌握各种疾病及相关医学知识,用以判断医疗措施的适宜性,以选择正确的医师,另一方面要求病家对医师怀着类似宗教情感的信仰,对医师的治疗绝对地服从和忍耐,不对医疗过程发表任何意见。这就形成了一种悖论:如果民众真的掌握了如此专门的知识,又怎么甘心在医疗中处于完全被动的地位?在政府和专业团体都无法对医界实现规范的情况下,医界将选择和识别医师的责任给予民众自己的同时又排斥病家对治疗的参与,显然是不可能实现的。此外,民国社会完全围绕自由化市场的经济利益来组织医疗服务的医疗市场,必然导致医师个体由于利益驱动机制而歧视穷人的现象存在。医病之间在经济利益上的对立,更增加了改善医病关系的难度。

第二节　欲理还乱的医病纠纷

宋国宾等人通过构建 "现代" 的医病关系来改善传统医病关系的努力取得的效果是有限的，医病关系的紧张无法得到有效缓解，导致频发的医病纠纷成为民国时期极为突出的社会问题。

一　医病纠纷的历史渊源

医病纠纷并不是近代以来才出现的，从中国历代典籍中对 "庸医" 现象的描述中我们可以看出医病之间存在着的紧张关系。所谓庸医，既指医术平庸，也包含医德低劣之人。张仲景在《伤寒论·自序》中就提到有 "省疾给药，务在口给，相对斯须，便处汤药。按寸不及尺，握手不及足；人迎趺阳，三部不参；动数发息，不满五十" 的庸医。[①] 宋代刘放《彭城集·卷三十四》中《赠医潘况秀才序》更是生动地描述庸医的形象："以人之生死激幸，乘人之急，以济其不仁之心；设危辞诡说，以恐吓富贵之人。掠其手而邀之财，得金玉钱帛，满意盈欲，乃始从事。益投毒药，与病相违……幸而不死者有矣！则固以为己功，而妄切其名，厚求拜谢，以复其劳；若其不活，则其所得金帛固多，恬然持去，不自愧耻。其视贫贱无势者，则傲然不顾。" 并评论曰，"世皆曰医贼，与庸徒鬻卖者钧，岂医之实若是哉"？[②] 在民众眼中，庸医的存在是发生医疗事故的根本原因，因此对庸医十分痛恨，甚至斥之为 "医贼"、"匪人" 等。"庸医杀人" 成为医病冲突的最直接的导火索。但如何判断医生的医疗行为是否正当，如何判断其是否是庸医，不论是官方还是民间都没有统一的标准。

为了防范医疗事故的发生，历代的法律中对于医疗事故的防范、庸医的惩戒都有规定，但缺乏对医生诊疗水平进行评价的标准。如中国古代最为完备的法律《唐律》中规定："诸医为人合药及题疏、针刺，误不如本方，杀人者徒二年半。其故不如本方，杀伤人者，以故杀伤论；虽不伤人，杖六十。即卖药不如本方，杀伤人者，亦如之。"[③] 本条区分了故意

---

① （汉）张仲景原著，文棣校注：《伤寒论》，中国书店 1993 年版，第 2 页。
② （宋）罗大经：《丛书集成初编》，商务印书馆 1936 年版。
③ （唐）长孙无忌等撰，刘俊文点校：《唐律疏义》，中华书局 1983 年版，第 483 页。

和过失。医生合药有误受处罚有两个必要条件，一是"误不如本方"，二是"杀人者"才会受到处罚，而且根据其后的疏议解释，两者之间还必须要有因果关系，其处罚也较轻微。如果是故意不如本方，则采取了完全不同的衡量标准，故意不如本方造成患者死亡的按故意杀人罪论处。根据唐律，故通常处以死刑中较重的刑罚——斩刑。即使未造成后果也要处以杖六十的处罚。①

此后，宋、元、明、清诸代关于医药卫生的法规虽然随时代不同有简有繁，但关于直接规范医生诊疗活动的法律则基本沿袭了《唐律》。只有清代对庸医杀人作出了比以前更为详尽的规定。《大清律》卷二十六刑律：庸医杀伤人"凡庸医为人用药、针刺，误不如本方，因而致死者，责令别医辨验药饵、穴道，如无故之情者过失杀人论。"《大清律例会通新纂》卷二十五刑律人命庸医杀人中有言"庸医杀人必其病本不致死，而死由误治显明确凿者，方可坐罪"。可以说，这里出现了医疗事故鉴定的雏形。在这条律文之后还有两个例外条款，一是"如攻下之误而死，无虚脱之形；滋补之误而死，无涨满之迹。不使归咎于医者。"就是说虽经鉴定，治法有误，但危害后果不明显的，不能责怪医生。二是"其病先经他医，断以不治，嗣被别医误治致死，形迹确凿，虽禁行医不治其罪，以其病属必死也"，这条进一步规定了对于经别的医生诊断，认为没有治疗价值的患者，即使是误治明显，危害后果明显，也仅仅是禁止行医而不加罪。②

可见，古代律令中处罚医生最常见原因就是不如本方。所谓不如本方是指在照方抓药过程中与所开处方不同，而这个处方究竟是否对症则不在法律考察视野之内，而且对医生诊疗行为进行规范时，严格区分故意和过失。但在实际操作中，脉案也可成为官方判断庸医的重要证据。病人接受治疗后，病情恶化，甚或不治身亡后，病人家属就有可能对医生的药方产生质疑，一张寒热参差或是下了重药的方子，或是前后方子寒热不一，都可以用以指证"庸医杀人"。至于此药方是否是导致病人病情恶化的原因，在医疗水平的局限下，倒是无从可知了。即便是名医，被控为庸医的风险也并不小，甚至因为其必须面对众多慕名前来但事实上难以回天的病

① 曲峰：《中国古代医事法规研究》，《中国中医药报》2004 年 12 月 2 日。
② 同上。

人，更容易陷入到病人身亡后的质疑中。

因此，为了避免被病家认定为"庸医杀人"，医生也发展出种种自保之术。其中最重要的一点，就是"择病而医"，要小心翼翼，全力避免接到"死症"。老于行医的人，见到死症，便会回绝病家拒绝开方，或是故意延误出诊，使病家将死因归罪于前一位开方医生。甚至有医生"听到风声不好，此时竟自己告其病来，不肯去看"，因为"此时群医满座，过去必遭驳诘，此病凶多吉少，倘有不测，谤在一人身上"。① 各种开业术也纷纷教导，若是不意遇到重症，"做郎中的若看到此处，亟宜说明要死的道理，早早回他，不可模糊招谤"。②

在开脉案时医生也要留心自保，往往在脉案末了加上诸如"慎妨厥变"、"防久病转虚"、"防邪陷致重"等说法，以说明病势有加重可能，与方药无关。如果接诊的是通些医理的读书人家，医生受到指摘的风险则更大，其往往在脉案后面加句"姑拟某某某之法即请主政"，如果已有他医看过，再加上句"法蒙……主政"。意思是说病虽我治，药的吃得吃不得，还请他人商量和主人翁自己斟酌。③ 口气虽然谦恭，实际上却是留下伏笔，以防后来病情恶化而导致的纠纷。有的医生为求保险，开方一味平和，虽然治不好病，但也不易寻出他的错处来。偶有病人得愈，反而会博得不少名声。由于寒热参差是判断诊疗失误的重要依据，因此一旦用了寒药之后，即便后来明知诊断错误，不少医生也只好将错就错，绝不敢改用温药。④

这些看似过于诿过卸责的技巧，并不能完全归咎于医生的医术不精或医德不高。在公认的"医学极限"出现之前，病人究竟是死于病还是死于医并没有统一的衡量标准。所谓"是病皆有药，无鬼不死人"的思想使得医生不得不对本属不治之症的病症也承担起治愈的责任，病人是否"被治死"是由病人家属自行判断的，重要依据则是来源于病人服药前后病势是否有显著变化。如果一药下肚之后，病情陡然恶化，甚而一命呜呼，则无疑是开方医生之责任。因此，接诊谨慎，识别死症就成为医生的

---

① 儒林医隐：《卫生小说——医界镜》，上海商务印书馆 1908 年版，第 75、104 页。

② 同上书，第 59 页。

③ 《谤医记》，《申报》1934 年 1 月 1 日第 23 版。

④ 雷祥麟：《负责任的医生与有信仰的病人——中西医论争与医病关系在民国时期的转变》，《新史学》1995 年第 6 期。

必备素质之一,而那些不知轻重,贸然开方之人在医界看来也是学业不精,不懂自保的十足庸医。

虽然历代法令对于庸医误人的惩罚都做了相关规定,但医病冲突的发生一般仍由民间自行解决。病人"被治死"后,家属私下向医生交涉,要求医生承担责任成为社会所公认的处理方式。《医界镜》中便记载了不少病家设计惩治庸医的故事:在病人被"治死"后,其家属故意出诊费请该医生出诊如常,待医生入家之后将其困入死者房内,以逼迫医生认罪受罚。医生往往心虚,又顾及名声而甘受病家处置。这样的病家也因此被作者称赞为"有急智"。① 为平息病家的怒气,以免陷入医讼,医生除了要偿付一大笔赔偿费外,往往还要接受病家所提出的诸如认死者孝子、抬棺材、剃胡子眉毛等各种各样的惩罚。有一妇科医生因医术不精,接连"治死"两家病人,病人虽家境贫寒但人丁众多,前来闹事要求医生偿命,该医生不得不将自己的两个女儿全部赔给人家当媳妇。之后又有病家上门请其去诊治难产,那医生惊慌起来,以为病家开始打他妻子的主意,不敢应诊而急忙搬家逃匿。② 这一笑话虽然戏谑味颇重,但却并非完全荒诞。在传统社会中,不仅医疗过失的认定缺乏标准,而且医生为其医疗过失应付的责任也没有统一标准,赔钱、受辱,甚至抵押妻儿都成为社会上所认可的赔偿方式。医生对治疗所承担的责任被无限放大,但对医生的人格和人身安全却缺乏相应保护。民间自发的惩戒机制虽然对庸医有一定威慑作用,但客观上说并非十分恰当和公平,不仅容易造成医病之间关系的对立,而且也容易迫使医生为求自保而更趋不负责任,对病人敷衍了事,但求无过,并不利于保障病人的合法权益。

二 民国时期的医病纠纷

近代以来,西医在中国的传播,促进了医疗水平的提高,但庸医现象却并没有随着医疗水平的提高而消失,反而更显突出。各个报纸杂志上常见病家对"庸医杀人"的控诉,医病纠纷案迭起。据笔者的不完全统计,仅 1929—1936 年间《申报》上刊登的医病纠纷就达 100 多起。什么"庸医杀人"、"一针毙命",什么"玩忽业务"、"危害生命"等字眼在报刊

---

① 儒林医隐:《医界镜》,上海商务印书馆 1908 年版,第 93—95、59—61 页。
② 同上书,第 98—99 页。

上占据了显著位置，关于医事诉讼案件的跟踪报道更是长篇累牍。医事诉讼已成为民国时期医病纠纷的主要表现形式。有人统计，仅 1934 年在西医界有影响的医讼案件就有 27 例，因而被称为"医讼年"。①

庸医现象是否真的成为民国时期严重的社会问题？是否是由于庸医大量增加而导致了层出不穷的医疗讼案呢？诚然，混沌滥芜的民国医界给不少唯利是图的江湖医生提供了浑水摸鱼的机会，而日益发达的传媒手段更增添了庸医欺骗民众的途径。加上医生行业的开放性，医生中庸劣之辈增多，医疗事故因之更常发生。但民国时期出现的如此众多的医讼案件，却有着深层的社会和时代原因。

从医病关系来看，医师与病家在对待疾病与治疗上观念和态度的差异是双方发生冲突的根本原因。如前文所述，随着西方现代医学思想影响的加深，西医师与受到西医影响的改革派中医都希望转变传统的医病模式，其中就包括了重新界定医师所应负的医疗责任，转变病家"是病皆有药，无鬼不死人"的思想。谢筠寿就抱怨，一般的病家求医的时候，以为医师总有一种解决的方法，甚至迷信天生着一种病，还必定生着一种药。初来求诊的时候，极力颂扬医师，每等到因病死了，他的亲戚朋友，必定有许多话说，不是说药吃坏了，便是说手术医坏，因而容易发生一种医术不满的感想，感情容易冲动的人，就闹成涉讼的地步。② 在医师们看来，这是病人太过看重医术，希望医生所负的责任过大的缘故。③ 作为医师，其的确愿意为病人"负责"，但绝不可能是无限制的医疗责任。他们在视病人"为私有物"，承担完全责任的同时，也试图重新界定"责任"的合理边界，而不仅是传统社会中所模糊的"择病而医"。同时，他们更需要能使病家也相应地调整他们对医疗的期望，从而接受这一新的认识。

汪企张指出，在医学职业的范畴内，医师与病人之间是一种契约关系，但这种契约与商品交换的原则是完全不同的：系一方履行技术义务，与一方履行相当报酬的一种结契。其目的，是技术而非技术后所得结果。所以医师不能保险病人生命，其义务"不在病之愈不愈，而在履行技术之当不当"。因此病家将治愈作为医师的义务，是对医病关系的误解④。

---

① 《本社社员大会议决案》，《医药评论》1932 年第 88 期。

② 谢筠寿：《医师的能力和满意的医术》，《申报》1933 年 2 月 4 日第 13 版。

③ 范守渊：《这也算一场医讼》，《医事汇刊》1937 年第 9 期。

④ 汪企张：《医家病家涉讼原因之研究》，《申报》1934 年 6 月 18 日第 15 版。

医师们希望病家能够理解医学的局限性,提出现代医学虽然有了长足进步,但是仍然有不少疾病,不仅未能根本治疗,其发生之真因也尚在研究中,属于医生所无法治愈之病。另外,每个人都存在个体差异,有人甚至是特异体质,在他人完全可以承受之药品在特异体质之人身上则可能引发中毒或身亡,这也是医师所无法避免的。因此,医生只能本其能力及医德,力加施治疾病,但不能"担保起死人而肉白骨也"。[①]

在医师看来,因病家不满意治疗结果而引发的医病冲突,多与病家对于医疗结果期望过高有关。在这样的冲突中,医师也是受害者。有医师就对所谓的庸医泛滥问题提出异议:"病家心目中的庸医,究竟是否全是真正的庸医?病家所认为医生的疏忽的,究竟是否真是该医生的疏忽?倘若某医生实在并非庸医,病人也实在并非由于该医生的业务上的过失,只是由于病家的愤怒或是误会,竟被控告而受到各方面的损失,究竟能否算得公允?"[②]

此外,随着商品经济的发展,经济利益对医病冲突影响颇深。高昂的医疗费用无形中增加了病家对医疗效果的期望,尤其是一些江湖医生以包医来招徕病人,使得病家对于疗效过于乐观。而当医疗效果不理想,甚至病人不治身亡时,其家属在情感上也很难接受这一结果。特别是当病人家属还沉浸在伤痛中时,医师又来索要欠下的高额诊金,病家对于医师的不满也就可想而知了。在当时频发的医病纠纷中,很大一部分都是由于索要最后病的诊金而引发的。在病家看来,医师将病人"治死"了,居然还索要诊金,足见该医师的见利忘义,对医师的不满和怀疑油然而生,而医家索费也不依不饶,双方极易发生冲突,甚至进入诉讼程序。虽然医界一直强调,诊金是医师技术和劳动的报酬,而不是治愈的代价,但这种不问结果,只论过程的取酬方式过于冷酷,很难让病家心服。加上也有病属借故向医师敲诈,以补贴丧葬费或谋私利,医病双方即卷入经济纠纷,遂上公堂以对。

而传统医病模式的部分转变,医师与病人在角色、地位上的转化拉开了医师与病人之间的距离。不少医师对待病人态度冷漠,诊断敷衍了事,

①　李芬:《医师之过失杀人论》,《社会医药报》1935 年第 1 期;济计霖:《谈医》,《申报》1934 年 7 月 23 日第 16 版。

②　邵象伊:《我也来谈谈对于病家控告医师的感想》,《医事公论》1934 年第 13 期。

容易引起病家对于治疗过程的不满。病人一旦出现任何不测，很难不让人将医师的冷漠态度与病势恶化两者加以联系。实际上，有不少医病纠纷并不是源于病家对医家技术的质疑而是对医家态度的不满。如在一场对尚贤堂妇产医院的起诉中，原告就控告医院疏于治疗导致其妻子产后染产褥热身亡。在原告自述词中，其控诉的重点并不是因为是否接产不慎而导致产妇染上产褥热，而是产妇在病房高烧发热的情况下，没有受到医师和护士的重视，仅被视为奶涨，甚至经常找不到医生和护士。因此原告认为正是医院极端的敷衍和忽视才是导致其妻子不治身亡的直接原因。① 虽然最后经过法庭调解，医病双方达成和解，但医院的态度无疑是导致这场纠纷的直接原因。

虽然医界一再强调，决不可用"诊治结果"来分辨良医与庸医，"如诊断真确，治疗合理，即便病人死了，仍是无过的良医"。② 但针对医疗过程本身所无法避免的医疗风险，医界本身也无法形成公认的专业权威对医疗行为进行评判。一方面，在中西医之间持续的学术论争和职业竞争中，各自医疗过程中存在的医疗风险都被对方格外关注，并极容易被上升到对医疗技术的适宜性乃至医学背景的正确性的质疑上。如随着西医注射、开刀等技术的引进，医疗风险也随之增大。一旦病人经过治疗后病情恶化甚至死亡，中医们往往大书特书，宣扬西医打针打错了，开刀开坏了。不少民众由于受着传统的医学思想和医疗习惯的影响，本来就对开刀、打针等新式医疗技术手段心存疑虑，对西医的信任也未完全建立，向西医求诊之后一旦病情恶化，或是一见到病人死了，便往往向中医求证，中医从根本上不认同西医诊疗手段，自然很难作出肯定意见。因此有不少病家以中医的判断为证据，控诉西医玩忽业务，庸医杀人。如有一病人因口唇生疮，经中医开刀后无效，又转入医院做手术，仍没能阻止病势的恶化，后又经中医治疗，终不治身亡。因为最后诊治的中医认为是开刀开坏了，因而引发病家对医院的诉讼案。③ 虽然西医们一再声明，中医依据"旧说"，"和新医的见解不能一致"，因而不能作为依据，但仍不能阻止中医和民众用中医的理论来评判西医的医疗行为，什么注射时"针触及

① 宋国宾：《医讼案件汇抄》，中华医学会1935年版，第261—265页。《市卫生局派员赴美考察公共卫生》，《申报》1934年8月9日第12版。
② 范守渊：《范氏医论集》，九九医社1947年版，第406页。
③ 《从疗疮诉讼说到在国内做医师的难处》，《医药评论》1929年第5期。

尿毒走入血络",什么所开药丸硝酸银属剧毒之药致人死命等,都能成为控诉西医庸医杀人的证据。① 反过来,西医从根本上否认中医的医学理论,甚至将庸医草菅人命作为中医落后的体现,认为只有改进或废止中医才能解决庸医问题。其对于中医医疗行为的评价也就可想而知了。中西医两种医疗体系在中国社会中的并存及竞争,无法建立共同的医学权威,给评判医师的医疗行为带来困难。而且民众的医疗观念也由此陷于混乱,常常将中医的治疗方案拿给西医评判,或将西医的治疗方案拿给中医鉴定,由于两者毫不相容的理论体系,往往医师得出不利于治疗医师的结论。病家也以此认定医师存在医疗过失而进行诉讼。

另一方面,不仅中西医之间缺乏共同的知识背景而无法形成统一的专业权威,中西医各自内部也因为派系之间的分歧和角力而无法形成有规范力的专业共识。中医各学术派别之间的分歧长期存在,该用凉药还是温药,该下重药还是下轻药,甚至某一味药宜用不宜用,不同的学术流派都有不同的见解。经方与时方的差别相当大,并无绝对的权威可言。② 加上在中医传统中,因病家习于请医生品评先前医生留下的脉案而形成医家互相讥嘲诋毁的文化,不少中医都存在否定他医药方的严重倾向。如方本慈所指出的"俗云,同行为敌国,我国医界亦大多如是。对于同业,隐善扬恶,专以诋毁为能事,一曰某医不可,二曰某医不良,惟独自己是医界万能,事事以自己为高,别医一文不值"。③ 不少病家也因为后医对前医药方的指摘而认定病人是死于医而非死于病,医病冲突由此产生。而源于中医学术体系的庞杂,医病双方几乎都能在中医典籍中找到与自己观点相一致的证据。往往病家找到一本药书说明医生开错了药,而医生则找出另外的药书说明该味药可用,双方意见无法达成一致,以致成讼。④

西医内部英美系和德日系之间向有间隙,明争暗斗从未停息。彼此对对方医疗行为的品评也常因狭隘的派系观念而偏离了公平和客观。甚至"有因一时之意气而假手于他人以倾轧异派之同道者",医病冲突实际成

---

① 《西医陶铁孙误杀人命》,《申报》1931 年 2 月 13 日第 10 版;《女医师林惠贞被控》,《申报》1934 年 7 月 13 日第 13 版。

② 经方指按照历代中医典籍所述理论所开的药方,时方指在当时流行的药方。

③ 方本慈:《中医亟应革除劣根性》,《光华医药杂志》1937 年第 1 期。

④ 《国医蔡松青被控过失伤人讯结》,《申报》1935 年 4 月 2 日第 12 版。

了不同派系或不同利益的医师之间斗争的工具。① 不少西医师也惊讶地发现同道的挑拨也有可能成为病家提出诉讼的直接原因。此外，由于病家长期以来的换医的医疗习惯，也有"三五浅识者流，每恐祸之及己也，为急图脱卸计，不惜设井陷人，纵无挑拨之心，实有怂恿之行。病家一时惑于谗言，而轻易兴讼者，屡见不一"。② 可见，在缺乏共同的知识背景和专业利益的条件下，是无法有效界定医学的极限和医生的责任，更无法树立其医生的专业权威，也就无法建立公认的医疗行为的评判标准了。医疗纠纷的频发也不足为奇了。

此外，医病纠纷案件的剧增还有其社会原因。由于法律观念的增强，医病双方都倾向通过法律手段而不是通过民间惩戒机制来维护自己的权益，病家固然控诉医家玩忽业务，故意或过失杀人，医师也控告病家无端诬陷，破坏名誉。医病冲突往往发展成为双方的互控案件。③ 由于律师制度的兴起，原被告双方往往聘请律师为其代理。也有部分律师为招徕生意而怂恿病家控告医师。因此，常有病家在医疗结束时对医疗结果表示理解，但数月后又陡然向医师提出控告，而在控诉过程中始终不曾出庭露面，全由代理律师为之周旋。对此医界也颇有微词，认为律师中那些好事之徒，"以营业之故，不惜出以煽动离间之手腕，以遂其私者"挑起医讼，成为医讼频发的重要原因。④

随着新闻传媒业的发达，新闻记者也掌握了相当话语权，"足以转移社会之视听者也"。他们中大多以维护社会公平、仗义执言为己任，但也有人在关注医病纠纷时，依据自己的喜好、情感和推测报道事件，"每采有闻必录之态度，不待其是非之大明，而即为不实之记载"，⑤ 经常有夸大不实之词，因而常常在扩大事件影响的同时也进一步激化了医病之间的冲突，使双方相持不下，纠纷久久不能平息。特别是新闻记者多站在病家角度，在讼案结果未明之时即对医师错误大加品评，动辄使用"庸医杀人"、"玩忽业务"、"妨害生命"等字眼，"减低医界之令誉与社会之同

---

① 宋国宾：《医讼之面面观》，《医药评论》1935 年第 129 期。

② 汪企张：《医家病家涉讼原因之研究》，《申报》1934 年 6 月 18 日第 15 版。

③ 如《律师医生互控案》，《申报》1932 年 9 月 12 日第 10 版；《卫生局派员验查南汇时疫》，《申报》1929 年 3 月 16 日第 15 版。

④ 宋国宾：《医讼之面面观》，《医药评论》1935 年第 129 期。

⑤ 同上。

情",更加加深了社会对医师的不信任,成为挑起医病纠纷的潜在因素。

三　医讼之解决途径

民国时期并没有专门的处理医病纠纷的法令法规,法庭对于医讼的审判主要依据刑法中对业务过失的规定。民国《刑法》第二百九十一条规定:因过失致人于死者,处二年以下有期徒刑,拘役或二千元以下罚金,从事业务之人,因业务上之过失,犯前项之罪者,处三年以下有期徒刑,拘役或一千元以下罚金。《刑法》第三百零一条规定:因过失害妨人者,处六月以下有期徒刑,拘役或五百元以下罚金,因而致人重伤,处一年以下有期徒刑,拘役或五百元以下罚金,从事业务之人,因业务上之过失,犯第一项之罪者,处一年以下有期徒刑,拘役刑,或五百元以下罚金,犯第二项之罪者,处二年以下有期徒刑,拘役,或五百元以下罚金。[①]

从以上条文可以看出,当时的法律对于犯业务上过失者,科刑较寻常过失者为严。因而在医病纠纷中,病家的权益在法律上有着充分保障。但医学具有极强的专业性和技术性,因而医疗事故的技术判定难度很大。由于病家往往将治疗后的不良后果一并归为医师过失,因此法庭必须要判断是否存在医疗事故,或者说医师是否在业务上存在过失。

医疗事故的认定在今天看来也绝非易事,那么在当时的历史条件和技术水平下如何认定医师的责任就成为我们必须探讨的问题。从下面几个案例,我们可以看出当时社会以及法庭对医师责任认定的标准。

案例一:病人赵氏,受孕四五月后因下部见红求诊于妇科中医郑养山。郑医生诊断其不是怀孕而是月经不调,并开方交病人配服。结果赵氏服药两剂之后,便发生小产,经由产科医院做手术才将胎儿取出。病家遂控告郑养山玩忽业务致人伤害。后法院将处方交由中央国医馆上海分馆鉴定,其认为药方确实错误,遂判决郑养山处以罚金300元[②]。

案例二:朱瑞庭因其五岁的儿子患痧子而求诊于喉科医师朱子云,结果其儿子服药后遂卒。朱瑞庭提出药方中所开之药均属凉药,而表药极少,实有使红痧内陷之可能,因而控告朱子云因业务过失,致其儿子惨遭

---

① 杨志豪:《医师业务上过失与病家妨害名誉之刑罪合论》,《光华医药杂志》1933年第6期。

② 《女科郑养山诊断孕妇为月经不调》,《申报》1933年5月31日第9版。

非命。法庭将该药方交由国医公会审定，该会提出药方确为治疗痧子之药方，并无过失。因此法庭宣布朱子云无罪。①

案例三：警官学校学生王锡飞（又称王雪飞）因患眼病向裘伯勋求诊。裘医因见王锡飞上眼皮有流脓疮口，即施用手术排脓去疮。术后王锡飞疼痛加剧，体温升高，在裘伯勋医院住院三日后转由仁济医院诊治，医治无效而身亡。仁济医院诊断其患丹毒症，其家属遂控告裘伯勋因手术不慎导致细菌进入致使王锡飞染丹毒而亡，属业务过失杀人。法庭依据法医鉴定，认为虽然没有证据证明王锡飞之死系由裘伯勋手术消毒不严造成，但裘医在治疗时对可能发生的并发症"丹毒"，"应注意而未注意"，因而构成业务过失，判处裘伯勋罚金 200 元并将附带民事诉讼移送民庭审判。裘伯勋不服提出上诉，此案陷入纷争，常年未决。②

案例四：一名五十余岁老妇因患脑膜炎请正在出诊其他病家的尹乐仁医师顺便为其诊治，尹乐仁诊断确为脑膜炎，即为其注射血清，并叮嘱其家属将病人按好。在注射中由于该病人突然抖动，其亲属未能扶持，导致注射针尖断裂在病人脊椎节间。尹医师因当时当地缺乏设备，遂回医院并嘱病家当夜来医院诊治。但病家并未来该医院诊治，次日病亡。几个月后，病人家属控告尹乐仁医师因注射时断针且未采取有效措施取针导致病人死亡，属玩忽业务伤害生命。地方法院判尹乐仁业务过失，罚金 1000 元，后经尹乐仁上诉，高等法院判定其无罪。③

以上几个案例在当时众多的医讼案件中颇具代表性，可以向我们揭示医师在何种情况下，会有可能被视为业务过失而陷入医事诉讼。例一中，郑养山医师被控源于其明显的诊断失误，将怀孕诊断为月经不调，其治疗结果导致病人小产。此类存在明显诊断错误的医讼案件在民国时期并不少见，特别是将怀孕诊断为月经不调的诊例，其不良后果显而易见，因而在审判上认定医师的业务过失并不困难。虽然有医师在遭到指控时辩称，其治疗方案并不是导致不良后果的主要原因，但因其诊断有误，大都被认定有业务过失行为。

如案例二所示，病家对治疗方案的质疑同样可以导致对医师的指控。

---

① 《喉科儿科医生朱子云被控》，《申报》1934 年 10 月 20 日第 12 版；《朱子云无罪》，《申报》1934 年 11 月 8 日第 12 版；《朱子云被控案判决》，《申报》1935 年 6 月 11 日第 11 版。
② 《法医杨士达鉴定书》，《医事汇刊》1934 年第 19 期。
③ 《尹乐仁医师讼案》，《医讼案件汇抄》，中华医学会 1935 年版，第 21—47 页。

由于病人是在接受医师治疗后身亡的（即照方服药），因此其家属极易对治疗方案产生怀疑，或询问他医，或自翻医书，去证实药方是否有误。一旦获知该药方存在不妥之处，即认定该药方为病人死亡之原因，遂与开方医师交涉或提出指控。法庭审理此类案件，也是根据医师所开脉案是否相合来判断该医师是否存在过失。由于医学流派众多（尤其是中医），针对任何一名医师的治疗方案都有可能存在着不同意见，因此病家在对治疗方案怀疑的前提下很容易找到对此不利的证据，此类的医病纠纷也就层出不穷。医师责任的认定围绕着其治疗方案的正确与否而进行，因此医师必须证明其药方无不合之处才能免予获罪。

案例三中的裘伯勋医师之所以被地方法院认定存在业务过失，其核心在于法院认为其在诊疗中对于并发症"应注意并能注意而不注意"，"略有不慎"，[①]虽然其在眼科手术上没有存在明显错误但是仍认定裘伯勋医师负业务上过失致人死之责任。裘伯勋医师则提出，病人不一定死于丹毒，而且在其住院期间并没有出现丹毒的明显症状，所以不存在须治疗丹毒的情况，也就无所谓"应注意并能注意而不注意"。双方争论的焦点，在于病人王锡飞在手术和住院期间是否已染有丹毒，裘医师是否应对此负防范和治疗之责任。在此类案例中，医师的"不作为"对病人的不利影响也被视为医师责任认定的重要依据。在另外一则类似案例中，病家控告某产科医院"守产不力"的理由则是产科医生在病人出现难产症状时没有用药催生，是医师的"不作为"导致了一尸两命的惨案。而该院医生声辩在当时情况下既可用药催生也可自然待产，但由于用药容易引发纠纷，因此一般不用药催生。[②]本欲避讼的行为反遭指控，这一结果颇具讽刺意味，也揭示出当时医师面对纷至沓来的医病纠纷的无奈处境。

如案例四所示，在治疗过程中如出现意外，极易导致医讼的发生。虽然医疗意外并不一定是医师行为所造成的，也不一定与不良医疗后果有直接因果关系，但它却无疑给予病家和法庭先入为主的印象，直接影响对医师医疗行为的评价。在尹乐仁案中，虽然中华医学会、全国医师联合会、上海医师公会等医师团体都提出，脊椎中断针于人体并无大碍，病人死于

---

① 《最高法院判决书》，《法医杨士达鉴定书》见《杭州裘伯勋医师被控案》，《医事汇刊》1936年第27期。

② 《两医生被控案讯结》，《申报》1934年6月15日第12版。

脑膜炎而非断针，但是地方法院仍将断针作为业务过失的主要依据，判定尹乐仁因业务上过失致人于死。在尹乐仁的上诉中，多方医学机构和团体都证明断针是由于病人家属扶持不力，而并非尹乐仁之失误，且脑膜炎的死亡率极高，作为五十多岁的妇人存活机会本来就很小，断针并不危及生命等，尹乐仁医师才得以胜诉，被判无罪。① 实际上，医疗意外往往导致医病纠纷的发生。在治疗过程中出现医疗意外后，病人的治疗效果不明显或恶化乃至身亡的情况下，要证明该医疗意外的发生是否源于医师失职，或此医疗意外与损害后果之间是否存在因果关系都极为困难。医病双方常常各执一词，法庭的判决也难使双方满意，一审之后多有上诉之举，直至最高法院判定乃止。

由上可知，从一般社会民众到法庭，对于医师过失责任认定的范围十分广泛。这也让医师们叫苦不迭，提出病者家属对于病者不治之症，往往不察是非，对于治疗方案，往往吹毛求疵，一旦经医治无效，一概责备医师怠于医术上应尽之责任，甚至诉医师以故意致人于死之罪。他们抱怨，医师与病者原无仇隙，何必故意至之于死或伤？并无故意杀人之可能。且业务上之过失，也必须有充分的证据，经审定果系业务上过失之罪，才由医师负刑事上之责任。宋国宾明确提出，"医师之责任仅限于（1）缺乏普通医学常识所致之错误；（2）缺乏普通医学技能所致之错误；（3）由于极端疏忽所致之错误。非此者，不当有金钱上之赔偿与法律上之处置也"。②

在法庭看来，宋国宾提出的认定医师过失责任的标准未免过于宽松，不能充分保障病者权益。法庭在审理医讼案件时，虽然也存在唐突审判的情况，但大多法庭都会依据刑法规定，在认定医师在业务上确实存在过失，且此过失导致了病人的损害结果的条件下，才会判定医师承担业务过失的刑事责任。

但问题在于，这一认定过程应由谁来负责？又有谁具有权威或权力来对医师的业务进行鉴定和判断？随着医学的专业化程度不断加深，仅由法官来鉴定医疗事故的缺陷已经逐渐暴露出来，医界对法官在医疗事故鉴定上的权威性提出了强烈的质疑。有医师曾讲述过这样一个事例：一名病人

---

① 《尹乐仁医师讼案》，《医讼案件汇抄》，中华医学会 1935 年版，第 21—47 页。
② 宋国宾：《医业伦理学》，医药评论社 1933 年版，第 112—113 页。

在马路上被外国汽车撞死，但法官怕得罪外国人一口咬定人是病死而不是被撞死。碰巧目击者中有名外国医生，自愿做医学上的证人，但法官拒绝他的要求并称："我做了多年的法官，还会看不出是汽车轧死的，还是病死的？我说得不会错。"以致那个外国医生评价道："你们中国的官懂得太多了。"讲述者也无不挖苦地感叹"实在我们中国的官是无所不知"。① 在医界看来，"法院之法官深明于法律固不待言，但于医学，其为门外与普通人无异"，而"医学为最高深之科学，医师治病，不幸而病人死亡，其原因究由于病之不治，抑由于医师之误治，非深于医学者不能知"。而且，面对悲痛欲绝的病属原告，法官也容易受感情影响，无形中站到原告一边，甚至有的法官在审讯某医师时，还有"尔辈医师致人于死尚欲强辩乎"之语，明显偏离其独立无偏的立场。② 因此极力反对法官在处理医讼案件中掌握鉴定权。尤其是被控的医家，往往以该案之经过情形要求国内之正式医学机关作学理上之鉴定，并希望法官以鉴定结果为审判依据。

法院对医学的专业性和复杂性也不是完全没有认识，在审判医讼案件时，除了在偏远地区的地方法院受到当时医学发展水平限制或习惯的影响仍有不少由法官完全定夺外，不少法院都主动询问医学机构或团体意见，或委托其鉴定，以获取审判依据。

自从中医团体诞生起，就开始承担协助法院鉴定中医脉案的工作。病人按照中医所开脉案服药后病情恶化不治身亡极易引发讼案，法庭判定医师是否玩忽业务的关键即在于其药方用药是否有误，法官多认识到"非经专家鉴定，不足以资判断"，因而通常函请中医团体鉴定药方。如前述朱子云案就是经国医学会对其药方鉴定认为无误后，才被法庭宣判无罪的。各中医团体也逐渐将为法庭鉴定药方作为自己的主要会务，如神州医药学会、上海中医学会都成为当地法庭鉴定中医药方的主要机构。有半官方性质的国医馆成立后，也分担了一部分鉴定药方工作，如案例一郑养山的药方就是交由国医馆上海分馆鉴定的。但在习惯上，神州医药学会等中医团体仍是法庭主要的鉴定机构。

在处理西医方面的讼案时，法庭对鉴定机构的选择则更加多样化。法庭可以向中华医学会等医学团体咨询鉴定意见，也可以向当地著名医院函

---

① 猷先：《国人医学观念之分析》，《医学周刊集》1928 年第 4 期。
② 宋国宾：《法官处理医病讼案应有之态度》，《申报》1934 年 10 月 22 日第 15 版。

请鉴定，还可以由法医直接作出鉴定。在医学资源比较缺乏的地区，医学鉴定也可以由当地卫生部门出具。如在刘懋淳案中，对于刘懋淳医师在施行手术中是否使用过量麻醉剂而导致病人死亡的鉴定，就是由当地卫生处出具的。①

即使是在医学水平高度发达的今天，医疗事故的技术鉴定也是有相当难度的，其鉴定机构的权威性也仍处在不断的争论中。而在当时，由于中西医界内部的派别分歧，并没有形成统一的专业权威，也就无法建立统一的医疗技术鉴定机构。各个医学机构所出具的医学鉴定，其权威性和公正性也常常受到质疑。

鉴于医学团体往往都确立了维护会员权益的宗旨，其对会员的医疗技术进行鉴定的公正性一直是备受争议的问题。而实际上，医学团体作出的鉴定也往往对医师有利，这更加深了病家对医界团体的不信任，认为其有包庇同行之嫌疑。在朱子云一案中，原告律师就对国医公会鉴定的公正性提出质疑，认为朱子云是其重要会员，与鉴定方有特殊关系，曾提请法庭将药方换由国医馆鉴定。② 在中医蔡松青被控其所开药方中含有半夏、通草等孕妇忌物导致病人小产的讼案中，原告律师也特别提出，被告属国医公会会员，而其父（蔡幼笙）在该会又颇有势力，如请国医公会鉴定难免有偏袒之虞，因此请求移转鉴定。③ 虽然法庭大多没有批准原告律师变更鉴定机构的要求，但却无法消除民众对于医学团体鉴定的公正性的怀疑。在一份对尚贤堂妇科医院的指控中，原告也对中华医学会的鉴定结果表示不满，认为其"复文含糊其词，而不以常务委员或负责人名义具名，以一秘书朱文彬（系朱恒璧）出面答复，殊难信服"，提出"最好请求庭上再发交公正之医学机关，如司法部设立之法医研究所鉴定，以求双方公正之论断"。④ 事实上，朱恒璧作为中华医学会总干事兼秘书，一向负责此类通函事务，由他出具鉴定并无不妥。而中华医学会所作出的鉴定，主要是回答法庭关于产妇于产后三四天发热，是否能诊断为产褥热，白血球数量上升是否异常等医学问题，专业性较强，并谈不上"含糊其词"。⑤

① 《医师刘懋淳叶立勋被诬陷前后案卷汇录》一，《医事汇刊》1935年第23期。
② 《朱子云被控案判决》，《申报》1935年6月11日第11版。
③ 《国医蔡松青被控过失伤人讯结》，《申报》1935年4月2日第12版。
④ 《妇孺医院控案续讯》，《申报》1934年10月5日第10版。
⑤ 《张湘纹葛成慧两医师讼案》，《医讼案件汇抄》，中华医学会1935年版，第72—75页。

但显然其鉴定资格并不被病家所认可，这也暴露出医学团体作为医疗事故鉴定机构的局限。

医院、医校等医学机构也不能完全保证其鉴定的权威性和公正性。不同的医院、医师之间往往存在着不同的学术派别或学术观点，其鉴定结果有时也不能得到医病双方的认可。甚至有时受着私人恩怨的影响，其鉴定结果的权威性和公正性则更容易引发争议。冼家齐被讼案便是一个典型的例子。冼家齐为梧州开业医师，1934 年 12 月某日一江姓病人因患疮来诊，冼医师在对其诊察过程中该病人忽然昏厥，冼医师虽急打强心针，但病人终不治身亡。冼医师也因此陷入诉讼。由于梧州内地并无病理解剖专家及病理组织检查之设备，当地法院便指派梧州医院院长毛咸等人对尸体进行检验、解剖。冼家齐提出，他多年来与梧州医院院长毛咸等"向有意见，宿怨甚深"，因此十分担心其会借机报复，因而愿意自出费用请外地专家前来解剖，但未被法院采纳，仅同意其在毛咸进行病理解剖时在旁观看，但无权发言。事实证明，毛咸果然作出对冼家齐十分不利的鉴定结果：认为病人死于脑出血，冼家齐对于病人的处置，如用力按疮、施行人工呼吸及注射强心针等在学理上实属错误。法院依此判决冼家齐有期徒刑一年。冼家齐则认为病人死于脂肪心，毛咸的病理解剖不符合科学程序，结论更有失偏颇，因而提起上诉。[①] 病人的死因虽然属于学理问题，但被鉴定人与鉴定人之间存在的私人恩怨明显影响了鉴定者的独立超然地位，因而不能保证鉴定结果的权威与公正。

然而，法医及卫生机关的鉴定资格同样会受到质疑。由于法医学在中国的起步较晚，在民国时期真正的法医人才并不多见，虽然中央政府成立了法医研究所以推动法医学的发展，但地方法院中的不少名为法医或检验吏者大多并无专门法医知识，有些医学常识尚且不足，甚至被医师看做是"往日之仵作"[②]，其所做的鉴定也就自然难以得到医界的认可。在裘伯勋案中，法医杨士达根据仁济医院对病人临终诊断及对患处局部解剖得出病人死于上眼睑脓疮并发丹毒症，裘医师对手术后并发丹毒症未察觉略有不慎的鉴定结果就遭到包括裘伯勋在内的众医师的驳斥。杭州医药师协会指责法医杨士达不依据科学原理精细检查，仅凭个人肉眼妄加鉴定，既未探

---

① 《冼家齐医师被控案文件》，《医事汇刊》1935 年第 24 期。
② 《江明医师被诬案节略（二）》，《医事汇刊》1935 年第 23 期。

求死者各种器官或内脏之病理的变化以确定解剖的诊断，更未应用脓汁或血液等细菌的检查，因而不承认其鉴定结果。① 全国医师联合会也认为法医仅进行不完备之局部解剖，加以种种题外推测而妄下结论，"殊不合理"，并致函各专家公开评判此病例。② 可见，法医在医讼鉴定上的权威并没有得到一致认可，医界团体甚至试图通过对法医鉴定书的鉴定，来推翻法医所做的结论。这一方面是因为受到法医学发展程度的限制，法医的学识以及检验程序都没有统一标准，另一方面也是因为医学本身的复杂性容易引起学理上的争执。同样，在刘懋淳案中卫生处所出具的鉴定书也被刘懋淳视为公函而不具备鉴定力，因而拒绝承认将其作为审判依据。③ 可见，卫生行政机关同样无法在医疗事故的鉴定上树立起自身的权威。

由于医学本身的复杂性，医学鉴定极易引起学理上的分歧。医团对于同道，不免有袒护嫌疑，使得民众对于医团之鉴定往往不信任，而不同的医学机构也难以摆脱利益上的关系，保持超然独立的地位。因此，在民国时期一直未能建立起一个公正性和权威性得到广泛认可的医疗技术鉴定机构，使得医讼案件审判过程中的医学鉴定常常受到质疑，败诉方常常不断上诉，案件审理过程艰难而漫长。

为了解决这一难题，宋国宾等人提出建立医案陪审团的建议，提出在审理医讼案件时，除了正式医学机关的文字之鉴定外，再邀请深通医学且兼明法律之学者陪审，一面可以辅助法官审问时之不到，一面可纠正法官之轻表同情于任何一方，以防止冤狱。④ 季南也提出了医学陪审的几大好处：一是医案由医师陪审，能够贯彻直接审理主义，不致仅恃鉴定，有陷于间接审理之憾。二是医案由医师陪审，那就认定的事实，不致越出学理的范围，事实既有正确的认定，法理的适用，也可以获得适当的标准。三是陪审医师在判断事实以后，可以深悉裁判官适用法律的理由，于是事实的认定，法律的援引，尤其能实现正义和公平。四是采用医师陪审的裁判，原被告易于心悦诚服，上诉案件因而减少。⑤ 但是，且不论陪审团制

---

① 《杭州市医师药师协会为会员裘伯勋被诬为业务过失请本会公开评判函》，《医事汇刊》1934 年第 19 期。

② 《对王锡飞病死案意见》，《医事公论》1934 年第 14 期；《本会对于王飞雪案之意见（附会员管仲榆来函）》，《医事汇刊》1934 年第 19 期。

③ 《医师刘懋淳叶立勋被诬陷前后案卷汇录》一，《医事汇刊》1935 年第 23 期。

④ 宋国宾：《医案陪审之建议》，《申报》1934 年 12 月 3 日第 17 版。

⑤ 季南：《医案陪审建议的补充》，《医事公论》1935 年第 6 期。

度在中国并未建立,宋国宾提出的兼通医学和法律的人才在全国范围内也寥寥无几,而且如何确定医学陪审团成员的资格也是一个极大的问题。因此,由深通医学且兼明法律的学者组成的陪审团主导医讼案件的审理,这一想法在当时的历史条件下只能是医界美好的理想,并不具备实际操作性。

在医界看来,许多医病纠纷的发生,并不是医师的责任。有的病家将病人的不治误认为是医师的过失,总以为有一病必有医药,治无效,必是未遇名医,药不对症,因而产生误会,引起纠纷。还有的病家明知医生无过失,但病家因病人的不治或意外变化而有意为难,或存心不良,借机敲诈,这种情况造成的纠纷亦存在。如尹乐仁案中的原告病家,在病人不治时并无甚表示,但数月之后忽然以过失杀人控诉尹医师,并表示愿意三百大洋和解,其目的显而易见。而这种由病人因素引起的医讼,给医师精神上、经济上和声誉上都造成极大的损失,为了维护同业的权益,各医界团体都发挥了积极的作用,影响着医病纠纷的处理结果。

在处理中医师的涉讼问题时,由于司法机构多以当地中医团体为鉴定机构,虽然其鉴定的公正性常遭到原告的质疑,但各中医团体正是通过对药方的鉴定在很大程度上避免了同道被诬告或误告的情况,维护了同道的权益。

由于医疗风险更大且没有统一的医学鉴定机构,西医界内医讼案件的审判更加复杂。中华医学会、全国医师联合会等医师团体在其会员遭到指控之后,都积极地向法院申明医界的看法和观点,并作出医理上的分析,以期法院作出公正的判决。1933年,中华医学会特别设立了医师业务保障委员会,主席为宋国宾,其成员为牛惠生、金宝善、徐乃礼等,均为医界中的权威人物和社会活动家。这一特别委员会的设立,主要就是为了处理医病纠纷、医事诉讼的问题,表明了中华医学会对医病纠纷的重视。《中华医学杂志》对影响较大的医讼案件往往全程报道,并专设"医业保障"栏目,转载中华医学会业务保障委员会医讼案件经过概要以及业务保障委员会图谋解除医病纠纷的一切文件。业务保障委员会在1935年出版的《医讼案件汇抄》中收录了医事纠纷案21例,其中以中华医学会名义出面交涉者就有14例。① 仅1934年一年医业保障委员会就处理医师讼

---

① 见《医讼一览表》,《医讼案件汇抄》,中华医学会1935年版。

案 29 件，其中医师胜诉 26 人，未结案者 2 人，和解者 1 人。① 以维护医师权益为宗旨的各地医师公会及全国医师联合会也十分关注其会员在医病纠纷中的情形。正规医师在遭到病家的指控之后，也常向所在医师公会或医联会申请公开评判，获取医理上的支持。而医联会不仅积极地向法庭提供医理上的鉴定，在会员受到不公正判决时，仍不放弃努力，向全国公开征集专家进行医学鉴定。② 大多正规医师被病家指控的案件都以医师胜诉为终，这与各医界团体的努力和影响是分不开的。

　　但医师团体对于医讼审判结果的影响并不是绝对的。虽然医团一再表示"保障医业为宗旨，而尤以维护公理为目标"③，但其医学鉴定的公正性仍然无法保证不受质疑，其对病人死因的学理分析更容易被视为为其会员的辩护，而不是公正独立的鉴定。因此，司法机构对医病讼案进行审判时，并不完全依照医学团体的意见。法庭的这一态度，并不一定是如同医界所抱怨的那样"耽于人情"，而是出于公正的考虑。在尹乐仁案中，尹医师在一审中被判有业务过失，全国医联会、中华医学会及上海市医师公会都纷纷为其致函，为病人并非死于尹乐仁断针失误提供学理上的证据，但在最高法院判决尹乐仁无罪的依据是行政部法医研究所和同济大学医学院所作出的医学鉴定。在其判决书中，并无一字提及各医团的意见。这虽然并不能说明其审判结果完全没有受到医团意见的影响，但也清楚地表明法庭极力避免以医团作为鉴定机构的意图。在裘伯勋案中，医团与法庭意见的分歧更为明显。虽然各医师公会和中华医学会等都对裘伯勋进行了声援，对法医所作出的鉴定从程序到结果进行驳斥，但地方法院和最高法院仍以法医的鉴定为准，认为裘医师存在业务过失。

　　对于法院来说，判断医界的意见是符合医理的分析还是出于同行维护的目的，是一件无法完成的任务。尤其是当出现不同鉴定意见的时候，更难抉择。因此，法庭更倾向于从法律的角度而不是医理的角度去审理医讼案件，将医学机构所作出的鉴定作为参考而不是依据。在汪元臣被控案中，江苏省立医院院长汪元臣为一下肢残疾者进行下肢骨科手术，手术中，由于病人常年患有花柳病而导致骨质疏松，腿骨发生断裂，后由汪医

---

① 《中华医学会业务保障委员会开会记》，《医药评论》1935 年第 123 期。
② 《本会对于王飞雪案之意见（附会员管仲榆来函）》，《医事汇刊》1934 年第 19 期。
③ 《中华医学会业务保障委员会开会记》，《医药评论》1935 年第 123 期。

师接好。术后,病人认为其病状不轻反重,且 X 光片反映出其腿骨接骨处不甚整齐,病家因而控告汪元臣接错骨导致病人下肢瘫痪,并索要巨额和解费,汪医师则坚持通过法律手段维护其声誉。一时间,此案沸沸扬扬,在全国医界都引起了不小的轰动。镇江弘仁医院、苏州博习医院、中华医学会由骨科专家牛惠霖、牛惠生、胡兰生组成的审查委员会都鉴定汪元臣无罪,认为腿骨断裂是医疗意外而不是医疗事故,是由于病人因长期患花柳病导致骨脆所引起,而接骨处不整齐并不影响下肢功能,病人下肢的瘫痪是手术前既有病症,与接骨无关。但法庭仍然认为汪元臣接错骨对病人有实质性伤害,判决其因业务过失致人重伤。镇江医师公会、中华医学会、中华民国医药总会、全国医师联合大会纷纷发表宣言表示声援,《新医与社会》等医药刊物也撰文指摘司法不遵专家鉴定之不当,但镇江地方法院二次审判仍不改初判,汪元臣摇断病人腿骨并未接回原状是法庭认定其存在业务过失的主要原因。① 在医疗意外和医疗事故在法律上没有明确限定的情况下,医界仅凭在专业医理上的分析很难得到法官的认可,直到汪元臣上诉至最高法院后,其刑事诉讼才因大赦被撤销。可见,法庭对医事诉讼的审理,还是以法理为准绳,并不可能完全迁就医理上的探讨,医界也不可能凭借在医学上的权威代替司法。

同时,病家的身份也影响着医事诉讼的进程。一般来说,病家的地位、名望越高,对司法审判的影响就越强,在医病纠纷中的地位也就更有利。因此,在给此类病家看病时,医师们也往往更加谨慎,以免涉讼。曾经有一军官因为其夫人的不治而怪罪于为她看病的医师,竟直接派人将其关押治罪,甚至要求判处死刑。经过多方援助,该医师才幸免于难,但也只得远走他乡以避祸。② 而有些病家特殊的职业身份也为其指控医师提供了有利砝码。如律师、报人之类的病家往往通过自己的职业优势以扩大对医讼进程的影响。在俞松筠被控案中,其原告就是一名律师。该律师之夫人在俞松筠所开办的产科医院生产后,出现腹泻等症状。俞松筠怀疑该妇患有痢疾,并经朱仰高化验粪便后确诊,于是决定为该妇注射血清。但该律师认为其妇为产病,并因为所注射血清昂贵而怀疑俞松筠诈财,拒绝注射而出院,后其夫人不治。该律师即控告俞松筠敷冰袋治疗其夫人乳炎等

---

① 《汪元臣医师讼案》,《医讼案件汇抄》,中华医学会 1935 年版,第 147—237 页。
② 《谤医记》,《申报》1934 年 1 月 1 日第 23 版。

疗法不当，导致其染痢疾，且救治不及导致病人不治，属于过失杀人。①
此案在医理上并无难点，按照同仁医院的鉴定，冰袋疗法实属常规，俞医
师的各项治疗方法均合医理，病人不治是由于该病人强行出院，未接受血
清注射之缘故。但该律师或指控俞松筠医院设备消毒不严，或指控朱仰高
医师涉嫌作伪证以掩盖俞松筠没能诊断出病人患痢疾的事实，或指控俞松
筠作为医师不应迁就病人出院，停止注射血清等，其补诉状洋洋洒洒，一
篇紧接一篇，一直从地方法院打到最高法院，由最高法院终审判决俞松筠
无罪才宣告结束。虽然俞松筠最终胜诉，但在精力上、经济上和声誉上还
是受到不小的影响。实际上，这场医讼在医理上的鉴定并不复杂，其鉴定
结果在医界也不存在争议，对俞松筠医师的指控主要纠结在法律问题上，
如俞松筠医师是否该为病人染上痢疾负责，是否延误治疗等，其诉讼持续
时间之久，牵涉面之广在当时都颇引人注目，这与原告的律师身份不无
关系。

　　新闻舆论也往往对医病纠纷的发展造成重大影响。而且令医界感到头
疼的是，只要医病纠纷一起，不论结果如何，被控医师声誉都会受到一定
影响。而当时的新闻舆论，也往往偏向病家的一面之词，夸大了医师和医
院的责任，在医事纠纷中起了推波助澜的作用。范守渊就抱怨说，"在纠
纷涉讼的开初，却没有不被新闻报纸大事宣传，大事刊布着，而所宣传的
事实，所刊载的医讼内容没有一件不是根据病家的一面之词的事实口语发
表出去的新闻消息，这不无形中，先把被告的医师做了名誉上的牺牲品，
给原告的病家做了宣传员是什么？……在还未经法院判定我们有没有过
失，驳回原告病家的原诉之开初时光，各种报纸不是都根据了原告者的片
面之辞，刊登出去的吗？并且在刊登的时光，各个报纸差不多不但用上大
写的标题刊出，……而替病家做义务的宣传员……"② 这也的确反映了当
时舆论界的实际情况。当汪元臣案还未进行审理时，报纸上就开始大肆宣
传省立医院院长受审，过失致人重伤的消息，甚至出现什么"将人骨接
反"，什么"拿人做试验"的不实言论，使汪元臣业务过失成为民众先入
为主的观点，这也给审判带来了影响。如果病属本身就是报人，这一情况
则更为严重。有一无锡报记者因为其姐不治身亡而控告为其静脉注射之医

---

① 《俞松筠医师被控案》，《医讼案件汇抄》，中华医学会 1935 年版，第 243—261 页。
② 范守渊：《这也算是一场诉讼》，《医事汇刊》1937 年第 29 期。

生过失杀人,并向所属新闻记者联合会求助,该会特开临时会员大会,组织专门委员会,并发布宣言,唤起舆论,制裁庸医杀人。[1]被控医生不论是否存在业务过失,所受压力可想而知。因此有的医师一旦胜诉,便迫不及待地在报刊上发表声明,表明自身的清白,控诉病家的诬告,以期消除被控的不利影响,有的更控告病家毁坏名誉。[2]作为新闻界立场,一向以主持正义、维护人道为己任,因此十分关注庸医杀人事件,极力维护病属权利,发挥舆论监督的作用,用心不可谓不良苦。但在事实未明之前,片面听取病家意见,夸大失实的报道,的确影响到司法审理的公正性,并没有顾及医师的合法权利,也无助医讼纠纷的解决,反而加剧了医病之间的对立情绪,也就并没有实现主持正义的目标。

因此,医界一再呼吁,"并非禁止病家之讼医也……惟在诉讼之先,务须平心审慎,不可先事侮辱,应以学理为重,先求平衡,再求庭判",表明"吾医师绝非畏惧被诉,但求公正之学理平衡,方可甘受法律之评判也"。[3]宋国宾也提出由法医鉴定、病理剖检、医学陪审、冤狱赔偿四个要素构成的医讼审判原则,认为这样才能保证医病纠纷合理合法地解决。[4]

民国时期医病关系的恶化,医讼纠纷的频发,是当时多种因素所造成的,成为中国医疗卫生事业发展所面临的新问题,也给社会、民众和医界带来深远的影响。构建和谐的医病关系,仅侧重于医界方面还是病家方面都是片面的。医界团体从医师的立场维护医师的正当权益,促进民众对医学具备正确的认识,无疑对我们当今来说都有着积极的意义。但是,他们对作为弱势群体的病人利益关注的仍然不够,毕竟庸医误人是当时普遍存在的事实。作为病人一方,既没有任何一个团体来维护其及其家属的利益,也得不到任何稳定的支持,并缺乏医学技术鉴定机构,因此,当发生医病纠纷时,其只能通过法律的形式寻求解决,这也是当时医病纠纷众多的原因之一。

---

① 《西医陶铁孙误杀人命》,《申报》1931年2月13日第10版。

② 《大德医院院长启事(病人诬告)》,《申报》1934年7月6日第5版;《国医张润生为钱仲英案谨事实详告各界》,《申报》1935年1月28日第2版。

③ 季南:《对于医事诉讼之补救》,《医事公论》1934年第7期。

④ 宋国宾:《医讼之面面观》,《医药评论》1935年第129期。

第五章　强种与救国:医师与民国社会

中国自古就有"医人医国,其道一也"的说法,特别是宋代以后,不少心怀天下的儒生抱着"不为良相就为良医"的理想投身医界。因此,普济天下成为中国医师既有的传统。近代以后,在"科学救国"、"医学救国"思潮的影响下,许多热血青年更是为了改变中国百姓体质羸弱、国力衰微的面貌而立志学医。因此,不少医师并不将行医仅仅作为谋生的职业,也作为救国强种的事业。医师群体也一直在追求成为社会上一支独立的有影响的社会力量,对社会施加自己的影响以促进社会的发展,国家的强盛,并得到政府、社会的认同与尊重。

第一节　医学救国的理想与实践

在西风东渐的过程中,国人不仅认识到了中西方技术上的差距,也开始认识到国民身体素质上的距离。从梁启超"强国必先强种,强种必先强身,强身必先强医"的呼吁开始,医学维新就被视为救国济世的良方。"东亚病夫"的屈辱称号更是触发了不少爱国人士"医学救国"的理想,开始向西方学习现代医学,以期寻求到保种强国的道路。在此背景下,医师群体中的有识之士,都将"力谋卫生之普及,以跻我民族于康健之域,一洗从前东方病夫之耻"① 作为自己的座右铭,将复兴民族作为自己的社会责任。如宋国宾就明确表示:"医生不是专替人诊病就算了事的,在国家方面,一切的卫生行政,在与医生有关。在社会方面,一切的卫生事业,亦无一不与医生有关。……至于民众的寿夭与强弱,那更不必说了,

---

① 朱培章:《医生与道德》,《医药评论》1929 年第 8 期。

所以医生不单是民众健康的导师,实在是民族强弱的操纵者"。① 民国时期,不断发展中的医师群体也一直试图依靠自己的专业知识和技能,推动中国医疗卫生事业的发展,成为推动中国近代化的一支重要力量。

一　构建医疗卫生体系

在中国传统社会中,民众的医疗主要由分散在民间的中医承担,政府也无公共卫生方面的职能,国家政权与医生之间的关系是松散的,中医面对的亦是医生与病人的关系,即个体对个体的关系。西医原亦如此,但自17世纪细菌学革命之后,西医已将医生与病人的关系,转换成了群体对细菌的关系。这一关系的转变,具有重大的飞跃意义。由于群体力量的可操作性,西医的这一特点,成了其与政治及国家力量相结合的契机。而现代医疗卫生行政正是借助现代医师的专业制度展开,形成包括医育、医政、公共卫生、防疫等内容在内的一整套系统。无论是北京政府还是南京政府,都明确地将建立一个现代政权作为其奋斗目标,在卫生行政方面自然以西方各国的医疗行政体系为模本。有着现代医学背景的西医师也积极贡献自己的知识,力图加速构建中国的现代医疗卫生体系。

在各级政府筹划卫生行政体系时,所依赖的正是受过系统现代医学训练的医师。而西医师们更是争先恐后地将毕生所学贡献于当局,积极谋划中国卫生行政的雏形。从卫生行政应包括的职能到各级卫生机构如何组设,西医界都进行了广泛而深入的讨论。如有人建议,"文明国家所应有的卫生行政为学校卫生、劳工卫生、城市卫生、乡村卫生、军队卫生、妇婴卫生",中国的卫生行政自要包含这些方面。② 朱季青则对公共卫生作出了详尽的阐述,指出"公共卫生是一种有组织的社会建设,以发展下列各项医学卫生事业为宗旨:一、预防传染病;二、组织医务机关,使一般病者,无论其为贫富贵贱,都能得相当而早期的诊疗;三、改良社会卫生状况,普及卫生教育,使民众都有普通医学卫生常识,而寄寓在卫生状况良善的环境里,以求健康的保障,生活的安全"③。从中央到地方的卫生行政机构的组建和职能,医师们也有各自的建议,如李廷安医师对国家

---

① 宋国宾:《医德》,《医药评论》1933年第100期。
② 坚垒:《公共卫生与公共医权》,《医事公论》1933年第5期。
③ 朱季青:《论中国急宜发展公共卫生》,《医学周刊集》1928年第2期。

整体卫生行政规划提出了十点建议，袁贻瑾医师则对各地卫生局的组织及应办事务提出规划。①

西医界内各个专业团体也积极敦促卫生行政的进行。中华医学会成立之后，就明确主张卫生事业须与其他国家大政并列，并屡向政府建议，应设卫生专司，管理其事，并将此作为该会的主要工作之一。② 全国医师联合会每次会员大会，都会将重大卫生行政问题作为重要关注对象。以第三次全国医师代表大会为例，提案中以公共卫生行政为主题的就有：《呈请内政部令饬各县主管机关加设卫生技术员或顾问》；《建议令行全国从速设立验尸所》；《提高助产士程度及肄业年限以免粗制滥造》；《建议请筹办卫生警察训练所以应公共卫生之需要》；《统一全国医界度量衡》；《改革医政应从卫生教育入手》；《尽量采用新医常识于中小学》；《注意工厂监狱卫生》；《卫生行政应用医学家担任》；《各县市规定卫生经费》；《学校切实注意卫生教育》；《请教育部规定全国各学校校医聘请正式医师》，等等③。而如上海医师公会这样的地方性医师公会则除了关注全国医政外，对当地卫生事业也颇有贡献。

除了体制外的建议和督促，不少西医师更直接进入到体制内，成为现代医疗卫生体系的积极组建者和推动者。从中央到地方的各级卫生行政部门的成员，医师出身的占了绝大多数。而各级卫生委员会更成了医师们直接参与卫生行政的舞台。1926 年，上海筹建卫生局时，就邀请了余云岫、徐乃礼、宋梧生、朱启洛、周君常、刘之纲等医师与当地士绅组成卫生委员会，"计划上海特别市内对于一切卫生问题"。④ 以该会第三次大会为例，这次会议上就讨论审查淞沪卫生局时疫医院计划、卫生局防疫实施计划及经费预算等公务，⑤ 实际上已承担其当地主要卫生行政事务的计划审核工作。1928 年南京国民政府成立后，也成立了中央卫生委员会作为全国卫生行政计划机关。如本书第二章所示，该委员会成员，绝大多数都是各西医团体的著名人物，其中上海医师更是占到相当部分。在中央卫生委

---

① 李廷安：《国民会议应注意卫生事业》；袁贻瑾：《特别市卫生局设计概要》，《医学周刊集》1928 年第 5 期。

② 《全国内政会议通过之卫生议案》，《中华医学杂志》1933 年第 1 期。

③ 《第三次全国医师代表大会医字议案第一号至六十号》，《医事汇刊》1933 年第 18 期（三次大会特刊）。

④ 《上海卫生委员会组织大纲草案》，《申报》1927 年 6 月 5 日第 14 版。

⑤ 《上海卫生委员会会议记》，《申报》1927 年 6 月 4 日第 14 版。

员会第一次会议中，各委员按照第一任卫生部长薛笃弼的指示，致力于决定重大卫生问题，也是力图为之后整个中国的卫生体系的发展定出方向。虽然在此次会议上，身为西医的委员们企图以逐步废除中医的方法使中国医疗卫生事业走上全盘西化的道路，而遭到了民众的反对，但会议上议决的其他关于医育、医院等议案的确推动了中国医疗现代化的步伐。

表 5-1 第一届中央卫生委员会提案

提案人	提案摘要	决议情形	决议摘要
卫生部	本部施政纲领案	通过	参合各项提案确定卫生施政纲要
褚民谊	各学校学生各机关服务人员施行体格检验案	通过	由卫生部拟定标准通令施行
胡宣明	特设卫生部卫生书籍编译馆	通过	
褚民谊	训练卫生人才	通过	1. 由卫生部筹设卫生人员训练所；2. 建议中央研究院设卫生研究所
卫生部	训练卫生行政人员	与上一案合并通过执行	
胡宣明	制定卫生试办区，由卫生部指挥办理	通过	
胡定安	提倡乡村卫生	通过	视地方情形酌定
胡鸿基	制定地方卫生行政执行条例案	通过	由卫生部会同内政部与公安局施行
胡鸿基	督促实行卫生经费计划	通过	
杨懋	调查全国正式专门医学毕业生数目	通过	
褚民谊	规定医学教育课程标准	通过	由卫生部会同教育部组织委员会
卫生部	1. 卫生建设筹备委员会议决各案；2. 请财政部拨发中央医院创办经费		
胡定安	促成中央医院实现案	通过	
褚民谊	修正中央卫生委员会组织条例审查报告	通过	中央卫生委员会组织条例部分修正
褚民谊	1. 通商巨埠设立花柳病治疗所；2. 制造痨病疫苗以预防痨病	通过	1. 花柳病宣传教育暨设立花柳病治疗所；2. 由中央防疫所制造痨病疫苗

续表

提案人	提案摘要	决议情形	决议摘要
余凤宾	出生婴儿接种牛痘	保留	
颜福庆	婴儿卫生案	交卫生部会同内政部商量办法	先制定胡定安、胡鸿基两委员草拟草案
颜福庆	人种极应改良	交卫生部酌量办理	
牛惠生	中小学校应注意生理卫生课程	通过	由卫生部会同教育部商办
余凤宾	筹设卫生展览事业	通过	
褚民谊	修改中央卫生委员会组织条例	再议	指定褚民谊、颜福庆、胡毓威审查
余严	设法增加全国医师人数以利卫生行政之进展		
陈方之	医药教育大纲		
余严	设法增加全国医师人数以利卫生行政之进展		
陈方之	医药教育大纲		
余严	废止旧医以扫除医事卫生之障碍		
褚民谊	分设新旧医药研究所		
胡定安	筹设国医药物研究所		
余严	提倡药学教育事业，造就药学人才	以上四案合并讨论	交大会决议
卫生部	医师法之原则		
卫生部	药师法之原则	以上二案合并讨论	组织审查委员会指定褚民谊、陈方之等七人
杨懋	制定尸体处置条例大纲	原则通过	办法由部酌定
全绍清	将省县卫生机关规定于省县组织法中	通过	
天津特别市卫生局	指拨各国庚款以充卫生经费	修正通过	
伍连德	1. 收回海口检疫权；2. 预防各国传染病之刍议	通过	
褚民谊	1. 旧医登记案；2. 审查会并各案	通过	1. 设医学及药学研究所；2. 注重国产药物之研究；3. 由卫生部起草医药团体章则

资料来源:《中央卫生委员会第一次会议汇编》，中国第二档案馆藏 1—1929。

在医师群体多方面的推动下，近代中国的卫生行政体系确向现代化迈进。1928 年卫生部成立，下设五司，分别为总务、医政、保健、防疫、统计。后来改部为署，下设总务、医务、防疫三科，并设中央卫生实施事务所及技术室。地方卫生行政工作大致包括：卫生教育、清洁（水之供给，卫生工作，下水道，垃圾之处置，食物检查，药品管理及检查）、传染病管理（报告、隔离、诊断、免疫注射）、妊妇产妇及婴儿之卫生（儿童卫生）、卫生试验所、公共卫生看护、学校卫生（体育训练、学校清洁、卫生观察、卫生习惯、体格矫正）、统计（出生、死亡、婚假、疾病之统计、工厂卫生、卫生保险）、看护之家童访问、医事机关（研究、治疗）考核医院医士及各项登记、海港检疫、检查兽疫，等等。其组织及职能基本与众医师之前的建议和设想一致。全国与地方医疗与公共卫生行政，也基本形成了由专业人士规划推行，专门机构负责的局面。但特别是在南京政府时期，国民政府对全国医疗与卫生事业都作出了一些初步的规划，出台众多涉及医药管理、防疫、公共卫生等相关法令、规章、条例及施行细则。从法令规章的拟订内容上来看，中国大致已是一个医疗卫生现代化的国家，而且当时所定之方向，所拟之架构，直至今日仍是中国政府医疗公卫工作所本之模式。

同时，地方卫生行政事业也有所进展。尤其是如上海这种公共卫生事业起步较早的地区，更是有了长足的发展。在上海租界中，各国都将本国的公共卫生政策移植至当地，至 19 世纪末，上海租界就已经建立了相当完善的近代公共卫生体系。到 20 世纪初，华界在市政建设、卫生管理、法规建设等方面基本采纳了租界的办法。特别是南京国民政府时期，上海地区的西医人数也达到高峰，专业团体的力量及影响力颇大，更加快了上海的卫生事业现代化的进程。1936 年上海卫生局曾发表过四年来所取得的成果：添设诊疗所 6 所，医院 3 所，隔离医院 1 所，戒烟所多处，及卫生试验所 1 所。此外进行的卫生计划包括检查饮料食物、清除街道及河滨，免费注射防疫针，提倡卫生教育，规定怀孕女工之工作时间与待遇，检查肉类，等等。[①]　其卫生行政的完善程度在国内首屈一指。此外，北京、南京、汉口、广州等城市的公共卫生体系也有不同程度的完善，成为中国公共卫生现代化的先行区。

---

① 《四年来公共卫生事业实况》，《申报》1936 年 6 月 23 日第 11 版。

但当时不断完善的卫生行政体系也有着不可忽略的缺陷，一是中央对于卫生行政事务，由司而部，由部而署，忽隶内务部，忽属行政院，且其间反复，不止一回。党政要员对国家卫生事务之权责定位，其范畴为何，应有何层次之职权等问题一直不能确定。此卫生行政角色认识上的模糊，其影响尤过于政权的更迭，对医疗卫生事务之贯彻推行，其影响不可谓不大。

二是由于参与构建卫生行政体系的均为有着西医背景的专业人士，国家医疗卫生行政完全是按照西方模式建立和完善的，中医行政管理从机构到职能均成为国民政府管理的盲点。直到 1934 年半官半民的中央国医馆产生之前，中央甚至没有专门的管理中医的机构。直至 1936 年，政府始在卫生署设立"中医委员会"，由陈郁担任主委。在政府医疗行政部门中，几乎是清一色具有西化背景的留学归国人员掌握着权力，时人不禁感叹："自政府派员留学以来，二三十年间，海外归来之医学博士、药学博士今已遍布国内，各种官守，概以西医充之。"[1] 中医界也为此作出抗争，1936 年 12 月 3 日，中医界乘立法院第 82 次会议即将召开之际，组织了18 个省市的代表 120 余人向该会请愿，主要要求在卫生署内设中医副署长。[2] 在西医界看来，中国自古流传下来的中医，与现代卫生行政的要求格格不入，甚至是推行卫生行政的障碍，这一观点也深深影响了移植西方的卫生行政体系的政府。同时也因为中医群体本身缺乏与国家力量相结合的基础，无论是北京政府还是南京政府在进行现代国家建构的过程中，都没有将其纳入国家体制之内，而是试图重新建立一套崭新的以西医为基础的医疗体系。这就使医师群体中人数最多、分布最广泛并与中国实际紧密结合的一部分游离于体制之外，却没有被卫生行政所利用，从而削弱了卫生行政推行的力量及医疗事业发展的速度。当时众多的卫生行政、各种条例的实行情况并不理想，民众的医疗困境也没有得到根本的改善，中医群体在卫生行政体系中的缺位不能不说是其中的一个重要原因。

二　传播医疗卫生知识

要想强种强国，就必须普及医学知识，这一观点在医界已达成共识。

---

[1]　知死：《西药亡国预算表》，《医界春秋》1927 年第 13 期。
[2]　赵洪钧：《近代中西医论争史》，安徽科技出版社 1989 年版，第 141 页。

如沈松年所说："国家之盛衰，在乎国民身体之健全与否为转移。"① 因此，医界除了发展中国本土的医学教育之外，十分重视面向公众的健康教育及卫生教育，力图最大限度地传播现代医疗卫生知识。②

在医界看来，中国民众体质的羸弱，除了缺医少药的社会现实，在很大程度上是由其卫生观念薄弱，健康知识缺乏而造成的，"要使国民健全，全赖乎医学知识的普及，务使人人了解普通所不可少的医药常识及应有的卫生知识。这非有赖于卫生教育的普及不可"。③

中国最初的卫生教育是随着现代学校在中国的发展而萌芽的。1904年《癸卯学制》公布，这是我国付诸实施的第一个现代学制（1902 年曾颁布《钦定学堂章程》又称《壬寅学制》，但未实行）。该学制中各级奏定章程，已有了关于学校教育、生活和医疗等卫生的初步规定。如：高小的格致课程中，有"人身生理卫生之大要"；在中学博物课中有"生理卫生学"；在中级师范，已将生理学单列一门课并在教育学课中含有"学校卫生"一门。这是官方颁布的规章最早将"学校卫生"列为一门课。在新式学校的早期，教会学校一般已设校医。④ 但至 20 年代中期仍没有建立从中央到地方的卫生教育机构，统筹学校卫生教育。民众的卫生教育更未普及。这种状况是医界所不能满意的。

20 世纪二三十年代，各种医学刊物上，阐述卫生教育重要性、迫切性的文章大量涌现，都是呼吁全社会重视卫生教育问题的。如高梅芳就强调："中国人对于生活的态度一向是很随便的，父母教育儿女，没有把卫生的态度卫生的知识卫生的习惯传授给他们。实际上做父母的本身就不知道卫生的重要，怎样才算卫生，更没有卫生的习惯，所以子女长大成人，生在不卫生的环境而不觉得，疾病而不知预防，没有卫生的态度，没有卫生的知识，没有卫生的习惯。……今日要谈民族健康，当然非要从卫生教育着手……教育的效果，不但只影响到此代的国民，更影响到下代的国

---

① 沈松年：《医学趋势与国家之关系》，《申报》1935 年 2 月 18 日第 15 版。

② 我国教育界、卫生界和健康教育工作者一般都认为：卫生教育可视为早期的健康教育，近现代健康教育是在卫生教育基础上发展；健康教育比卫生教育有更深的内涵和外延，是一个新的学科概念。但在相当历史进程中，"卫生教育"与"健康教育"的概念交叉，重叠使用，并没有明显的区分。参见张苏萌、张丹红《20 世纪前叶我国卫生（健康）教育机构发展概况》，《中华医史杂志》2001 年第 4 期。

③ 沈松年：《医学趋势与国家之关系》《申报》1935 年 2 月 18 日第 15 版。

④ 《铁钩冤魂》，《医药评论》1933 年第 97 期。

民"，并提出卫生教育的目标为"引起国民注意卫生的兴趣；培养国民对健康的信心；养成国民对于卫生正当态度；灌输合理而有效的卫生知识；养成国民佳良的卫生习惯；革除家庭社会卫生的障碍；实现清洁整齐的理想环境并推行健康而调整的新生活"。①

范守渊也将向民众的医学宣传作为医师的首要社会任务，号召众医师不要将救治病苦的民众作为唯一的任务，而是要"把医学的普通智识灌输给他们，使他们清醒，使他们明了，在可能的范围中，来改善他们的不卫生的生活环境，以避免疾病的侵害，维持生命的健康"②。翁之龙在考察欧洲的医学及公共卫生事业之后明确地提出了将"卫生教育"作为谋求民族健康路线的口号，并将卫生教育分为家庭卫生教育、学校卫生教育及社会卫生教育三个方面，呼吁医界与教育界共同探讨卫生教育的具体实施计划。③ 此外，在参加教育部关于规定各级学校课程标准的讨论中，他还特别提议中小学加授卫生课，后被教育部采纳。④ 上海医师公会、中华医学会、全国医师联合会也将开展卫生教育作为重要议题，不仅在代表大会上详加讨论，还频频将意见反映到相关部门，督促政府加快推行卫生教育。

在医界等社会各界人士呼吁下，南京国民政府开始注意卫生教育之设施。1929 年 2 月，教育部与卫生部协调组织"学校卫生委员会"，以推进学校的卫生教育，并决定由卫生部门负责技术指导。此外，行政院卫生署设有卫生教育组。它的主要的事业，是供给卫生教材，出版卫生刊物，计划实施卫生教育事宜。之后又颁布《学校卫生实施方案》、《卫生教育实施方案》，有力地推动了学校卫生（包括卫生教育）在学校的实施。

1933 年，国民政府开始召集读完医科之医师训练专办学校卫生工作之人才，并成立健康教育委员会，嗣于学校儿童之健康检查疾病治疗卫生习惯之养成，预防传染病（种痘及各种预防疫苗之接种），开始实施编有

---

① 《中国卫生教育普及论》，《医事公论》1935 年第 2 期；《中国卫生教育普及论（续）》，《医事公论》1935 年第 3 期。
② 范守渊：《医师的社会任务》二，《申报》1933 年 2 月 20 日第 14 版。
③ 翁之龙：《谋民族健康的一条路线"卫生教育"》，《申报》1934 年 4 月 2 日第 15 版。
④ 翁之龙（1896—1963），1920 年毕业于同济医工专门学校；同年去德国法兰克福大学，专攻皮肤科，获博士学位。1924 年回国，历任北京大学讲师、教授，广州中山大学教授兼附属第一人民医院院长。1932—1939 年任同济大学校长。1941 年任重庆中央大学校长。中华人民共和国成立后任成都第二人民医院皮肤科主任、教授。

详细之统计。① 各省市也在教育部的通令下，将教育厅（局）与卫生处联合组织省市卫生教育（健康教育）委员会，大部分隶属于教育厅（局），设委员若干，医师、护士是其中的主要成员。卫生教育的迅猛发展与医界的呼吁及出谋划策不无关系。

　　不少医团和医师个人也直接参与到卫生教育的普及中去。1920 年胡宣明就创立了中华卫生教育会，刊行肺痨病传染病的卫生等卫生浅说及卫生挂图，并开展卫生运动以唤起民众。此后，上海、南京等地的卫生运动次第开展起来。1928 年 4 月，上海卫生局举办卫生运动，上海医师公会积极参与配合，出谋划策。② 运动的内容也十分丰富，有展览，有文字，及图书宣传，各个医学校负责流动宣传，到处张贴标语，各家各户参加大扫除，由于政府的提倡，各医团、医校的积极配合，组织严密，此项运动获得了相当成功，大大加深了民众对卫生的印象，影响也相当广泛。③ 不仅卫生运动的传统在上海较好地延续下来，卫生部也将每年 5 月 15 日及 12 月 15 日定为全国的卫生运动大扫除日，借以普及卫生知识，培养民众卫生习惯。此后，卫生教育的内涵进一步扩展，如在《上海市卫生局市教育局二十一年度健康教育实施办法》中，当年健康教育就分为：卫生教育、预防工作和医务工作三个方面；训练师资和学生，对外进行健康教育（包括家庭、民众卫生讲演、清洁、拒毒、防疫等运动）和学校设立健康教育股和筹设健康教育劝导员等；预防和医务工作，也设有具体目标。④

　　此外，医界也十分重视医学常识、卫生观念的文字宣传。民国时期，各类医学报纸杂志如雨后春笋纷纷涌现。在出版业、商业相当发达的上海，行销的各类医药报刊就多达 40 多种，此外，《申报》、《时事新报》、《大晚报》、《晨报》、《时报》等各大报刊还刊行有近 20 种医药副刊。⑤ 在这些报刊中，不乏运用通俗的文字讲解浅显医药知识和卫生常识的文章，其针对的受众就是一般民众。这些文章的内容也十分广泛，不仅涉及如何预防疾病，还大量涉及日常生活中正确的卫生习惯和健康的生活方式。

　　① 史志元：《幼幼舍丛话（十九续）》，《医事公论》1935 年第 17 期。
　　② 《朱企洛医师在上海特别市第二次卫生运动大会之演说》，《医药评论》1929 年第 1 期。
　　③ 威仑：《机械式的卫生运动》，《医事公论》1935 年第 8 期。
　　④ 《上海市卫生局市教育局二十二年度健康教育实施办法》，《中华医学杂志》1934 年第 2 期。
　　⑤ 庞京周：《上海市近十年来医药鸟瞰》（连载），《申报》1933 年 10 月 9 日第 13 版。

表 5 - 2 部分普及医药常识性文章

文章题目	报刊名称及刊载日期
献给母亲们	《医事公论》1934 年第 10 期
民间最常发生的几种中毒现象及其疗法	《医事公论》1936 年第 21 期
空气传染之方法	《新医与社会汇刊》第 2 期
牙齿健康常识	《新医与社会汇刊》第 2 期
眼睛的卫生	《新医与社会汇刊》第 2 期
人力车的消毒	《新医与社会汇刊》第 2 期
怎样过年	《医学周刊集》1928 年第 5 期
妇女职业与儿童健康	《医药评论》1937 年第 149 期
论嘴呼吸之害	《医药评论》1929 年第 3 期
看护儿童重要要点	《医药评论》1934 年第 111 期
谈谈子女性的教育	《社会医药报》1935 年第 2 期
个人卫生上应纠正的几点错误	《医事公论》1934 年第 24 期
吃药谈	《医学周刊集》1928 年第 3 期

　　从表 5 - 2 所举的例子可以看出，医界对民众医学常识的普及已经深入到对其生活方式的指导上了，不论是个人卫生还是家庭生活，不论是育儿常识还是职业活动，医家都从卫生和现代医学的角度给予指导，以期通过普及医学常识使民众尽可能地避免疾病，保持健康。

　　就当时的情况而言，在医界、政界、教育界等各方的努力下，现代医学知识在中国有了一定的普及。尤其是在上海，病菌致病的观念已被许多人接受，在传染病流行时期，不少人会选择戴口罩出门；[1] 无论个人卫生还是公共卫生都受到大众的关注，餐馆里卖着"卫生食品"，报纸上也大量刊登着"消毒牛奶"、"卫生牙刷"、"卫生鞋袜"甚至"卫生草纸"的广告；[2] 随地吐痰，乱扔垃圾成为众所周知的恶习，食品卫生受到重视；生病后上医院，吃西药已经成为市民生活中习以为常的事情，连世人惯用的滋补品在宣传上也开始出现维生素、红血球、白血球等字样。[3] 这表明现代医学知识和观念已经开始潜移默化地渗入到了社会民众的生活和观

---

① 《弟弟之死》，《申报》1931 年 2 月 25 日第 9 版。
② 如《申报》1933 年 3 月 12 日第 15 版；《申报》1929 年 4 月 4 日增刊第 1 版。
③ 如《申报》1929 年 5 月 21 日第 5 版；《申报》1929 年 3 月 11 日第 14 版。

念中。

但是，当时无论是卫生（健康）教育，还是医学常识普及的效果，都还是比较有限的。从行政上看，卫生教育仍处于"无计划无组织杂乱而无系统"的境地，中央无切实负责卫生教育计划实施推进的机关，省和地方卫生教育更引不起一般人的注意，各地卫生教育的实施也就很难有成效。① 从地域上看，由于受到经济、政治、人才等等条件的限制，卫生教育及医学常识的普及存在着很大的地域差别，只有在上海、南京、北平等大都市中进展较大，而其他经济能力较差、风气较封闭的小城市都难以企及，更不用说广大的农村地区了。从方式上来看，医界及医事机关偏重于文字的宣传而缺少整个的活动，偏重于医学的设施而缺乏教育的意味，而教育界则又多半不具备医学专业上的知识。两者之间缺乏有效的配合，这也影响了对社会民众的教育效果。因此，终民国之期，医界也一直在探索推行卫生健康教育的更加有效的途径，这种探索也就成为普及医学常识、传播现代医学知识的最重要的动力之一。

三　塑造"健康国民"

医师们"医学救国"的理想建立在"强国必先强种"的思想基础之上，因此他们格外关注提高整个种族的体质，力图摆脱"东亚病夫"的帽子，重塑"健康国民"的形象。在各个医学期刊上刊登的常识普及性文章中，关于母婴卫生和儿童保健类的内容就占了相当比例，从而反映了医界对民族前途的关注。而对于有可能危害整个种族健康的疾病，医界更是花费了相当心血去寻求解决之道。如花柳病、痨病、烟毒等已经成为严重影响国人体质的重大社会问题，更被医界认为是"亡国病"，"足以弱种弱国，妨碍复兴的障碍，无疑的，都要迅速地消灭他，铲除他"。② 而医界中不少有识之士更认为除了政府之外，医师群体也应承担一定的责任，因而在这些方面医师们都作出了极大的努力。

（一）扑灭花柳病与禁娼

花柳病是中国社会对性病的俗称，在民国时期主要指代三种性病：梅毒、淋病、软性下疳。花柳病通过性交而接触传染，中国自古有之，患者

① 高梅芳：《中国卫生教育普及之论》，《医事公论》1935 年第 2 期。
② 夏苍霖：《提倡新生活和扑灭亡国病》，《医事公论》1934 年第 16 期。

多为流连于烟花柳巷之人，故称之为花柳病。中国古代社会因为受到传统文化的影响，向来"男女授受不亲"，有"礼教"之防，花柳病对社会的危害还相当有限。鸦片战争以降，外力入侵，西俗东渐，各个通商口岸地区的娼妓行业也迅速发展，为花柳病的泛滥埋下了伏笔。

1920 年，上海工部局调查得出上海地区的妓女总数为 60141 人（华界及虹口广东娼除外）①，比纱厂工人还多。② 这还不算无法统计的私娼人数。娼妓业的发达，"影响于社会者，为害尤大，真有如洪水猛兽之不可向迩者"，③ 花柳病在中国的泛滥就是其最严重的后果之一。对于这一点，医界早有清醒的认识。赖斗岩就感叹道，"娼妓为传染花柳病之媒介，丧身败家之起源，危害康健，贻害社会，诚非浅鲜。从前吾国政府，对于公娼，不加严禁，反在各城市，设立花捐局，以收赋税。不啻承认卖淫为正当事业，卒至娼妓制度，盛行全国，良可憾也"。④《北平娼妓调查》显示，注册 2725 名妓女中，20% 是患病的。在 1929 年 6 月至 11 月受检妓女共 29050 名中，有病者达 12495 名，其中梅毒有 922 名占总患病人数的 7.2%，下疳 294 名占 2.3%，淋病有 9855 人，占 82.8%。⑤ 在上海，由于华洋杂处，娼妓数量众多，情况则更为严重。1929 年，上海工部局卫生处所设花柳病诊治科，就发现此病多为妓女所传染，其中 70% 由华妓而得，17% 由俄妓而得，其余 13% 由日籍与其他国妓女而得⑥。而花柳病也以此为媒介向社会公众蔓延开来。

上海地区花柳病蔓延程度虽然没有具体的统计，但仅看上海花柳病专科生意的兴隆，竞争之激烈，上海市内花柳病的严重程度就可想见。如《申报》在 1931 年 8 月 28 日一天就刊登了八家医院治疗性病的广告。⑦与此同时，随着城市化进程的加速，人口流动愈加频繁，职业结构、城市

---

① 参见王书奴《中国娼妓史》，上海书店 1933 年版，第 331 页。

② 同上书，第 299 页。

③ 《中国妇女问题讨论集》第 6 册，《民国丛书》第 1 编第 18 册，上海书店 1984 年版，第 90 页。

④ 赖斗岩：《娼妓与梅毒》，《中华医学杂志》1932 年第 4 期。

⑤ 王书奴《中国娼妓史》，上海书店 1933 年版，第 349—350 页。

⑥ 赖斗岩：《娼妓与梅毒》，《中华医学杂志》1932 年第 4 期。

⑦ 八家广告是：(1) 护江医院，白浊彻底疗法（诊例一元）；(2) 江适存电疗医院，电浊；(3) 上海卫生局免试医师，花柳专科、青春医院门诊（一元二角）；(4) 永安医院，花柳；(5) 淋浊医院，优待白浊医务二元；(6) 华侨医院，花柳科、电疗科；(7) 京都天德堂，专治花柳毒门；(8) 汪洋医院，花柳专科。

结构也在发生着巨大变化，花柳病的流行也不仅限城市，甚至蔓延到乡间。据夏苍霖回忆，他在海宁一县每年所诊治花柳病患者，农民就占到十分之六强。经多方考察，从主诉和病例方面，他发现传播途径有以下几个方面：男子方面（占40%）：一是在各大埠工厂工作，或服役伙夫等，而从下等娼妓处染得者；二是染自同村之患毒者（乡人多共厕）。女子方面（占60%）：一是服务大都市各工厂，行为苟且，身染毒疮；二是受雇为乳母或仆役，而染自主人家者；三是有梅毒之乳儿，寄养于乡间；四是因生活困难，而操皮肉生涯。对此，夏苍霖极为忧虑，"全无卫生智识的农民，而有许多病的传染机会，一人患毒，全家传染；从妻到夫，从女到婿，从子到媳，不到几年，便从一家到全村，到邻村，不知要培养多少花柳病人"。①

对花柳病泛滥的社会现实忧虑的不仅是夏苍霖医师一个人，整个医界对此都忧心忡忡。他们从医学的角度早已认识到花柳病对种族繁衍、民族健康的负面影响。朱企洛曾明确地指出花柳病的危害："病之经过，往往数月数年，或数十年，或终其身缠绵痛苦而不治。或终其身辗转传染贻害后嗣……不能受孕，即或受孕，亦当流产，即或分娩，亦每盲目。至于梅毒，则常有流产死胎之虞。其能安然脱胎者，每每发育不良，中途夭折，否则患先天梅毒、精神病、白痴病等。……在民族强盛上，受莫大之打击，可不警惕哉。"② 为了引起政府和公众对花柳病危害性的注意，医界各种医学刊物和报纸的医药副刊上，刊登了大量介绍花柳病的文章，既有普及性的知识介绍，也有指导性的就医常识。在上海各大报刊中，仅专门为介绍花柳病的报刊副刊就有6种之多。③

而对于引发花柳病泛滥的娼妓，医界则有两种意见。一种意见主张废娼，认为要尊重公共卫生就必须废娼，"娼妓实花柳病之母也"，为人类健康之大敌。若任其泛滥，必将"减灭国力，败坏人种"。④ 而另一种观点则认为扑灭花柳病的关键在于对娼妓的体检和管理。两种观点针锋相对，争执颇多。

---

① 夏苍霖：《提倡新生活和扑灭亡国病》，《医事公论》1934 年第 16 期。

② 朱企洛：《扑灭花柳病与废娼关系》，《医药评论》1930 年第 49 期。

③ 汪企张：《最近本埠日报中医药副刊统计的观察》，《申报》1935 年 5 月 20 日第 15 版。

④ 《中国妇女问题讨论集》第 6 册，《民国丛书》第 1 编第 18 册，上海书店 1984 年版，第 90—91 页。

　　贾逵提出，"为预防花柳病的传播而检验娼妓是有损无益的。不但对于防病是毫无价值，却使被诱的人数加多。因为它给人一个虚伪的保障，男性就失去他们自制的意志，社会也就似乎默认冶游是无害的"。因此，"民众应当认清这检验娼妓的办法，是不可靠的，是误人的。我们知识界，特别是医学界，不当缄默，应当高声的呐喊，尽力的宣传，唤起民众，使他们明了检验娼妓的害处。对于政府也当提出严正的抗议，促起废娼的运动"。① 宋国宾甚至从娼妓存在的社会条件入手，规划出废娼的步骤："一、改善生计及减少妇女堕落之机：1. 提高妇女工资；2. 设立无职业之妇女收容所；3. 组织女子正当之俱乐部；4. 保护被弃之婴孩；5. 限制离婚（处今日中国社会情形之下，离婚多为片面的。女子被离之后，不出于自杀，即堕落为娼。）6. 保护被弃之妇女；7. 严罚强奸案件；8. 被诱之女子，法律上许以正式嫁与诱奸之男人；9. 救济未出嫁而为母之女子；10. 组织讲演团，提高女子人格，及讲演花柳病之危险。二、救济青年男子堕落方法：1. 发展家庭观念；2. 养成尊敬青年妇女习惯；3. 提倡早婚。三、减少怨女旷夫方法：1. 实行'夫到天边妻要随'主义；2. 组织适宜运动，如网球、脚踏车等；3. 设立书报室、音乐会、戏园、平民大学等。"宋国宾乐观地估计，这些措施"果能一一实行，则娼妓不禁而自绝"②。从宋国宾的建议可以看出，其已经没有完全拘泥于医学立场，而试图从社会的角度去解决娼妓泛滥、花柳病蔓延的问题，已有了不少社会医学理论的色彩。以今天的眼光来看，其有些提议未免过于片面，或脱离实际，但其思路还是有相当借鉴价值的。

　　而另一派观点则认为，以当时中国的社会现实，禁娼是不可能实现的，顶多只能将公娼变为"私娼"而已，并不能阻止花柳病的蔓延，因此，一部分人认为，应加大对娼妓的身体检查，对其及民众进行性病宣传及知识普及来遏制花柳病的蔓延。③

　　虽然医界的意见并没有统一，但确引发了社会与政府对花柳病的关注，并在不同程度上影响了政府管理娼妓的政策。

　　因为认识到花柳病的危害性及娼妓与花柳病传播的关系，各地方管理

---

① 贾逵：《对于检验娼妓的评议》，《医学周刊集》1928 年第 1 期。
② 宋国宾：《禁娼问题》，《医药评论》1929 年第 4 期。
③ 李紫衡：《性病之预防与娼妓存废问题（续）》，《医事公论》1934 年第 4 期。

妓业的规则或条例都规定了娼妓必须接受健康检查，对娼妓检验机构的设置、人员、经费、职责都作了详细规定，检疗机构由当地卫生部门管辖。凡患有花柳病或其他传染病者，扣押营业执照，非经治愈不准营业。同时，体检本身也是一种性病知识的教育过程。按检验规则，医生们在检验过程中应向妓女讲授性病及其预防知识。许多妓女就是通过性病检查得到一种无言的严厉警示。康素珍等许多妓女在其回忆录中都提到，妓女们都害怕染上性病，体检使她们知道了一些有关性病的知识和患性病的基本症状（包括嫖客的）；所以一般妓女们每晚都会在房间里放一盆备用的所谓消毒水（即高锰酸钾溶液），"工作完毕"后立刻进行清洗；妓女们对嫖客也长有心眼，一旦发现嫖客有患病的症状，就会拒绝与之交接，而且一般老鸨也会站在妓女一边。[①] 体检虽然受当时物质条件限制，不能从根本上解决问题，但仍然有相当的防范作用，毕竟在体检中还是有许多妓女的性病被发现，并受到强制治疗。这对于减缓花柳病蔓延的速度也起到了一定的作用。

　　与此同时，由于受到医界在专业知识和人道上的支持，五四时期以来知识界及妇女界所提倡的"废娼"运动的声势也愈加壮大。中央政府及部分地方政府在此影响下，也作出过废娼的努力。南京国民政府建立之初，曾在首都南京市禁娼，江苏、浙江、安徽等省的大小城市纷纷仿效。[②] 正如反对废娼人士提出的，在当时的经济、社会、政治环境下，废娼是无法实现的政策。如上海卫生局就因为租界不能行使禁娼权责，而希望公共租界当局检查娼妓。公共租界当局则复文云租界内妓女，早经禁止，如果检验，反予以承认。[③] 于是，上海市废娼的结果，不外是私娼数量猛增，以及大量妓女转移至公共租界和法租界内，并无实质上的变化。虽然南京国民政府时期的废娼运动并没有取得实质性的成果，但这种思想却延续下来，其经验教训为新中国成立后"改造妓女"政策的制定和实施提供了借鉴。

　　（二）防痨事业

　　肺结核病俗称痨病，是危害人类健康历史久远的世界范围的慢性传染

---

①　张超：《民国娼妓问题研究》，武汉大学，博士论文，2005年，第93页。

②　同上书，第74页。

③　朱企洛：《扑灭花柳病与废娼关系》，《医药评论》1930年第49期。

病。"结核病在历史上是患病率与病死率最高的疾病之一，曾有过'白色瘟疫'之称"。进入现代社会后，"由于卡介苗接种及合理化学疗法的推广，患病及死亡高峰已向老年转移。但由于肺结核病的高度传染性，故仍是世界范围内的一个重要的公共卫生问题"。①

在近代中国社会，由于缺乏生命统计及死亡报告资料，因此有关全国人口结核病死亡统计难以获得。但仅在一些区域性的资料中，结核病的危害性已让人心惊。1932年北平第一卫生事务所裘祖源医师等人在该所管界内实施全人口死亡报告，"据1926—1932年资料分析，肺结核死亡率平均为303/10万，肺外结核为81/10万，居死因排列的首位"。此外，"Huizenya L. S. 于1941年对上海传染病死亡报告加以分析，总死亡7947人，死于结核病者为4503人，占56.7%，居各种传染病死亡的第一位，结核病死亡为其他传染病死亡总和的1.3倍"。② 据当时人估计，"我国每年有百万余人因痨病而死，尚有一千余万人因痨病而卧床不起，尚有未有确实调查之数千万人，患此痨病，以致体力不支，精神委顿"。③ 20世纪的二三十年代已跃为中国第一工商大都市的上海，因其人口密度大、流动性强，导致肺痨即肺结核病猖獗一时，人们常常是"谈痨色变"。民间有"十痨九死"之说。不难想见，结核病是近代社会最凶悍的杀手，因此被认为是当时最严重的"亡国病"之一。

肺结核在中国近代社会特别是城市内泛滥，主要与城市巨大而密集的居民、恶劣艰苦的生活和工作环境以及卫生常识的缺乏有关。在链霉素出现以前，治疗肺结核并没有特效药，因此医界一方面坚持对肺结核的治疗方法进行研究和讨论，另一方面也格外关注于肺结核的预防工作。

丁惠康医师提出，防痨事业的进行需要集全国之力，不是医界能够独立承担的，但"防痨工作之进行，自以医界为前锋"，一是要"对于痨病患者，应由报告之义务，如是则于相当时期之内，不难得一肺病统计，推言之，凡重病者（即负有传染之危险者）可在实行报告以后，明白统计之"。二是要实施团体检查，"肺痨为一种传染病，凡工厂学校公司等公

---

① 吴阶平、全如瑊：《现代医学》，《中国大百科全书·现代医学》，中国大百科全书出版社1993年版，第645、363页。

② 邓铁涛、程之范主编：《中国医学通史》近代卷，人民卫生出版社2000年版，第385页。

③ 《防痨协会昨开年会》，《申报》1936年10月25日第12版。

众地方,俱应实以爱克斯光团体检查,将有病者检出后,实施隔离,如是,则可将传染之危险减少,此举当由各公团体与医院协力合作之,即一般居民,自以为健康者,亦应每年请医家用爱克斯光检查一次,处于肺痨传染危险之环境中者,尤须注意"。三是要实施澄本清源办法,"凡开放性病者,俱应实行强迫住院治疗,其住宅应施以消毒手段,澄本清源,莫此为甚,当局应先期调查市内之医院床位,是否够用,以现时我国之情形而论,疗养院之建设,亦为刻不容缓之举"。四是要改进公共卫生,"当以禁止吐痰为最要,此项问题,当用全力宣传之,凡各公众机关,及娱乐场所,车票及广告等,均须有种鲜明之文字标语及图书,使人人触目惊心,不再吐痰,约一二年后,或能达到目的,至少可以减轻传染之危险程度,于防痨工作,也为重要"。此外,还应改良治疗方法、研讨肺痨药物,注意优生学、发展健康保险事业,等等。①

正如丁惠康所说,防痨事业的推进涉及方方面面,不仅要求有一定的经济支持,还要求有相当的时间和专门的人才及广泛的民众参与。而在上海成立的中国防痨协会正是集医界、教育界、政府、社会公众等多方面力量而组成的防痨组织,对近代中国的防痨事业作出了不小的贡献。1933年10月,上海社会各界精英尤其是医界同人共同发起组织了中国防痨协会,不仅伍连德、朱恒璧、颜福庆、牛惠生、胡宣明、刘瑞恒、刁信德、黄子方、庞京周、丁福保等医界名人纷纷担任要职,刘鸿生、吴蕴初、虞洽卿等社会名流也被邀请担任理事。② 中国防痨协会以健康民众体魄,防止痨病传染为宗旨,在众多社会名流和政府的支持下,积极开展痨病防治工作。就工作内容而言,其活动主要在宣传教育和痨病防治两方面。

由于肺痨在城市的蔓延在很大程度上是由于市民不卫生的生活习惯或不健康的生活方式造成的,因此中国防痨协会首先就将对民众的宣传教育作为自己的工作重心。在开展卫生教育过程中,防痨会格外注重防痨教育。例如该会特别刊行《防痨月刊》作为会刊,并将其作为宣传防痨运动的阵地,向公众普及肺痨知识和防痨常识。为了引起社会公众的注意,《防痨月刊》还举办有奖征文,聘请牛惠生、李廷安、颜福庆、翁之龙、朱恒璧、伍连德、丁福保等医师为评委,规定征文前三名分别获得奖金

① 《丁惠康博士谈我国防痨之实施方法》,《申报》1936年3月25日第12版。
② 《中国预防痨病协会成立》,《医药评论》1934年第107期。

50 元、30 元及 20 元。可谓颇费心思。其征文的题目则规定从"防痨运动与中国民族之复兴"、"防痨与教育"及"从中国民族体质说到防痨"三题中任选。① 由此也可看出,防痨协会对于防痨事业的关注并不仅限于医学的领域,而是立足于再造"健康"的国民体质,实现民族的复兴。此外,防痨协会还刊行了《肺病指南》、《肺病预防法》、《肺病疗养法》等通俗讲解肺痨防治的小册子,对公众免费发放,举办防痨展览会,编授不要吐痰歌,力图让普通民众甚至文盲都能获致防痨的重要性及卫生的生活方式。②

因咳痰是该类疾病传播的最主要原因之一,防痨协会自 1934 年起在上海每年都举办劝止随地吐痰运动,在民众中影响甚大。颇具声势的民间劝止乱吐痰运动大会为期四天。为充分调动社会各界的积极参与,协会专门划分学生日、工友日、商民日、团体日。学生日主要由全市学校举行统一劝止吐痰运动仪式,各校校长报告运动意义,专家、教师分别演讲随地吐痰之害和防痨常识。工友日,各工厂分别举行仪式,上海市总工会派员指导,积极宣传。除印发《告工友书》外,并派员往各工会进行工友总动员,向工友劝导告诫,并让工友们听后回家向家属亲友积极宣传。商民日,由市商会负责,领导各同业公会暨各商号等向各行业充分宣传禁止随地吐痰的道理,指令各地商店在大门上张贴禁止随地吐痰标语。团体日通常安排在最后一天,工商、学术各民众团体于华界、租界各处,分头演讲,事前精心制作了大量的劝止吐痰标语、图画刊物备用,日夜开映"痨病自述"等教育影片。国立医学院还指派化验员至各处采取地上之痰数千口,化验痰中含有痨菌之比例,在各报公之于众,以科学数据显示随地吐痰之危害。劝止吐痰运动大会形式多样,成效卓著。历次运动大会上协会均免费赠送大量防痨专著和健康画报,刊印散发上万份的《吐痰害人》等劝止随地吐痰的传单和标语。卫生展览会上布满精制的防痨卫生挂图,参观者甚众。协会还面向社会,举办防痨和劝止随地吐痰的征文,进行生动的卫生演讲,赢得社会各界的广泛参与。

为了培养儿童的卫生习惯,防痨协会与儿童幸福会、儿童晨报社以及

---

① 《防痨协会悬奖征文》,《申报》1934 年 9 月 29 日第 15 版。

② 《防痨协会悬奖征文》,《申报》1934 年 9 月 29 日第 15 版;《防痨展览会昨日开幕》,《申报》1936 年 12 月 16 日第 15 版。

市教育局、市卫生局等机关合作，于1934年暑期，以半官式性质，借吴淞同济大学中学部，开办儿童健康营，向儿童传授卫生健康知识，培养其卫生习惯。时间虽仅仅6星期，其效果却得到广泛的肯定。江晦鸣甚至感慨道："复兴民族，卜于斯营，诚属大有希望。"①

在实际的痨病防治方面，防痨协会也作出了不少的尝试。从1934年到1936年，防痨协会陆续开办了三处痨病诊疗所。第一处在西门方斜路西林路306号，聘请美国医学博士汤若年为主任，妇孺医院协和护士学校毕业生沈宗英及中国红十字会总医院护士学校毕业生祖德配两女士为护士；一处在南市三泰码头上海医院内，刘惠霖医师为诊疗所主任医师；另一处在西藏路上海时疫医院②。通过这三个诊疗所，防痨协会基本建立起上海痨病的防治网络。痨病诊疗所的门诊是从星期一至五每日下午二时至四时，诊费药费针对协会会员都相当低廉，且贫病者不论是否会员，费用一概豁免，而且不论会员非会员都能免费检查身体。同时，诊疗所每星期一至六上午还特派护士访视病家指导预防及疗养方法。③ 由于诊疗所收费低廉，医师医术精湛，无论是社会民众还是政府机关都表现出相当的欢迎和支持。这三处诊疗所每天都拥挤着大量的求医者，以至于防痨协会决定以每年2处的速度继续增开治疗所。④ 而在征集会友和募集经费方面，防痨协会也得到了公众和政府的支持。防痨协会每年都有征募大会之举行，征集会员和经费，每年的成绩均不错。如1936年4月开始第三届征募大会之时，防痨协会就聘请本市各界领袖五十人为队长进行征募，至6月新加入之会员，就达一千余位，其中工部局女中甚至全体加入，而华商电气公司、闸北水电公司等公司及各团体都踊跃捐输。⑤ 上海市市政府也认为该会工作"对于复兴民族，厥功甚伟"，因此每年供给经费2000元，以资补助。⑥ 虽然经费不多，但也表示出政府对于防痨协会工作的肯定。

此外，防痨协会还和虹桥肺病疗养院等机构合作，举行X光防痨体

① 江晦鸣:《一年来之中国医药卫生》四,《申报》1935年1月28日。
② 《中国防痨协会紧要通告》,《申报》1934年6月22日第6版;《中国防痨会设诊疗所两处》,《申报》1935年10月29日第9版;《中国防痨学会第三诊疗所昨开幕》,《申报》1936年1月14日第10版。
③ 《中国防痨协会紧要通告》,《申报》1934年6月22日第6版。
④ 《防痨协会昨开年会》,《申报》1936年10月25日第12版。
⑤ 《学医政界纷纷加入中国防痨协会》,《申报》1936年6月3日第14版。
⑥ 《中国防痨会设诊疗所两处》,《申报》1935年10月29日第9版。

检，要检查有无患肺结核症者，只须花大洋一元，购券一张，即可前往检查。要取回检查照片，价目亦比较低廉。普通医院用 X 光检查一次，非十元以上不可，最高价目，要数十元。因此这种集体体检，大大地促进了民众对自身健康的关注，有利于及早发现病灶，被时人称为"对于市民的一种福音"。① 由于参加 X 光体检的人数格外踊跃，检查时拥挤不堪，防痨协会故而决定与虹桥疗养院合作，并添请医师一人，专理 X 光肺病检查事。② 1936 年 8—12 月，防痨协会连续三个月举行了大规模的 X 光体检，共检查 1914 人次。③

检查人数如此众多，说明通过防痨协会等机构团体的宣传教育，社会民众对自身的健康状况越来越重视，并开始意识到预防和体检的重要性。从检查结果上来看，几个月来的受检者中，完全健康的比例相当小，而患病的比例相当高。虽然不排除受检者多是自身感到不适或某些症状而来体检，但这么高的患病比例也说明当时肺痨蔓延情况的严重。防痨事业仍任重而道远，这也从一个侧面说明了防痨协会工作的必要性和重要性。

虽然受经费、人员及社会环境等方面的制约，防痨协会所取得的成就是有限的，而且仅限于上海一地，但是其对推动整个中国的防痨事业有着不可忽略的意义，从一个侧面体现了医界对于增强国民体质，实现中华民族复兴所作出的不懈努力。

（三）扑灭烟毒和禁烟

自鸦片战争开始，以鸦片烟为主的毒品为祸中华百数十年。毒品对中华民族体质上的摧残，一直深为医界所揪心。从医学的角度看，那些瘾君子实际上是患有"慢性鸦片中毒"的病人，因此医界更能深刻地认识到，"鸦片的毒害，可以亡国灭种"，因为"凡是有慢性鸦片中毒的患者，身体各组织，统受他的毒害，结果精神颓丧，身体衰弱，还要祸殃子孙，扰乱社会，弱国弱种，实在是最痛心的一桩事情"。④

民国成立后，北京政府虽然也认识到了烟毒的危害，并颁布了《通告禁止鸦片文》、《参议院提议实行禁烟法案》、《吗啡治罪条例》、《关于

---

① 《防痨集团检查的再进一步》，《申报》1936 年 8 月 19 日增刊第 1 版。

② 《X 光团体检查（防痨协会）》，《申报》1936 年 8 月 22 日第 13 版。

③ 《X 光集团检查上月检查统计》，《申报》1936 年 9 月 7 日第 13 版；1936 年 10 月 22 日第 15 版；1936 年 12 月 12 日第 15 版。

④ 夏苍霖：《提倡新生活和扑灭亡国病》，《医事公论》1934 年第 16 期。

禁烟奖惩条例》、《禁种罂粟条例》等一批禁烟令,但实际上并没有严格施行,对于鸦片主要还是采取"寓禁于征"的政策,各地军阀更是将鸦片视为重要财源,非但不禁止,反而加以鼓励。因此,民国之后,中国鸦片泛滥之势,更胜于清末。南京国民政府成立后,便面对烟毒造成的"饥馑遍地,战乱不辍,实业凋敝,道德堕落"的困顿局面,大江南北翘首以盼,希望能解决烟毒问题。同时,新政府成立之初,军事浩繁,动费万千,财政支出压力巨大。在这一背景下,国民政府沿用北伐时期的"寓禁于征"政策,意在禁烟领域一石两鸟,名利双收。这一政策不仅在国际社会上得不到支持,而且引起国内舆论的强烈反对。

　　医界一直旗帜鲜明地站在维护民族健康的立场上,积极呼吁政府禁烟,吸食者戒烟,并力图宣传,希望使社会大众都能认识到烟毒的危害。夏苍霖医师就忧心忡忡地提醒说,"在国难日亟,外患内乱相逼而来的我国,再不从速限期禁绝,这亡国惨剧,迫在目前了"。[①] 王福申也深刻地指出,"鸦片一物,向为帝国主义侵略之工具,军阀生存之命脉。……鉴于鸦片之为害且烈,不独为吾国主义及建设上之障碍物,实为亡国灭种之祸根,颁令申禁,所以为谋国基之巩固,保人民之健康也"。[②] 除了在报纸杂志上或深入或浅显地讲解鸦片的毒性及对人体的危害,指导戒烟方法,医界还努力督促政府实施严格的禁烟政策。1928 年,中华医学会就电至南京国府禁烟委员会,提出"烟祸×伤民生危及种族",呼吁政府"本无畏精神彻底禁绝"。[③] 一名署名为"恨毒"的作者还在《医药评论》的社论栏中厉声指责中央政府的"鸦片公卖"政策,指责政府将禁烟作为敛财手段,与出卖"国土"无异。[④]

　　在国内外舆论的压力下,同时也随着国内政治、经济局势好转,南京国民政府对待鸦片的态度也日趋强硬。1935 年后,国民政府全面推行"二年禁毒,六年禁烟"计划,规定各省市举办烟民登记,并按烟民年龄依次分期勒戒,1936 年内仍有未经投戒而私吸者,除勒戒外,处五年以上有期徒刑。[⑤] 对于政府严厉的禁烟政策,医界是表示欢迎的。《医药评

① 夏苍霖:《提倡新生活和扑灭亡国病》,《医事公论》1934 年第 16 期。
② 王福申:《限制麻醉性药品与禁烟的关系》,《医药评论》1929 年第 2 期。
③ 《专电"致国府禁烟委员会"》,《中华医学杂志》1928 年第 4 期。
④ 恨毒:《阿片公卖》,《医药评论》1932 年第 80 期。
⑤ 《民族复兴声中之中国烟毒问题》,《医事公论》1935 年第 24 期。

论》、《中华医学杂志》等各个医药杂志都不厌其烦地刊登了政府各种禁烟政策、消息以及政要关于禁烟的讲话。一向关注医界伦理的宋国宾也要求医界明确自己的责任,"医家对于禁烟,尤有密切之关系,烟民之检验也,烟瘾之戒绝也,几无一不需医师行之。然余以为医家除检验戒除之外,尤有较大之协助,即于诊病之际,如发现病家有吸食鸦片之事,应向官厅报告是也"。① 医界一方面督促政府"以治军之法禁烟",另一方面也从自身专业出发,为更好地杜绝烟毒出谋划策。

立足于自身专业的角度,医界尤其关注吸食者的戒烟问题。医界认为,鸦片和吗啡等本身都是药品,在止痛镇咳等方面都有其功效,只有在使用不当的情况下才会对其产生依赖性,即染上毒瘾。因此,对于烟民,医界更倾向于将之视为病人,所考虑的重心,也在于如何使烟民摆脱毒瘾,恢复健康。在此立场上,医界中人多希望政府不要像对待罪犯一样看待烟民,而应从挽救烟民的角度出发,而不是简单地用行政法规强制戒烟,应使"政治与医治,趋于一致"。② 朱启洛认为,既然政府下令强制限期戒烟,就必须相应设立强制戒烟之处,因此,应该尽快设立设备完善的戒烟医院。这样既可收禁烟之实效,也可打消民众对政府借禁烟敛财的怀疑,可谓一举两得。③ 为了保护民众不受毒品的侵害,医界多建议必须严格控制鸦片及其他麻醉品的使用和流通,"个人方面,以不接近鸦片或吗啡为上策","无论个人或国家,以不使鸦片或吗啡剂入于一般人之手为最宜"。④

对于当时市场上盛行的戒烟药,医界中的不少人也持谨慎态度。由于政府明令吸毒者限期戒烟,违者以犯罪论处,以致大量烟民只好四处寻求戒烟方法。一时间,各式各样的戒烟药丸、药膏在市场上流通起来,由于其服用方便,价格低廉,而且号称能够无痛苦地戒烟,因此深受烟民的欢迎。有的奸商或利欲熏心的医生,甚至假借制造戒烟丸药名义,将吗啡等麻醉性掺入药丸,如白丸红丸、金丹等,实际上就是鸦片的替代毒品。对此,医界中人忧心忡忡,"以丸药戒烟不无流弊,恐与戒烟目的背道而驰。……戒烟之目的,一方使烟民脱离黑籍,安全恢复健康,一方须兼治其因病成瘾之病。与因瘾成病之病。盖烟民除少数因偶尔游戏而成瘾者

---

① 宋国宾:《医家对于禁烟之协助》,《医药评论》1935 年第 128 期。

② 蒋理正:《对于立法院禁烟法之我见》,《医药评论》1929 年第 17 期。

③ 朱启洛:《禁烟局急宜设立戒烟局》,《新医与社会汇刊》1929 年第 2 集。

④ 《鸦片祸及其防卫》,《医事公论》1934 年第 20 期。

外，多数概由救济一时之疾苦而成瘾。其成瘾后，无论有无成瘾之病，当发种种之续发病。又因各人年龄、体质、习惯、职业之不同，续发病亦种种不一，故戒烟方法，治疗方法，因人而异。随时变更，诚未可胶柱也。丸药在理在势，不能合百药以治百病，即为不能应用以戒烟也，明矣。即或丸药能合百药，统治百病，而药之用法用量每由常度，倘用之适当，如初写黄庭，恰到好处，否则偏于此者，则误于彼……反有加病之虞"。①

同时，对于如何限制麻醉性药品，不少人也给出具体的建议。如王福申提议:"一、凡戒烟药品，应先经卫生试验所之检查，并证明其不含麻醉药品及他种毒剧药者，始准发售;二、药房出售麻醉性药品，须凭医师(以领有政府开业执照者为限)签字单据，始准售与，并须将购者姓名及所购数量，汇录簿册，以便审核;三、凡省立县立或公立之医院，及军队等，购买麻醉性药品时，药房须凭机关负责当局签字单据，及公函证明，始准售与;四、凡学校对于科学上研究应用，购买麻醉性药品时，须由校长出具正式公函，说明用途，始可向药房购买;五、凡麻醉性药品，均属毒剧药，药房如无药师(以领有政府开业执照者为限)管理其事者，绝对不准售卖，以防危险;六、凡市售成药，标名健胃治咳等药品，如含麻醉品者，亦应取缔之。上述数项意见，即所以限制麻醉性药品之售卖，及防止不正当之应用，而尤以促患者之觉悟，不因戒烟药品而生流弊为主旨。"② 蒋理正则建议特设全国戒烟药院，自购药方，发行购用券，使戒烟者持以购服，限期渐减，不使奸商得以操纵，且宜用专卖政策，不容药商与之竞争，"凡药商所制之丸散膏丹，如救苦金丹戒烟结精等不论其配制有毒药品与否，既与专卖法令相抵触，自当一概严绝禁止"。③

在医界和社会各界的推动下，南京国民政府出台了一系列法令，规范麻醉药品的管理，设立戒烟医院。为了弥补戒烟医院数量上的不足，有些诊所或医院也根据自身条件提供戒烟业务。如上海的瞿氏夫妇医院，就改名为生生医院，并经上海市公安局指定为戒烟及调验的医院，订有详细严格的戒烟规章，以为烟民服务。④ 这无疑有利于禁烟禁毒工作的开展。禁烟的运动全国都进行得轰轰烈烈，江苏省依半年来实行的结果，在全国最

---

① 朱启洛:《用戒烟丸药戒烟之我见》,《新医与社会汇刊》1929 年第 2 集。
② 王福申:《限制麻醉性药品与禁烟的关系》,《医药评论》1929 年第 2 期。
③ 蒋理正:《对于立法院禁烟法之我见》,《医药评论》1929 年第 17 期。
④ 《生生医院订立戒烟调验章程》,《申报》1935 年 12 月 2 日第 14 版。

为显著。尽在烟民自动登记期内，上海市烟民登记的人数已有 8557 人。戒烟瘾者 821 人。江阴全县烟民共计 2350 人，戒绝烟瘾者 300 人。据南京市立戒烟医院的报告，南京市在半年内共计戒断烟瘾的人数有 5620 人。[①] 在抗日战争爆发前，南京国民政府的禁政取得了一定的效果，北洋军阀时期烟毒大泛滥的局面，在抗日战争爆发前得到了基本的扼制，这与医界的努力是分不开的。而导致国民政府最终未能完成肃清烟毒的历史使命的众多原因中，忽略烟民戒烟的医学规律，采取行政强制手段的乌托邦或空想式的戒毒政策也是其中不容忽视的一环。这也表明了在禁烟禁毒的运动中，医界参与和支持的重要价值。

民国时期，作为专业群体的医师并没有将视线仅仅局限于"治一病救一人"的职业上，而是将"强国强种"作为自身的奋斗目标，以维护整个民族的健康为己任，这既是医学本身的社会性、人道性所赋予的，同时也是近代中国社会贫病交困的现实所决定的。因此，当时医师群体的言行，不少已经超出了职业行为的范畴，体现出较高的社会责任感，对中国社会医疗卫生事业的发展，民族体质的提高，国力的增强都有着不可磨灭的影响，而新中国成立后我国整个现代卫生体系也正是建立在这些医界人士通过长期不懈努力而打下的基础之上。

第二节　医师的政治责任与社会参与

最初的医生即"巫医"产生之时，就有参与政治的传统。随着医生专业性的不断增强，医师在政治上的地位也逐渐边缘化。但源于医师职业本身所具有的人道主义精神以及儒家文化的传统，中国社会中的医师群体一直都具有很强烈的社会责任感，以"济世"为己任，并在民间社会中常处于比较重要的位置。近代以后的中国，一直处于内忧外患的危局之中，严峻的环境赋予了医师群体更高的民族责任感。作为专业知识分子的他们，在这一时期，也体现出更多的公共性。

一　社会事务的参与

医师自古以来在中国社会中就多以"仁者"的形象出现，有着普度

---

① 《禁烟声中之戒烟谈》，《社会医药报》1935 年第 1 期。

众生的信念,因此,对于社会公益事业也多有参与。尤其是名医、时医,在当地已具备一定的社会地位和声望,经常在社会事务中处于领导位置。服务社会也是专业群体的本质特征之一。近代以后,中国社会上进行的各项慈善公益事业中,也少不了医师个人或团体活跃的身影。下面仅以上海为窗口,考察医师群体参与社会慈善公益事务的状况。

开埠后的上海是一个移民社会,移民的主体是来沪谋生的破产农民,因而形成一个数量庞大的缺乏稳定收入、需要社会救济维持最低生活的群体,即城市贫民。他们的生活状况恶劣,衣食住降到了最低标准,常吃的食品,江北为小麦,皖北为麦糊,有家者或食红米饭,或食极粗糙的大米饭。在居住方面,近代上海人烟稠密,房价房租奇昂,贫民家庭限于经济能力,往往居于卑陋污浊的处所。有的居所,其嘈杂污秽的情形,常使居者抑郁苦闷,毫无人生乐趣;有的住于平房,多与坟冢、倾粪处、倒渣滓处相毗连;最差的是草棚,大抵不设窗户,破败不遮风雨,废物随处堆积,空气污浊,不堪名状。加上其多从事体力劳动,强度大,时间长,平时饮食不洁,很容易染上各种疾病。但高昂的诊费却常常使其望医兴叹,甚至坐以待毙,一人病而全家待毙者也不少见。因此,近代以来特别是民国之后,贫民的医疗已成为一个严重的社会问题,受到了全社会的关注。

受到专业的影响,医界一向对贫病的救济问题颇为关心,在执业过程中,也有着"贫病不计(诊费)"的传统。如沪上名中医张镶云虽然门诊取费2角2分,有人只给几个铜元,他也一样替他们看病。① 大部分医师都从门诊时间中特地留出一段时间施医给药、并不收患者诊费。在《申报》上,关于施诊给药、救济贫病的广告屡见不鲜。如:

　　四名医联合施诊:本市卫生局登记医生冯小琴,悬壶二十载,活人无数,特联合朱惜民、傅道南、马琴苏三君合组暑期施诊,处于北山西路,分班全日施诊,诊金不收,朱君等在沪行医有年,领有卫生局医生执照,此番慨允纯尽义务,热肠古道,诚足风矣。②
　　上海公立平民医院游艺筹款:西医孙惠麟邀集同志组织施诊一

① 陈存仁:《银元时代生活史》,广西师范大学出版社2007年版,第32页。
② 《四名医联合施诊》,《申报》1929年7月16日增刊第8版。

所，兹因经费尚感不充，故定今日假座中央大会堂开游艺会筹款，门票 5 角。既可拯救贫病，又可伺机娱乐。①

国医吴克潜受慈善家许世英诸先生之嘱托，定于今日起送诊给药。②

虽然这些施诊广告中不排除有些是出于宣传营业的目的，但这毕竟是救助贫病最直接的方式，不少贫民患者因此得到免费或低廉的治疗而恢复了健康，成为当时自发的社会救助系统的一部分。

不少有声望的医师更是积极通过自身的社会资源开展对贫民的医疗救助事务。如医师俞松筠自 1923 年创办中德产科医院，嗣于 1929 年即以救济为急务，决定除遇该院生产之赤贫者完全免费外，出院接生不论日夜远近一律只收费用十元，以期普。该院普通病房本为救济而设，唯容纳过满几无余地，一时又未便再加扩充，因此俞医师决定自 1932 年 7 月起印发出院接生贫寒免费券十万张，凡有赤贫产家无力请医者均可依照规则凭券请求出院接生，一概不取分文，并由该院添聘中德助产学校毕业富有经验，并领有卫生部卫生局执照之女医生数十位专门担任接生事宜。贫寒产家只须觅得具正式铺保填表盖章担保后即可享受免费接生。③ 俞医师将免费券放在各大药房和部分医师诊所内，并在《申报》、《医药评论》上广为宣传，无疑为当时广大的贫苦产妇带来福音。

徐乃礼则参与发起了闸北儿童施诊所，并担任所长，致力于救助贫民儿童。该诊所除星期日外，每日早晨 9—11 时施诊给药，所诊之婴孩，自在襁褓中者起至 15 岁为止。除有常驻医师 1 人、护士 2 人外，另有义务医师多人常来所襄助。每日午后，该所公开演讲各种卫生常识，实行卫生运动。如免费施针等并于必要时往访各病婴家属，为便于工作并备将诊查考起见，无论疾病或健康之儿童，均有详细之记载。该诊所医师态度和蔼，诊疗耐心，深得当地平民感激。曾有一火车头机工之妻因其子患重伤风，为诊所治愈而特地来所捐助大洋 10 元，当地贫民对施诊所的感激之情可见一斑。1927—1934 年，来施诊所诊治之患儿，达 11000 多人，计免费施诊 44607 次，所给药品，计有 3 万起。此外 1928—1934 年还共预

---

① 《伤科殷震贤迁移》，《申报》1929 年 6 月 30 日增刊第 2 版。
② 《贫病注意施诊给药》，《申报》1934 年 9 月 7 日第 16 版。
③ 《中德产科医院院长俞松筠来函》，《医药评论》1931 年第 83 期。

防接种牛痘3193人次，预防霍乱注射547人次。① 为闸北地区的儿童保健事业作出了不少的贡献。

传统社会中的医生由于社会地位的原因以及专业化色彩较淡，在从事慈善活动时也往往是单兵作战，或零散地镶嵌在传统的血缘、地缘组织之中，听任地方士绅的安排，如接受其设局延医诊治，或仅凭个人之力施医散药，大都见不到群体发挥作用的身影，呈现出个体救助的特点。民国之后，随着医师群体专业程度的不断提高，专业团体的出现，医界对贫病的救助，也开始显现出专业化群体化的趋势。

如上海国医公会除了督促各会员平时注意救助贫病外，还在报刊上公布中医界在上海开设或参与的施诊处所，计有仁济堂、广益中医院、谦益伤科医院、沪北广益中医院、广益善堂、沪南神州医院、福履医院、博济善会、广仁善堂、至圣善院、位中善堂、一善社、联义善会、元济善院、粤商医院、中国医院、华隆中医院、潮州和济医院、四明医院等数十处，讲明地址、时间及施诊办法，以方便贫民就医。这就比以往仅凭中医个体施诊具有更大的影响力。

汪企张也曾向上海医师公会提出建议，希望公会多做贡献社会有利民众的救恤工作，并提出了具体方法:"一、由本会先成立一医药救恤委员会，推会员若干人，专理其事，第一步城厢租界划作十区，每区觅一公家房屋或私人诊所为诊治处。可名为上海市医师公会第几义务诊治所。其中医师，即由本区内本会会员担任。每日规定时间，轮流诊治。二、药品一层，本会困于经济，不能普济，除临时处置上万不能省之外，用或应急药品略备少量外，所有病人带归之内外用药，可分头向本埠各药房接洽，凭本会义务诊治所方笺义务配方，酌收药本，其价每份以几何至几何为限，以轻病者之负担。三、各区诊所，遇有病人病势沉重，或非入院不易治者，由会员尽量送所知慈善医院，如有困难，可交由医药救恤委员会处理之。四、如上列办法认为麻烦，尚恐不能普及，则可由本会多印义务诊治券，广送市民，凡属本会会员遇有持此券之病人，即予免费诊治。其药方即可开在券后，以便病人即可向特约之药房配购也。"② 由于受到经济条

① 《上海联青社闸北儿童施诊所报告》，《医药评论》1935年第128期。
② 汪企张:《提议本会宜筹救恤事业以尽天职案——上海医师公会提案之一》，《医药评论》1932年第93、94期。

件的限制，上海医师公会无法像汪企张建议的那样开设施诊所，但还是采纳其建议，广泛发放送诊券，聘请会员分别义务担任送诊医师，如余云岫、汪企张、庞京周、徐乃礼、金问淇、程瀚章、吴忆初、金诵盘、丁惠康、丁名全、黄雯、刘以祥、唐人缙、汤蠡舟、陈卓人、朱启洛等百余人均已分认各科，规定送诊时间，由公会印就送诊券，凡属贫病均可向该会索取，该会就其附近医师发给送诊券。每人每次限索一张（团体机关索取不在此例），凡持券前往就诊者分文不取。①

　　医师群体参与社会救助事务，主要凭借的是医术及个人声望，而在财力物力方面常感不足，因此十分看重与政府部门、其他社会精英及团体的合作。1921 年，沪上名医周仲衡、徐逸洲、左恩康、陆锦文、牛惠霖、牛惠生、萧智吉、刁信德、黄琼仙、俞凤宾等人组织医务团，与中国红十字会合作，将与安息日会签约合作的华山医院收回自办，致力于救死扶伤、扶贫济困，成为中国第一家红十字医院。② 顾苏人也曾向相关部门提议，省农民银行提出盈余的百分之几，在每个分行设立一个平民化的农民医院，"物质上只求敷用为是，精神上力求饱满，可能的免费，最低限度，以极低的价格，容纳病人住院，只收药费与膳食费为标准，或收半成，这可以盈余中所拨的数目作标准，同时管理卫生上事项，如大规模的免费注射各种防疫针及种痘，并与当地公安机关联合，办理卫生行政，每个农行的办事处，范围虽小，盈余虽不足敷用，能在分行或总行内拨款设立医院固佳，否则，各设一个义务诊疗所，附设药品代办处，并办理简要的卫生事务，若病者所需用的药资，当时无力纳清，就照放款办法，等秋收后偿付"。③ 医界还有人提出，希望政府能遍设平民食堂，用科学之方法，制卫生之食品，取最低之代价，得美满之需求，使国民体力，能赖以增进，而夏秋防疫上，也得一大帮助。④

　　在地方防疫活动中，医界开展救助活动时，其与社会各界的合作更加明显。上海自开埠以来，便成为各种流行病频发地带，检诸当时报刊，霍乱是其中最为频繁的一种。据《上海防疫史鉴》统计，1918 年以后上海曾流行过多次霍乱，其中 6 次大流行，1912 年、1914 年、1919 年死亡人

---

① 《上海市医师公会救恤贫病》，《医药评论》1934 年第 106 期。
② 《巍巍华山，世纪传承》，《新民晚报》2007 年 5 月 20 日第 8 版。
③ 顾苏人：《筹设农民医药救济机关之建议》，《医事公论》1935 年第 17 期。
④ 南：《筹设平民食堂之商榷》，《医事公论》1934 年第 24 期。

数分别为 162 人、655 人、1307 人。① 霍乱是急性传染病，重症者二三个小时即毙命。医界对此极为关注。尤其是在医疗资源有限，而人口密度却极大的上海，霍乱流行时对民众的救助任务更显艰巨。俞凤宾医师在《霍乱丛谈》中呼吁各地绅民建设临时医院，指出：“人类之祸患莫大于疾病之垂危，社会之服务莫高于生命之挽救，今霍乱之症，朝不保夕，亲友每措手不及，病者则易入穷途，不得治法必致毙命，苟有热心社会服务之人，建立医院施行疗治之术，则于数小时之内，可获挽救之效果也。”“在此卫生行政尚未实行之际。吾人每至夏秋，生命犹如风灯之烛，急症一临，恒觉束手，是故倾囊馈药，丹招魂，日触于眼华呻吟。绪帷涕泣，日击于耳鼓，此乃社会之设备不周，服务之效力未著所至。病者逐日以众而人命乃轻如鸿毛也。”② 同时，医界也一再强调传染病防治为医师应尽的义务。有作者说：“诊治传染病，实际上仅为有契约之医师重要任务，然为医业荣誉计，任何医师，不当避免者也。盖医者负保护公众健康之责。果此健康，有所损害当不顾利害，被发缨冠以救之。但同时须设法预防，以免自身感染。否则社会上非徒失一救苦慈航，且多一害人种子矣。”③

在医界的提倡和参与下，霍乱流行时期，上海社会上时疫医院大量涌现。其中，有医师个人设立的。如上海中医专门学校毕业生沈义纯，在浦东同浦镇筹办时疫医院一所。④ 西门方洪桥中西医院，为沪上医士汪洋所首创。“历计贫病无数，而对于急救时疫，尤不遗余力，兹该院长鉴于各埠时疫盛行，特招时疫保安团，发给器械药品，现闻其门徒口医家历任者，其数颇多，询善举也。”⑤ 朱企洛医师独资所办的中华医院免费注射霍乱防疫针。⑥ 也有医学组织设立的。如“浦东老白渡镇口关帝庙，由医学研究所设立中西医院，以济贫病而防时疫。现已请定中西各科医生准备一切器具药水，择于旧历六月初一开会，俾报病者及即医治，不致传染。”⑦ 又如，1920 年 8 月，广济医院在洋泾设院防疫，“本埠广济医院，

---

① 上海档案馆编：《上海防疫史鉴》，上海科学普及出版社 2003 年版，第 99 页。
② 俞凤宾：《霍乱丛谈》，上海图书馆藏 1922 年版，第 27 页。
③ 龚惠年：《新医与社会》，《新医与社会汇刊》1928 年第 1 集。
④ 《时疫医院开设》，《申报》1920 年 8 月 9 日第 14 版。
⑤ 《中西医院普设各埠时疫保安团》，《申报》1920 年 8 月 2 日第 14 版。
⑥ 《中华医院免费注射霍乱防疫针》，《申报》1929 年 7 月 22 日第 2 版。
⑦ 《浦东中西医院定期开诊》，《申报》1920 年 7 月 20 日第 14 版。

去岁夏间，以浦东洋径镇时疫盛行，特派救护医队，前往该镇设立救疫医院，治愈多人。本届该镇又有时疫发生，由源茂布厂王蒲佩函致该院院长，云（上略）去岁夏间敝镇不幸时疫发现，幸蒙贵院派人到镇施诊给药，中西并用，救活甚多，或愈无已。现在敝市又有疫病发生，经×潘作翁关心民虞，拟仍请贵院派遣医队到镇施治。律贫病同胞得以虞云云。闻该院院长颜伯卿君克已部署中西医药，不日派会前往该镇设立防疫医院矣"。①

但更多时疫医院则是医师与慈善团体、机构或慈善家合作办理的。如"吴淞续办临时防疫，张玉溪、缪同甫、顾同巢、董爵人等发起继续办理。由西医曹思助、杨富生、文锦詹任诊治。已于夏历七月朔日，仍在乡公所北首广义堂原址实行开办。凡遇病家，随到延诊，不分昼夜，不取分文。"② 又如，"大南门外新曹育堂主任陆伯鸿，以沪上时疫，近又逐渐发生，甫市方面，尚无专治时疫的医院，爰拟筹设专款，添建南市时疫医院一所，使染疫者得以就近医治。该医院内容，分设头二三等病房，与新普育堂同一性质，不取分文。头二三等病房，敦请德医士何理中，陈一龙担任医务。其三等病房，与新普育堂同一性质，不取分文。头二等病房亦不定其额取资，随意捐助。定章每日对于救疫，随到随救，并不耽延，并悉陆君用意大利白医生发明的黄墨药水两种，为预防急救时疫之药品。"③ 正是由于医界同人忘我地投入到医药救助的事业中，才使得不少时疫患者得到及时的治疗而脱离了危险，霍乱对上海民众的危害也得到一定的削弱。

除了医疗救助外，医界对其他的如灾害事故时的捐赠，公益组织的发起等等社会公益事业也多有参与。如1931年水灾时，上海医师公会经三次募赈款近3000元，捐给水灾急振会。④ 中华医学会创导者之一刁信德与红十字会合作发起成立了中华职业教育社，等等。在民国时期，就整个医界而言，热心公益，为造福社会而奔走呼号者数不胜数。

抗战爆发后，各团体及个人也开始竭尽所能地开展战地救护工作。中

---

① 《广济医院将在洋径设院防疫》，《申报》1920年7月3日第13版。
② 《吴淞续办临时防疫》，《申报》1920年8月25日第13版。
③ 《陆伯鸿拟设时疫医院》，《申报》1920年7月28日第11版。
④ 《上海市医师公会三次经募赈款》，《申报》1931年12月4日第2版。

国红十字会在后方招募医生赴前线救护时,医师的报名就相当踊跃。① 中华西医公会和上海医师公会也纷纷组织抗日委员会,组织抗日救护工作。上海医师公会还对会员紧急发填志愿表,以便将来不幸战事发生,即可马上组织救护队出发。② 一·二八事变发生后,庞京周即组织同德医学院学生为救护队,奔赴前线,将受伤官兵送至同德医院收容,全部款项由庞京周个人负担。中华医学会自榆关失陷,即从事组织救护队,并电知各分会群起救护。其上海支会召集全体会议讨论救护办法,遂公推颜福庆、牛惠生、李廷安、朱恒璧等人为救护委员,并征集志愿救护的医师。为推动北平支会救护工作的开展,中华医学会更是筹妥五万元备用,以充分接济卫生材料及药品器械。③

各医界团体也纷纷开展救护知识普及、训练工作。上海医师公会自九一八事变后就开始组织战地救护讲习班。④ 中华西医公会救护委员会也通告全国各地分会,限于文到一个月内,按照规定编制,每县组织救护分委员会,遵照训练教程,训练救护一队,规定训练时间2个月,以备听候调用。⑤ 中医科学社也撰文宣传防空防毒救护治疗等,普及救护知识,以激发救国热忱。⑥

在抗日救国的浪潮中,众多医界人士不顾自身安危,积极投身战地救护等工作。庞京周自九一八事变后,就积极为战地救护而四处奔走,常常深入险境。某次归途中就遇日机轰炸,枪弹着地,如夏雨初至,不少炮弹就落在车左右,屡损车沿,几乎车毁人亡。但庞京周并未因此而胆怯,反而更加坚定其开展战地救护的决心。抗战全面爆发后,他更是完全放弃了自己个人的事业,深入前线以更好地指导后方的救护工作。⑦ 都曾任过中华医学会会长的牛惠霖、牛惠生兄弟也积极投身于抗日事业。一·二八淞沪抗战时,他们都参加宋庆龄、何香凝等组织的救护工作。牛惠霖还担任

①《医生愿往前方》,《申报》1930年5月25日第13版。

②《医师公会支委会纪》,《申报》1931年10月27日第16版。

③《北平分会之救护工作》,《中华医学杂志》1933年第1期;《上海支会之救护工作》,《中华医学杂志》1933年第1期。

④《医师公会支委会纪》,《申报》1931年10月27日第16版。

⑤《中华西医公会通告全国各地组织救护分队》,《申报》1936年3月5日第13版。

⑥《(中医科学社)灌输救护智识》,《申报》1936年12月22日第12版。

⑦《救护抗日战士记》,《医药评论》1932年第77期;《(庞京周电告)前方急需材料》,《申报》1936年12月10日第13版。

上海市地方协会救护伤兵第一医院院长、公共租界万国商团华队军区长。1937 年全面抗日战争爆发后，牛惠生因病去世，牛惠霖只身患重病在嘉兴治疗，但他不顾病情立即回沪参与救护伤病军民的调度工作，上海沦陷后忧愤病逝。这样的例子，在当时的医界，数不胜数，许多医师甘愿放弃原本平静而富足的生活，全身心投入救护工作，在战地救护中忘我地工作，甚至献出了自己宝贵的生命。他们中的大多数人都默默无名，但都体现出了崇高的民族气节。

民国时期医师群体对社会事务的参与，将他们的专业性和公共性结合在一起，既立足于他们的专业知识和专业精神，又体现出中国传统知识分子的社会责任感。而随着专业组织的出现，医师群体参与社会事务的行为更容易与政府力量及社会团体相结合，因而更容易整齐划一，更高效，影响力也就更大。

二　民主政治的追求

在中国传统社会中，医师对政治的参与可以追溯到巫医时期。特别是殷商时代，原始宗教的鬼神信仰十分浓厚，殷人信奉至高无上的天帝和各种鬼神，遇事都要由巫师通过卜筮、祭祀，向天神和上帝请求指示和乞求福佑。而作为专管祈祷、祭祀的巫，代表统治阶级（奴隶主）的利益行事，把幻想中的神人格化，通过占卜吉凶、祭祀等活动影响国家大事。他们能代鬼神发言、歌舞，还能医治疾病，有的参与朝政，指导国家政事、策划国王的行动，在总体上形成一种特殊的政治力量，并在社会上有着极其显要的地位。在长期的祈祷祭祀活动中，巫师中的一部分人吸取人民群众中的某些医药经验和知识，以能和鬼神相通的姿态，用迷信的方式为人治病，给医疗活动披上了神秘的外衣，造成了历史上医巫相混的现象。这部分巫即所谓的巫医，是早期医生的先驱。春秋战国时期，伴随着社会分工的进一步扩大，各行各业日益趋向专业化，医学也开始从巫术中分离出来，在当时出现了一些行医济世的专职医生。作为士阶层中一部分的医生，一定程度上还保持着巫医参与政治的传统。如医和为晋平公治病时直言不讳地指出惑于女色的荒淫生活是其病因，同时对赵孟未能尽臣子的职责改变国君错误的行为提出批评，并用《易经》的卦辞作为说理工具。然而汉代以后，随着儒家学说统治地位的确立，封建社会"士农工商"四民之序的定型，医学由于其技术性被视为"工"，医师自然被排除在统治阶层之外，与政治无缘。即使是在儒医盛行的宋元时期，从医也只是儒生未能"治国平天下"时退而求其次的选择。在漫长的封建社会中，医林也往往成为失意的文人政客借以逃避现实政治的避难所，所谓"大隐隐于医林"也。因此，在传统上，医师群体与政治之间一直保持着相当的疏离感。

辛亥之后，封建制度被推翻，民主思想得以广泛传播。向以"自由职业群体"自居，游离在政治体制之外的医师群体也深受其影响，公民意识也逐渐萌发，开始认识到政治参与的重要性。西医界不少人对医师群体疏离于政治而不满，感叹"原吾医界之被摒于政法也久矣，上古周礼大官，固尝参政，载诸典籍，证诸往迹而不可掩，后世君权膨胀，遂沦为帝王私物，而民间贱视之风，遍于海内，亘上下二千年，而不能自拔，实吾医史上之一大耻辱"，认为，"吾医从来不自振作，不辨利义"的行为对此也应承担一定责任，因此，在"今兹四民平等，天下为公之日……废除阶级，实现民权，一切政法，将取决于众"之际，医界则应果敢地承担其应尽的政治责任。① 国医馆长焦易堂也呼吁中医界应有政治眼光，"从中医史上观察，张仲景、孙思邈一辈往往兼有医药学问及政治声望"。而当时的中国医药界常不过问政治，非但放弃参政权力，并且充满危险性。譬如限制中医法案发布后，不懂得奋斗，只向政府请愿。焦氏指出，"这一种'弱者'的行径，当然不中用"，中医界应该有政治知识及国家观念，国医药业才能有发扬光大的一日。②

医界这种公民意识的萌发和对民主政治的追求，在1936年国民大会代表的选举过程中得到了鲜明的体现。

南京国民政府为树立民权，培植宪政基础，按照孙中山军政、训政、宪政的规划，于1936年正式颁布施行《国民大会代表选举法》及《施行细则》、《国民大会代表选举总事务所组织条例》，定于1936年召开首届国大，任务是制定宪法并决定宪法施行的日期。代表总额1200名。选举办法规定：凡年满20岁之国民有选举权，年满25岁之选区内居民有被选举权。除上述1200人之外，国民党中央执监委及候补执监委为当然代表，国民政府还可

---

① 《全国医师联合会唤起同界对于国民大会代表人选之注意》，《医药评论》1936年第141期。
② 焦易堂:《敬告全国医药界同仁书》，《国医公报》1932年第3期。

直接指定代表 240 名。国民代表的选举，分区域选举职业选举两种，其中自
由职业团体代表总额 58 人，包括律师 10 人，会计师 5 人，医药师 8 人，新
闻记者 11 人，工程师 6 人，教育团体 18 人。

　　对于国民大会的召开和国民代表的选举，医界表现出极大的关注和
欢迎。汪企张对此感到由衷的高兴，感慨："政治渐从军政训政而入于
宪政，换一句话说，民治的精神，日渐的显露，民治的事实，日渐的表
现了！"他大声疾呼，"希望有权者，勿弃权，入选者宜努力，冀以发
展我民治精神，增进国力"。① 徐乃礼也对这次选举的国民代表寄予重
望，"此千二百人之国民代表，犹之国家之主人，国家之主人，其意义
何等重大！中国同胞四万万，许此千二百人者，实为受全国四万万许之
国民之委托，而能左右国家之命运者，其责任之重大，虽三尺童子，可
以知其然也"。② 就连平日少有关注政治的中医界也对国民大会的性质
和重要性有着深刻的认识。上海国医公会会长丁仲英就认识到，"国民
大会，行使直接民权之机关，受国民之委托，监临政权之机关，中央政
府设有五院，行使政权，虽国民代表大会在中央政府之外，而先总理有
曰：'国民大会之职权，专司宪法之修改，及制裁公仆之失职'，可知
国民大会之地位，在政府之上"，并指出，"我国医界为自由职业团体
之一，参加政治工作，诚是改进我国医之良好机会"，呼吁中医界积极
参与国民大会代表的选举。③

　　这次医药界得以参与民主政治的机会，中西医界更是珍惜倍至，均将
其视为维护自身权益，表达各自政见的大好时机，其重心则在于影响政府
的医疗卫生政策方面。徐乃礼指出，"以一般之国民代表言，国民大会行
使中央统治权，对于政府官员有选举权，有罢免权，对于中央法律，有复
决权，其由医界自由职业团体所选出之代表，固同具此通性而有重大之权
衡，但在今日之下，举凡民族优生国防医药卫生教育医疗救济乃至于医业
保障，大经大法之应熟思深考而拟定之者，千端万绪，彼选举与罢免，为
人的问题，而法的问题之创制及复决，民众之所以期待者甚殷，同界之所

---

　　① 汪企张：《望同界对于国民大会代表选举上的认识和注意》，《医事汇刊》1936 年第
28 期。

　　② 徐乃礼：《国民大会中由医师职业团体所选出之代表对于国家人民及本自由职业团体之
使命》，《医事汇刊》1936 年第 28 期。

　　③ 丁仲英：《医界国选代表之立场预其所负之使命》，《光华医药杂志》1936 年第 8 期。

以企望者尤切，于是乎此由医业自由职业团体所选出之代表，肩负益重。盖此种任务，实间接与国家之隆替有深刻关系"。① 胡定安也明确提出，"在医师立场如其从事参政，不能为个人争虚荣，必须要为中国的科学医药谋进步"。② 从徐乃礼和胡定安的参选宣言中，我们也可看出他们均将推动现代医疗事业的发展作为参与国民大会的主要目的。

表 5 - 3　　　　　　　　徐乃礼、胡定安参选宣言要点对照

徐乃礼参选宣言要点	胡定安参选宣言要点
1. 保障医权以求业务之安全，督促政府早日公布医师法、医师公会法	1. 保障医师应有之权利与地位
2. 准备医药国防以应时代之需要	2. 发扬科学医药之提倡精神
3. 促进卫生教育以树科学医之基础	3. 共同促进卫生教育与厘定一时政策
4. 努力医疗救济以安民生	4. 国防医药方针之忠实贡献
5. 提倡优生以强民族	

资料来源：胡定安：《为参加国民大会竞选敬告全国医界同道》，《医药评论》1936 年第 141 期；徐乃礼：《转载：国民大会中吾医界应如何贡献》，《社会医药报》1936 年第 1 期。

丁仲英也将这次国民大会医界代表的选举，视为"国医存亡的关键"，希望所选代表能够为中医界争取平等待遇，如加入学制，设立医院等发挥重要作用。对于国医界来说，这次代表选举，"得人，国医地位，与之俱增，失人，倾败立至，……我国医界果所选代表不得其人，将来在代表大会席上既无所建树，会后又任人俎割，国医界地位，逐渐无立足至可能"。③

由此可见，中西医界都将选举医界国民代表视为施加政治影响力的途径，而双方的政见也有矛盾冲突之处，这必然导致对代表名额的激烈争夺。问题在于，国民代表选举法及细则，仅规定了医药界代表 8 名，并没有对中西医界之间的名额分配作出指示，甚至也没有对医界和药界之间的代表名额分配作出规定。医界纷争也由此而起。选举法公布之初，西医界想当然地认

① 徐乃礼：《国民大会中由医师职业团体所选出之代表对于国家人民及本自由职业团体之使命》，《医事汇刊》1936 年第 28 期。
② 胡定安：《为参加国民大会竞选敬告全国医界同道》，《医药评论》1936 年第 141 期。
③ 丁仲英：《医界国选代表之立场预其所负之使命》，《光华医药杂志》1936 年第 8 期。

为选举总事务所所指"医药师代表",仅指在中央登记的西医师和药师,因此并未过多在意。而中医界极为重视此次选举,将其视为改良发展中医界的大好时机。一面由曾在当地党部,据人民团体备案方式登记者,呈请选举总事务所解释,准其加入;一面由中央国医馆向选举总事务所交涉,遂得批准。中医界为争取国选代表名额,团结一心,意志坚决,连西医界也不得不承认,"向所鄙视之落伍中医,在今次选举中,由所谓中央国医馆指导之下,颇能捐弃畛域,取一致步骤,力求产生斗士健将,相期一去从前委靡不振之风,而欲一洗南国巫医之耻,其觉悟奋勇决心,实堪钦畏"。[①]

按照选举总事务所的解释,"当以医药师名称,中西医条例均为载明,自应包括中西医在内,至名额分配,选举法施行细则,既无若何规定,自应混合选举"。[②] 然而当时中西医人数对比相当悬殊,加入全国医师联合会的西医师仅有 1800 余人,而仅以国医馆名下登记的中医就多达 3 万余人。[③] 即使西医人数最多的上海,其上海医师公会的成员仅有四五百人,而上海国医公会的成员则多达 1600 余人。这样,有选举资格的西医师不到中医数量的 1/3。如果混合选举,西医界则处于绝对劣势。因此,上海医师公会会同全国医师联合会紧急筹商,并向总事务所交涉。上海市药师公会也向总事务所呈文要求明确规定药师代表名额。[④] 总事务所也认识到选举条例的这一缺陷以及中西医数量对比的悬殊,遂与卫生署相商,初决定分给西医界 2 个名额,遭到西医界的反对。后在西医界的一再争取下,最终确立医药界代表名额分配为,中医界 4 人,西医界 3 人,药界 1 人。[⑤] 但由于总事务所已经发布了混合选举命令,因此这一分配并没有对外公布。在实际操作中,医师公会和国医公会的登记选举还是分开进行。[⑥]

对于来之不易的代表名额,各医团都相当珍惜,对于代表的选择,也就十分慎重。全国医师联合会即向全国医师公会成员呼吁,"俾有权者,

---

① 《全国医师联合会唤起同界对于国民大会代表人选之注意》,《医药评论》1936 年第 141 期。

② 《国大选举医师自应混合选举》,《申报》1936 年 8 月 13 日第 8 版。

③ 《全国医师联合会唤起同界对于国民大会代表人选之注意》,《医药评论》1936 年第 141 期。

④ 《上海市药师公会为请解释医药师混合选举事呈国选总事务所文》,《医药评论》1936 年第 141 期。

⑤ 《全国医师联合会唤起同界对于国民大会代表人选之注意》,《医药评论》1936 年第 141 期。

⑥ 《〈公民宣誓登记〉今日起各团体举行》,《申报》1936 年 8 月 16 日第 13 版。

不致轻弃而不投,投票时,宜审慎再三而有所取舍",并提出几点注意:"第一,注意各会员之公民投票权,幸无轻弃,务望各投一票,俾增吾新医实力;第二,注意所举代表为吾整个新医界,肯牺牲努力而奋斗,轻视个人权利及私见,在过去历史上有确证者;第三,注意所举代表,素必关心国中政治法令,尤极明了吾国中医药界之大势情形者;第四,注意所举代表,必头脑敏捷清晰,学贯中外而有口笔者;第五,注意所举代表,必精神体力健全,能耐劳苦干者;最后并望摒弃世谊、派别、感情、权势、私益,务投一纸贤能之票以利吾整个新医。"①

季鸣九也对中医界代表提出了德行、政治、文学、言语四项选择标准。他认为,"今日国医之醉生梦死,泄泄沓沓,劣根性深入人心已数千年",急迫需要整顿和发展。因此中医界国选代表必须德行既佳,又能负责办事;以社会为中心,能热心社会事业,而尤能任劳任怨,矢志不懈;能热心提倡、办理医药文化机关,抱牺牲之精神,作前锋之呐喊,且态度沉着,言语诚恳,能代表民众之喉舌。②

由此可以看出,民国时期的医界,不再甘于做超然于政治的隐士,已经有了明确的参政议政的要求,并积极争取和捍卫自己应有的民主权力。他们追求参政的出发点,仍立足于自己专业领域,将其作为贡献自己专业知识,保障医界权力,促进医事发展的最佳途径。虽然1936年的国民大会因为各种因素一再延期,连选举也没有最终完成,全面抗战爆发后就中止了,但围绕国选代表的选举,医界的应对乃至产生的纷争,都充分体现出医师群体现代公民意识的萌发及对民主政治的追求。

现代医学本身就有易与国家权力相结合的特性,而内忧外患的严酷现实更赋予了中国知识阶层强烈的民族危机感和责任感。因此随着现代医学在中国社会的传播和发展,医师职业的专业化程度不断提高,医师群体也不再远离庙堂,不问世事,而是将自己与民族的命运更紧密地联系在一起。医界不再只着眼于治疗个体的疾病,而是致力于解除整个民族的深重苦痛,增强民族体质,摆脱"东亚病夫"的屈辱。宋国宾在《医国医人喻》一文中将良医和良相相提并论,声称,"国病人病,是一样的病法,

① 《全国医师联合会唤起同界对于国民大会代表人选之注意》,《医药评论》1936年第141期。
② 季鸣九:《医界国选代表果以何者为标准乎》,《光华医学杂志》1936年第8期。

医国医人，是一样的医法"。① 这也充分地彰显出医师"医学救国"的坚定信念。在他们心目中，他们所掌握的专业知识是用以造福黎民，拯救国家的武器，并为此矢志不懈地努力和奋斗。因此，在这批专业知识分子身上，体现出更多的公共性，这也是那个时代所赋予的。也正是由于这种公共性与专业性相交织的特性，使得民国时期的医师群体给近代中国社会带来的影响更加深远。

① 宋国宾：《医国医人喻》，《申报》1933 年 11 月 13 日第 15 版。

结　语

1912—1937 年，医师的身影越来越多地出现在中国社会的舞台上，医师群体作为一股新兴的社会力量进入到了公众的视野中。它作为职业群体之一，其专业化特征越来越明显，成为中国近代社会专业化程度最高的职群之一；它作为知识阶层的一部分，所具备的横贯中西的教育背景和知识结构给予了其推动自身专业化的进程乃至影响社会的力量；它作为社会中产阶级的一分子，在政府和民众之间不断寻求着更大的发展空间。其专业化的进程以及与社会、政府之间的关系或许可以为我们展示近代社会转型的一个层面。

一　医师的专业化

无可置疑，现代专业制度是西方社会在资本主义发展过程中逐渐确立并向全世界传播开来的。在西学东渐下，中国的医界格局受到了冲击，原本松散的医生队伍因之开始了向专业群体发展。一方面，受过西方专业制度熏陶和现代医学训练的西医师出现在中国社会中，开始努力构建中国现代的医疗卫生体系，确立自己的专业群体的地位。另一方面，传统社会中的中医受到西医的冲击，开始有意识或无意识地以西医师为标准，进行一系列变革，以向现代专业制度靠拢，并适应现代国家行政体系的需要。以学界公认的专业化特征，我们可以对民国时期医师群体的专业化程度进行考察。

首先，现代医学在中国的传播以及医学高等教育在中国的发展使得接受长时间专业化和抽象知识体系培训成为可能。传统的师徒传授式的培养方式仍然存在，但影响力逐渐减弱。传统的中医师也开始试图以近代学校制度代替以往的个体授徒的教育方式。以学校教育作为医师养成的唯一路径成为医界及政府的奋斗目标，专业人才的培养机制开始确立。但是，医学高等教育在近代中国的发展程度有限，医学教育体制尚未成熟；医学院校的标准和规范远未确定和推广；医学院校不仅数量有限而且良莠不齐；中医教育始终没有合法化；医院实习、函授、师承、自学等其他途径仍是民国时期医师养成的主要方式。如果没有对医学教育标准的控制，医师的专业化程度也就很难有保证。总的说来，民国时期的医学教育已确定了发展方向，并取得了前所未有的成果，医师群体不仅具有本专业的科学理论知识和实践，也认识到负有学习这一科学领域内的总体知识及相关联分支学科知识以及创造和完善专业知识体系的责任。因此，医师群体专业化进程由此得以保证；但同时也受到尚未成熟完善的教育体系的制约，显现出不少不足。

其次，医师群体对市场的垄断也有限度地发展起来。市场垄断的合理性不是基于袒护专业的利益，而在于保护公众。因为外行既没有资格也没有能力履行复杂的专业服务。但同时，专业一旦获得市场特权，它们也要为此承担相应责任而作出无私奉献。明清以来医疗行业的开放性使中国的医疗市场长期缺乏严格的准入制度和资格认证机制，任何人都可以以行医谋生。这自然削弱了医师群体的专业色彩。民国时期，政府和医界为构建职业认证制度，提高医师群体专业化程度都作出了种种尝试和努力，如对庸医的打击，对医疗队伍的管理和规范等，但实质上的效果并不明显。现代职业认证制度的有效运作，需要各个环节自身的不断完善及各个环节间良好的衔接，既离不开完善配套的政策法规及相对应的管理组织体系，也离不开专业领域内的自治机制的有效运转。这些都需要政府拥有高超的执政技巧，兼顾法理和国情，妥善解决历史遗留问题，协调各方利益关系。脱离实际的过高过快的规范化要求或者迫于现实利益的无原则妥协都有可能成为阻碍构建职业认证制度的人为因素。

再次，医界专业团体的大量出现成为推动医师专业化发展的重要因素。专业组织的任务在于保护和提高专业人员的利益及地位，设立规章制度以规范专业人员的行为，造就专业人员，孕育和维持一个专业特定的知识和服务的意识形态。同时，专业组织通过各种活动，来影响同一领域里尚未成为专业人员的行为，并且影响国家，以形成往往包括了一个特许市场保护在内、规范一个专业实践的法律和法规。民国时期医界的专业组织虽然数量庞杂，结构和组织上尚有许多不足，在实际的活动中能力有限，但它已经开始担负起维护医界利益并发挥医界影响力的职责，并成为医师群体谋求高度自治的工具。无可讳言，医界团体在规范成员的职业行为以及构建职业道德方面都作出了不少努力并取得了一定成果，但距离完全确立专业权威仍有相当距离。从民国时期的医病关系中，我们也能明显地看出，医界还无法排除业外人士的评价和控制。

最后，虽然在传统上中国医师一直享有基本的服务定位，但在民国时期有了两种截然不同的发展趋势。一种是商业化的发展趋势，专业区别于职业最显著的特征之一就是专业实践不是纯商业化的，专业人员虽然依赖其工作报酬生活，但他们活动的主要目的及愿望是服务于那些寻求他们帮助的人们和社区，并保障公众的利益。为使该专业能更好地履行职业责任，满足社会需要、维护职业声誉，每一专业都成文或不成文地制定有一套广泛认可的伦理规范，以界定和提供专业服务恰当或不恰当的行为。但是，在传统社会的剧烈变革中，商业文化得到畸形的发展，医界传统的道德体系受到冲击，新的职业道德体制又未完全确立，庸医横行成为医师职业发展过程中的毒瘤。仅将行医作为赢利致富工具的医师充斥医界，不仅削弱了医师的职业声望，而且威胁到医师群体的专业定位。另一方面，中国内忧外患的社会现实又赋予了医师群体更多的公共色彩，使其从单单解除病人痛苦的服务传统发展到承担民族复兴重任的境界。民国时期的医师群体，更多地将增强民族体质，维护民众健康等社会责任作为自己应尽职责，在政治和社会事务中都发挥了自己的作用。这两种趋势交织着，共同影响了医师群体的专业化发展。

由上可知，民国时期的医师群体，已明确了专业群体的定位，并为之作出了不懈的努力，专业化程度大大提高，但距离成熟的专业群体尚远。新旧交替、中西交融的社会、时代背景对医师群体专业化进程产生了深远的影响。近代以来，中国政府对社会控制的薄弱以及帝国主义势力对中国的不断渗入，造成了医界杂乱无序的局面，良莠不齐的成员构成，未获完全独立的医学教育在民国时期都没能得到有效的改善，这都限制了医师群体的专业化程度的提高。而医界内部的纷争则给医师的专业化带来双重的影响。一方面，各种派别的分立，中西医之间的纷争，造成了医界长期分裂的格局，也就无法建立起统一的专业权威。另一方面，各种派别之间的竞争和冲突，反过来也引发了各自的反思，以寻求更适合的专业化道路。中西医论争对中西医界专业化发展的促进便是一个突出的例子。

以上海为窗口，我们可以看出，在 1912—1937 年间的中国社会，医师作为一种专门职业，开始了它的专业化进程之旅，已经"驾一叶扁舟驶离了海岸"，但却正处于"两头不到岸之时"，与现代成熟的医师职业相比，还有很长的一段距离。

二　医师、国家与社会

民国时期，医师与国家、社会三者之间，构成了一种奇妙的关系。在面对政府时，医界往往以社会代表自居，而在面对民众时，又往往寻求政府的支持。而政府和社会的影响一直贯穿于医师群体专业化发展始终。

医师群体在专业化发展中，一直力图向政府寻求支持和保障，以推动专业医师制度的建构，并坚持政府对医师群体专业化应负有不可推卸的责任。而民国时期的中国政府，特别是南京政府，为实现国家重建的任务开展了一系列包括医疗卫生在内的现代化建设计划，且将医师职制的设计纳入到国家的制度规范中来。这便与医师群体在专业化诉求上达成一致，成为两者对话及互动的基础。但政府在进行社会整合过程中对医师群体的监管和控制与医师群体对独立专业权威的追求不可避免地造成了利益上的冲突。在这种情形下，医界对于政府的干涉又表示出强烈的反感，要求保证自身绝对的专业权威和高度的行业自治。而医界内各个不同的派别也往往从各自利益出发去谋求与政府的关系，使得医师群体的专业化进程更加曲折。

在中西医的纷争中，中西医双方均将政府和社会资源作为斗争的手段。西医希望借助其在政府中的影响力，通过行政权力确立其在全社会的权威，以彻底扭转在社会中与中医相较之下的劣势。而中医则尽可能发动其所掌握的社会资源，向政府施压，并极力跻身于现代卫生行政系统之中，改变"西医在朝"的局面。在引进西方制度与适应中国国情，在移植西方专业体制和传承中国传统行业文化之间，中央政府始终在摸索一条最适合的路径上犹豫不决，因此对于中西医的态度也是游移不定的。政府对于建立现代国家体制的追求，使其偏向于对西医支持，而中医深厚的社会基础又使其无法忽略中医在社会中的地位和作用，所采取的平衡措施却遭到中西双方的不满。但当时医疗卫生发展的大势，仍以西方医学或现代医学的体系为主，国民政府对中医的赞同与肯定，远远不及对西医或现代医学的支持与提倡。这也决定了民国时期中西医的发展格局。

　　在树立专业权威的过程中，医师群体不仅力图排斥政府的干涉，也将社会民众置于服从的地位。在面对民众之时，医界往往将自身放在启蒙者和施予者的地位，无论是普及医学常识还是施以诊断治疗，都希望民众对其绝对信仰和服从。这一方面显示出医师群体不断强化的专业色彩，另一方面也疏离了医界与社会民众之间的关系。民国时期频发的医病纠纷与此也不无关系。在医病纠纷的处理过程中，医界的专业团体力图树立专业权威作为唯一评判标准，民众则质疑医界为维护行业利益而显示出私心，而政府一直试图在医理和法理中寻找最公正的结合点。医病纠纷的处理往往成为医界、政府与病家之间的拉锯战。在此方面，三者始终没有找到最合适的调适方式，而民国时期的医病关系恶化的局面也一直没有得到改善。

　　医师职业本质上具有服务社会的取向，因此其与政府及社会的关系方面，相互协作仍是主流。只有在双方利益发生剧烈冲突的时候才显得紧张。医界向有"上医医国"的传统，近代贫弱交困的现实更使得医师群体将摆脱"东亚病夫"的屈辱作为自己的社会责任，协助政府发展医疗卫生事业，参与社会救助事业，并依靠政府和社会的支持对中国社会的发展施加影响。

　　专业群体既有服务于公众的特性，同时也具有自身的行业利益；它在寻求各方支持的同时，又追求高度的自治和绝对的专业权威。这或许就是民国时期医师与国家及社会之间关系微妙的原因。当今，如何理顺政府与医师群体之间的关系，如何协调越来越紧张的医病关系，都可以从民国时期医师发展的轨迹中得到借鉴。

参考文献

一 史料

（汉）张仲景原著，文棟校注：《伤寒论》，中国书店 1993 年版。

（明）陈实功：《外科正宗·医家十要》（影印本），人民卫生出版社 1956 年版。

（明）江瓘：《名医类案·医戒》（影印本），人民卫生出版社 1957 年版。

（清）王宏翰：《医学原始》卷一，上海科学技术出版社 1989 年版。

（清）徐大椿：《徐灵胎医学全书》，中国中医药出版社 1999 年版。

（唐）长孙无忌等撰，刘俊文点校：《唐律疏义》，中华书局 1983 年版。

《上海市年鉴》，中华书局 1936 年版。

蔡鸿源主编：《民国法规集成》，黄山书社 1999 年版。

陈光明：《中国卫生法规史料选编（1912—1949.9）》，上海医科大学出版社 1996 年版。

范守渊：《范氏医论集》，九九医社 1947 年版。

范行准：《中国医学史略》，中医古籍出版社 1986 年版。

胡邦安：《国医开业术》，胡氏医室 1933 年版。

胡定安：《胡定安医事言论集》，中国医事改进社 1935 年版。

胡宣明：《中国公共卫生之建设》，亚东图书馆 1928 年版。

恽铁樵：《群经见智录》，武进恽氏 1922 年铅印本。

李廷安：《中外医学史概论》，商务印书馆 1947 年版。

［日］立神正夫：《医师开业术》，医学书局 1915 年版。

马伯英：《中外医学交流史——中外医学跨文化传通》，文汇出版社

1993 年版。

内政部卫生署：《全国登记医师名录（1929—1932）》，1933 年版。

庞京周：《上海市近十年来医药卫生鸟瞰》，中国科学出版社 1933 年版。

全国医药团体总联合会：《全国医药团体总联合会会务汇编》，1931 年版。

儒林医隐：《卫生小说——医界镜》，上海商务印书馆 1908 年（光绪三十四年）版。

上海市国医公会秘书处：《上海市国医公会会员录》，1936 年版。

上海市国医学会秘书处：《上海市国医学会十周年纪念刊》，1932 年版。

上海市国医学会组织部：《国医名录》，1935 年版。

上海市卫生局：《第一次登记西医、助产、中医名录》，1928 年版。

上海市卫生局：《上海市四年来卫生工作概要（1932—1935），1935 年版。

上海市卫生局：《上海市卫生局十年来之公共卫生设施》，1937 年版。

石云子编著：《现代医师开业术》，新医书局 1949 年版。

宋国宾：《医讼案件汇抄》，中华医学会 1935 年版。

汪企张：《二十年来中国医事刍议》，上海诊疗出版社 1935 年版。

余云岫：《医学革命论初集》，余氏医社 1928 年版。

张明岛、邵浩奇主编：《上海市卫生志》，上海社会科学院出版社 1998 年版。

中国第二历史档案馆编：《国民政府立法院会议录》，广西师范大学出版社 2004 版。

中华续行委办会调查特委会编：《中华归主——中国基督教事业统计（1901—1920）》，中国社会科学院世界宗教研究所译，中国社会科学出版社 1987 年版。

中华医学会：《医界指南》，1928 年版。

中华医学会：《中国医界指南》，1932 年版。

周一谋：《历代名医论医德》，湖南科学技术出版社 1983 年版。

Harold Balme：*China and Modern Medicine：A Study in Medical Missionary Development*，Lindon：United Council for Missionary Education，1921.

Humei，*Doctors East*，*Doctors West*：*An American Physician's Life in China*，NewYork ： W. W. Norton&Company，Inc 1946.

Kerrie L. MacPherson，*A Wilderness of Marshes*：*The Origins of Public Health in Shanghai*，*1843 - 1893*，Oxford，1987.

二　报纸杂志

《申报》1912 年—1936 年，《大公报》，《东方杂志》1912 年—1937 年，《独立评论》，《国医公报》1932 年 1 期—1936 年 13 期，《医界春秋》1936 年 1 期—1937 年总 123 期，《医学周刊集》1928 年 1 期—1929 年 1 期，《神州国医学报》，《医事汇刊》1930 年 1 期—1936 年 28 期，《中医新生命》，《社会医报》，《医事公论》1933 年 1 期—1937 年 4 卷 14 期，《医事月刊》1923 年 1 期、8 期、9 期、12 期，《国医正言》，《贡献》，《光华医药杂志》，《新医与社会汇刊》，《中华医学杂志》1927 年 13 卷 1 期—1937 年 23 卷 8 期，《医药导报》，《中医世界》，《医药评论》，《医学与药学》，《卫生季刊》，《湖北省医师公会季刊》，《医药学》，《康健杂志》，《大众医刊》，《杭州医学公会会刊》，《余姚中医公会一周年纪念刊》，《全国医药团体代表大会特刊》，《卫生公报》，《外交公报》，《教育公报》，《知新报》，《三三医报》，《益世报》，《杏林医学月报》，《光华医药杂志》，《学艺》，《神州国医学报》，《时事新报》，《国医杂志》，《广东医药月报》，《医学报导》，《国医文献》，《中西医学报》，《医学报》，《中西医药》，《金刚钻报》

三　档案

上海档案馆：全宗 Q1、Q2、Q4、Q6、Q9、S6、U1、U3、Y8
苏州档案馆：全宗 I14、I20、I33、I35
中国第二档案馆：全宗 2、全宗 5、全宗 237

四　著作

［德］伯恩特·卡尔格—德克尔：《医药文化史》，生活·读书·新知三联书店 2004 年版。

［法］米歇尔·福柯：《临床医学的诞生》，译林出版社 2001 年版。

［美］顾德曼：《家乡、城市和国家》，上海古籍出版社 2004 年版。

〔美〕H. P. 恰范特：《医学社会学》，蔡勇美、刘宗秀、阮芳赋译，上海人民出版社 1987 年版。

〔美〕李涁等：《来自西方的知识——卫生与医疗》，科学普及出版社 1987 年版。

A. M. Carr - Saunders and P. A. Wilson，*The Professions*，Oxford：Clarendon Press，1933.

Harold Balme，*China and Modern Medicine*，London：1921.

Xu Xianqun，*Chinese Profession and the Republican State*：*The Rise of Professional Associations in Shanghai*，*1912 - 1937*，Cambridge University Press，2001.

安克强：《1927—1937 年的上海——市政权、地方性和现代化》，上海古籍出版社 2004 年版。

陈邦贤：《中国医学史》，商务印书馆 1937 年版。

程之范主编：《中外医学史》，北京医科大学、中国协和医科大学联合出版社 1997 年版。

邓铁涛、程之范编：《中国医学通史·近代卷》，人民卫生出版社 2000 年版。

邓正来、〔英〕J. C. 亚历山大编：《国家与市民社会——一种社会理论的研究路径》，中央编译出版社 2005 年版。

丁守和编：《中国近代启蒙思潮》上卷，社会科学文献出版社 1999 年版。

戈公振：《中国报学史》，上海古籍出版社 2003 年版。

顾长声：《从马礼逊到司徒雷登》，上海人民出版社 1985 年版。

何小莲：《西医东渐与文化调适》，上海古籍出版社 2006 年版。

何兆雄主编：《中国医德史》，上海医科大学出版社 1988 年版。

李经纬、程之范：《中国医学百科全书·医学史》，上海科学技术出版社 1987 年版。

李经纬、鄢良、朱建平编著：《中国古代文化与医学》，湖北科学技术出版社 1990 年版。

李经纬、鄢良：《西学东渐与中国近代医学思潮》，湖北科学技术出版社 1990 年版。

廖育群、傅芳、郑金生编：《中国科学技术史·医学卷》，科学出版社 1995 年版。

　　刘振华主编：《医患纠纷预防处理学》，人民法院出版社 2005 年版。

　　柳经纬、李茂年：《医患关系法论》，中信出版社 2002 年版。

　　罗荣渠主编：《从"西化"到现代化》，北京大学出版社 1990 年版。

　　马伯英：《中外医学交流史》，文汇出版社 1993 年版。

　　区结成：《当中医遇上西医——历史与省思》，生活·读书·新知三
联书店 2005 年版。

　　上海社会科学院经济研究所编著：《上海近代西药行业史》，上海社
会科学院出版社 1988 年版。

　　史全生：《中华民国文化史》，吉林文史出版社 1990 年版。

　　王吉民、伍连德：*History of Chinese Medicine*，Christian Literature Soci-
ety for China, 1936 年。

　　王书奴：《中国娼妓史》，上海书店 1933 年版。

　　［美］威廉·科克汉姆：《医学社会学（第七版）》，华夏出版社 2000
年版。

　　吴熙敬主编：《中国近现代技术史》，科学出版社 2000 年版。

　　忻平：《从上海发现历史——现代化进程中上海人及其社会生活
(1927—1937)》，上海人民出版社 1996 年版。

　　熊月之：《西学东渐与晚清社会》，上海人民出版社 1994 年版。

　　杨念群：《杨念群自选集》，广西师范大学出版社 2000 年版。

　　杨念群：《再造"病人"——中西医冲突下的空间政治（1832—
1985)》，中国人民大学出版社 2006 年版。

　　易丹辉：《北京市居民医疗消费行为及意愿研究》，中国人民大学出
版社 2004 年版。

　　余新忠等：《瘟疫下的社会拯救：中国近世重大疫情与社会反应研
究》，中国书店 2004 年版。

　　俞鼎芬、倪法冲、刘德荣：《李镰医史》，厦门大学出版社 1992
年版。

　　赵洪钧：《近代中西医论争史》，安徽科技出版社 1989 年版。

　　赵璞珊：《中国古代医学》，中华书局 1983 年版。

　　甄志亚编：《中国医学史》，人民卫生出版社 1991 年版。

五　回忆录、传记、文集

〔奥〕富华德：《起来——一个医生于 1939—1945 年在中国的经历》，北京师范大学出版社 1994 年版。

陈存仁：《银元时代生活史》，上海人民出版社 2000 年版。

杜亚泉：《杜亚泉文选》华东师范大学出版社 1993 年版。

李向明等编：《中国现代医学家传略》，科学技术文献出版社 1984 年版。

王咪咪、李林主编：《唐容川医学全书》，中国中医药出版社 1999 年版。

吴闿生编：《桐城吴先生（汝纶）尺牍》，冯云龙编《近代中国史料丛刊》第 366 册。

严复：《严复家书》，辽宁古籍出版社 1996 年版。

六　学位论文

Chang Che – chia（张哲嘉）：*The Therapeutic Tug of War：The Imperial Physician – patient Relationship in the Era of Empress Dowager Cixi（1874 – 1908）*，Ph. D. Dissertation，University of Pennsylvania，1998.

Sean Hsiang – lin Lei（雷祥麟）：*When Chinese Medicine Encountered the State*，Ph. D. Dissertation，University of Chicago，1999.

郝先中：《近代中医废存之争研究》，华东师范大学，博士学位论文，2005 年。

胡妮娜：《中国古代医患关系初探》，黑龙江中医药大学，硕士学位论文，2005 年。

刘理想：《我国古代医生社会地位变化及对医学发展的影响》，福建中医学院，硕士学位论文，2004 年。

慕景强：《民国西医高等教育研究　1912—1949》，华东师范大学，硕士学位论文，2005 年。

魏嘉弘：《国医馆与中医国医化运动》，台湾"国立中央大学历史研究所"，硕士学位论文，1998 年。

张超：《民国娼妓问题研究》，武汉大学，博士学位论文，2005 年。

七　论文

陈建明：《近代基督教在华医疗事业》，《宗教学研究》2000 年第 2 期。

邓文初：《"失语"的中医》，《读书》2004 年第 3 期。

高晞：《晚清政府对西医学的认知过程》，《自然辩证法通讯》1994 年第 5 期。

郝先中：《清代中医界对西洋医学的认知与回应》，《南京中医药大学学报》2005 年第 1 期。

郝先中：《西医东渐与中国近代医疗卫生事业的肇始》，《华东师范大学学报》2005 年第 1 期。

何小莲：《略论晚清西医的文化穿透力》，《社会科学》2003 年第 3 期。

何小莲：《论中国公共卫生事业近代化之滥觞》，《学术月刊》2003 年第 2 期。

何小莲：《西医东传晚清医疗制度变革的人文意义》，《史林》2002 年第 4 期。

黄克武：　《从申报医药广告看民初上海的医疗文化与社会生活，1912—1926》，《台湾中研院近代史研究所集刊》1988 年第 17 期（下）。

金宝善：《旧中国的西医派别与卫生事业的演变》，《文史资料选辑》第 101 辑。

雷祥麟：《负责任的医生与有信仰的病人——中西医论争与医病关系在民国时期的转变》，《新史学》1995 年第 6 期。

李凌空：《试论清末民初留学运动对中医发展的影响》《南京中医药大学学报》2004 年第 2 期。

李永谦：《我国古代医生社会地位变化及对医学发展的影响》，《中华医史杂志》2003 年第 3 期。

刘玉书：《谈谈我国历代医事考核》，《中华医史杂志》1982 年第 4 期。

楼绍来：《近现代中医史上三位名人——王亦仁、王依仁、王一仁》，《医古文知识》2004 年第 4 期。

罗志田：《新旧之间近代中国的多个世界及"失语"群体》，《四川大学学报》1999 年第 6 期。

牛亚华：《清末留日医学生及其对中国近代医学事业的贡献》,《中国科技史料》2003 年第 3 期。

曲峰：《中国古代医事法规研究》,《中国中医药报》2004 年 12 月 2 日。

任火：《近代中国知识分子价值观念的嬗变》,《河北师范大学学报》（哲学社会科学版）1994 年第 1 期。

田涛：《清末民初在华基督教医疗卫生事业及其专业化》,《近代史研究》1995 年第 2 期。

田晓旭：《民国时期执业医师许可制的健全过程》,《中华医史杂志》2002 年第 2 期。

汪维真：《弃中择西：清人吴汝纶医学观的转变及原因分析》,《安徽史学》2006 年第 2 期。

王佑军：《对清后期在华基督教医疗事业的几点思考——兼论其与中国本土医疗事业的比较》,《商丘职业技术学院学报》2004 年第 5 期。

文庠：《试从中西医论争看近代知识界的价值取向》,《南京中医药大学学报》2005 年第 3 期。

奚霞：《上海民国时期的中西医论争》,《中医文献杂志》2005 年第 1 期。

杨念群：《兰安生模式：与民国初年北京生死控制空间的转换》,《社会学研究》1999 年第 4 期。

余新忠：《从社会到生命——中国疾病、医疗史探索的过去、现实与可能》,杨念群主编《空间记忆社会转型——"新社会史"研究论文精选集》,上海人民出版社 2001 年版。

张斌：《民国时期医事纠纷的研究》,《中国医学伦理学》2003 年第 6 期。

张斌：《中华医学会医业保障委员会的建立与影响》,《中华医史杂志》2004 年第 1 期。

张大庆：《"病有六不治"：中国最早的医学伦理准则》,《中华医史杂志》1998 年第 3 期。

张苏萌、张丹红：《20 世纪前叶我国卫生（健康）教育机构发展概况》,《中华医史杂志》2001 年第 4 期。

张勇:《偏激与折衷——试析近代国人对待中医的态度》,《六盘水师范高等专科学校学报》2003 年第 2 期。

张志斌、杨金生:《近现代执业中医师资格认定制度的对比研究》,《中医教育》2004 年第 6 期。

赵康:《专业、专业属性及判断成熟专业的六条标准——一个社会学角度的分析》,《社会学研究》2000 年第 5 期。

赵康:《专业化运动理论——人类社会中专业性职业发展历程的理论假设》,《社会学研究》2001 年第 5 期。

甄志亚:《试论中国近代医学的文化背景特点与趋势》,《中华医史杂志》1995 年第 1 期。

郑洪:《郑观应的医事活动与医学思想》,《中华医史杂志》2003 年第 4 期。

朱晓光:《国民党中央内部围绕"中医条例"的中医废存之争》,《南京中医药大学学报》1995 年第 6 期。

后　记

　　桂子山下，南湖之畔，十年求学时光，转瞬即逝。喻家山湖之间，不觉间工作已数年。当年的博士毕业论文，虽几经修改，即将出版，但心里仍然忐忑不安，担心拙作难以回报多年来老师和学友们的关爱。

　　本书的出版，以及这些年来学业上的进益，需要感谢的人实在太多了。我要感谢我的博士生导师朱英教授。无论何时，无论我的问题多么琐碎或幼稚，朱老师都十分耐心地为我解惑，给予我许多高屋建瓴的指导，使我受益匪浅。博士论文的选题及最终确定、构思、资料的收集和提纲拟定再到写作和多次修改，无不倾注了导师的心血。我要感谢我的硕士生导师黄华文老师，是他从本科到硕士期间的指导使我逐渐走上了历史研究的道路。我每一步的成长都离不开老师的指导和鼓励。在读博期间，老师更是一如往昔，给我许多支持和关怀。我还要感谢马敏教授、刘伟教授、严昌洪教授、罗福惠教授、田彤教授、刘家峰教授、何卓恩教授等等，在他们所开设的课程中，我不仅获取了知识、理论和方法，还开阔了思维的视野，丰富了知识结构，提升了问题意识和能力。而课后各位老师对我悉心的指导和耐心的点拨，让我获益良多。在论文报告会上，各位老师对我的论文报告书进行了细致的审阅，提出了许多有益建议，对更好地完成论文起到了非常重要的作用。老师们的道德学问是我的楷模，也是一笔精神财富。师恩如海，好好地做人做工作，才能回馈老师们十年来的教导。

　　很幸运的是，在求学和研究的过程中，我还得到了许多同学和师兄弟的帮助。如我的同学赵秀丽、汤黎、徐芬、徐柄三、王小军、李向东、贾腾、彭雷理、谷秀青、田强、郝银侠、裴庚辛、张永广等，还有我的师兄郑成林、魏文享、何家伟、洪振强、李连成、李勇军、聂好春、彭剑、王守谦、肖宗志等，师姐吴雪梅、艾险峰等，师弟路中康、吴志国等等，他们对我无不给予了无私的帮助。

　　参加工作后，学院的领导和同事给予我这个年轻人很多关爱和鼓励，让我顺利地转换了角色，适应了教学和研究工作。感谢洪明教授、黄长义教授、黄岭峻教授、段喜春教授、张德鹏教授，本书的面世，离不开他们的支持。

　　很感谢我的家人，如果没有他们无私的支持和鼓励，我无法取得现有的进步，他们是我人生奋进的不竭动力。

　　历史研究是一条艰苦而漫长的道路，医疗社会史还是一座尚待深挖的宝藏，我也是刚刚涉足其间。因此，本书难免存在瑕疵，我也希望尊敬的同行和其他读者能够赐教。

尹倩

2013 年 9 月于喻家山